計測・制御
テクノロジー
シリーズ
21

計測自動制御学会 編

生体システム工学の基礎

福岡　　豊
内山　孝憲　共著
野村　泰伸

コロナ社

出版委員会（平成26年度）

委 員 長	高 野 正 利
委 　 員	伊 丹 哲 郎
（五十音順）	岩 崎 杉 紀
	大 重 貴 彦
	大須賀 公 一
	川 上 幸 男
	児 玉 俊 文
	鈴 木 高 宏
	関 　 宏 也
	辻 　 宏 雄
	西 岡 一 洋
	菱 山 玲 子
	福 岡 豊
	増 田 正 江
	楊 　 子

まえがき

　近年，システムバイオロジーとして，生命（おもな対象は細胞）をシステムとしてとらえるアプローチが注目を集めている。その理由としては，コンピュータ技術が発展したこと，膨大な量の生命情報が蓄積されていること，遺伝子やタンパク質などの構成要素の研究だけでは生命現象の全体像を解明できそうもないこと，などがあげられる。

　システムバイオロジーの隆盛よりずっと以前から，よりマクロなレベルの現象に伝達関数やシステム同定などの概念を適用し，生物（生体）をシステムとしてとらえるアプローチがとられている。本書は，種々の工学的手法を生体の解析に適用する方法についての入門書である。工学系学部の学生で力学，線形代数，電磁気学，電気回路，制御工学などの科目をすでに履修している読者をおもな対象としている。しかし，発展的な内容も含むことで，大学院生，企業の技術者・研究者の参考にもなるように配慮した。

　本書は，基礎的な概念から応用例の理解，さらにシミュレーション法の修得を目指して，以下の構成となっている。まず，**1**章でシステムやモデルといった重要な概念を導入し，生体信号処理（**2**章），生体のシステム解析法（**3**章）の基礎について説明している。**4**章では，システムとしての生体について，数多くの具体例をあげている。最後に**5**章で，生体モデルとシミュレーションについて述べている。

　各章では多くの数式が用いられており，難解であると思う読者がいるかもしれないので，できるだけていねいに，数式の導出や物理的な意味を説明するように心掛けた。生体システムの解析やシミュレーションには数式は欠かせないものであるので，何度も読んで数式の意味するところを少しでも理解してほしい。

　1～**3**章：福岡，**4**章：内山，**5**章：野村の分担で執筆したが，著者全員で全体を読んで，内容を入れ替えたり，章間の関連性の記述などを追加した。

　最後に，本書の原稿をていねいに読んでいただき，有益なコメントを頂戴した福島大学教授 増田正先生に感謝いたします。

2015 年 2 月

著　者

目 次

1. 序論：システムとモデル

1.1 システムとモデル ………………………………………………… *1*
  1.1.1 システムとは ………………………………………………… *1*
  1.1.2 モ デ ル と は ………………………………………………… *4*
  1.1.3 モデルと問題 ………………………………………………… *5*
1.2 数 学 的 準 備 ………………………………………………………… *6*
  1.2.1 微 分 方 程 式 ………………………………………………… *6*
  1.2.2 線　形　性 …………………………………………………… *7*
  1.2.3 三　角　関　数 ……………………………………………… *8*
1.3 動的システム ………………………………………………………… *11*
  1.3.1 モ デ リ ン グ ………………………………………………… *11*
  1.3.2 物理量と微分方程式 ………………………………………… *12*
  1.3.3 1次遅れ系と2次遅れ系 …………………………………… *14*
  1.3.4 連続時間系と離散時間系 …………………………………… *17*
問　　　　題 ……………………………………………………………… *18*

2. 生体信号処理

2.1 システムと信号 ……………………………………………………… *19*
  2.1.1 アナログ信号とディジタル信号 …………………………… *20*
  2.1.2 生 体 信 号 ……………………………………………………… *22*

2.2 信号の抽出 ………………………………………………………… 25
　2.2.1 同期加算と移動平均 ……………………………………… 26
　2.2.2 フィルタ …………………………………………………… 29
　2.2.3 振幅情報の抽出：整流平滑化筋電図とRMS …………… 32
2.3 直交変換とスペクトル解析への応用 …………………………… 33
　2.3.1 フーリエ級数とフーリエ変換 …………………………… 33
　2.3.2 直交変換とは ……………………………………………… 39
　2.3.3 FFT ………………………………………………………… 40
　2.3.4 短時間FFT ………………………………………………… 44
　2.3.5 ウェーブレット変換 ……………………………………… 45
2.4 相関係数 …………………………………………………………… 48
　2.4.1 ピアソン相関係数 ………………………………………… 48
　2.4.2 順位相関係数 ……………………………………………… 49
2.5 生体リズムの解析 ………………………………………………… 50
　2.5.1 生体リズム ………………………………………………… 50
　2.5.2 ゆらぎの解析：RR間隔の解析を例として …………… 50
問　　題 ………………………………………………………………… 53

3. 生体のシステム解析

3.1 平衡点の解析 ……………………………………………………… 54
　3.1.1 平衡点 ……………………………………………………… 54
　3.1.2 相平面と軌道 ……………………………………………… 55
　3.1.3 平衡点の種類 ……………………………………………… 56
　3.1.4 計算による平衡点近傍の挙動の解析 …………………… 59
3.2 時間領域の解析 …………………………………………………… 63
　3.2.1 インパルス応答 …………………………………………… 64

  3.2.2 ステップ応答 ………………………………………………… 65
  3.2.3 相関関数 …………………………………………………… 66
 3.3 周波数領域の解析：直交変換 ……………………………………… 67
 3.4 伝達関数 ……………………………………………………………… 68
  3.4.1 ラプラス変換 ……………………………………………… 68
  3.4.2 伝達関数からシステムの応答を計算する方法 ……………… 69
  3.4.3 伝達関数から周波数特性を求める方法 …………………… 71
  3.4.4 白色雑音入力による周波数領域でのシステム同定 ………… 72
  3.4.5 ブロック線図 ……………………………………………… 74
 3.5 状態方程式と伝達関数 ……………………………………………… 75
  3.5.1 状態方程式の例 …………………………………………… 75
  3.5.2 状態方程式と伝達関数の変換 …………………………… 77
 3.6 非線形解析 …………………………………………………………… 78
  3.6.1 van der Pol 方程式 ………………………………………… 79
  3.6.2 ヌルクライン法による定性解析 …………………………… 81
 問　　　題 ………………………………………………………………… 82

4. システムとしての生体

 4.1 コンパートメントモデル …………………………………………… 83
  4.1.1 コンパートメントが一つの場合 …………………………… 84
  4.1.2 コンパートメントが二つの場合 …………………………… 87
 4.2 神　　　経 …………………………………………………………… 91
  4.2.1 マッカロー-ピッツのモデル ……………………………… 91
  4.2.2 膜電位 ……………………………………………………… 94
  4.2.3 Hodgkin-Huxley モデル …………………………………… 97
  4.2.4 Bonhoeffer-van del Pol モデル …………………………… 101

目次

- 4.2.5 軸索 ……………………………………………………… *103*
- 4.2.6 有髄神経と無髄神経 ……………………………………… *107*
- 4.3 視覚 …………………………………………………………… *108*
  - 4.3.1 瞳孔の調節機構 ……………………………………… *109*
  - 4.3.2 網膜 …………………………………………………… *114*
- 4.4 聴覚 …………………………………………………………… *119*
  - 4.4.1 耳の構造 ……………………………………………… *120*
  - 4.4.2 基底膜の振動 ………………………………………… *123*
- 4.5 平衡感覚 ……………………………………………………… *127*
  - 4.5.1 前庭 …………………………………………………… *128*
  - 4.5.2 半規管 ………………………………………………… *129*
- 4.6 筋骨格系 ……………………………………………………… *132*
  - 4.6.1 筋の構造と機能 ……………………………………… *132*
  - 4.6.2 Hill 型の筋モデル …………………………………… *133*
  - 4.6.3 筋活動電位 …………………………………………… *143*
  - 4.6.4 運動単位 ……………………………………………… *150*
  - 4.6.5 筋紡錘 ………………………………………………… *152*
  - 4.6.6 ゴルジ腱器官 ………………………………………… *156*
  - 4.6.7 筋の形状 ……………………………………………… *157*
  - 4.6.8 筋骨格系の剛体リンクモデル ……………………… *158*
  - 4.6.9 躍度最小モデル ……………………………………… *163*
  - 4.6.10 トルク変化最小モデル ……………………………… *165*
- 4.7 循環系 ………………………………………………………… *166*
  - 4.7.1 心臓 …………………………………………………… *166*
  - 4.7.2 血管系 ………………………………………………… *172*
- 4.8 代謝 …………………………………………………………… *176*
  - 4.8.1 生化学反応 …………………………………………… *177*
  - 4.8.2 血糖調節：Tolić のモデル …………………………… *180*

     4.8.3 解糖系の振動 ………………………………………… 182
     4.8.4 タンパク質の合成とmRNAによる調節 …………… 186
  問　　　題 ……………………………………………………… 189

5. 微分方程式の数値積分

5.1 はじめに ……………………………………………………… 191
5.2 オイラー法 …………………………………………………… 194
     5.2.1 陽的オイラー法 …………………………………… 194
     5.2.2 陰的オイラー法 …………………………………… 195
5.3 常微分方程式の相空間解析 ………………………………… 204
     5.3.1 相空間 ……………………………………………… 205
     5.3.2 ベクトル場の可視化 ……………………………… 206
     5.3.3 平衡点とその安定性 ……………………………… 207
     5.3.4 フローと解軌道 …………………………………… 211
5.4 ルンゲ–クッタ法 ……………………………………………… 212
     5.4.1 2次のルンゲ–クッタ法 …………………………… 213
     5.4.2 4次のルンゲ–クッタ法 …………………………… 215
5.5 偏微分方程式の数値シミュレーション …………………… 217
     5.5.1 活動電位の伝搬を記述する反応拡散方程式 …… 219
     5.5.2 偏微分方程式の初期値問題と境界値問題 ……… 221
     5.5.3 有限差分法による偏微分方程式の数値シミュレーション …… 223
  問　　　題 ……………………………………………………… 230

引用・参考文献 ………………………………………………… 231
問 題 解 答 ……………………………………………………… 235
索　　　引 ……………………………………………………… 239

1

序論：システムとモデル

本章では，生体システムおよびその解析方法を深く理解するために知っておくべき概念や用語について説明する。なお，説明を簡単にし重要な点を強調するために単純な例を用いたが，必要に応じて生体システムについても述べる。

1.1 システムとモデル

1.1.1 システムとは

まず，本書で最も大切な概念である**システム**について説明する。日常生活でもよく使われる言葉であるが，定義を意識しないで使うことが多いのではないだろうか。科学技術分野でのシステムは

「相互に影響を及ぼし合う要素から構成される仕組みやまとまりの全体」

と定義できる[1),2)†]。

電気回路を例として考える。**図 1.1**(a) は，電池，導線，スイッチ，LED (light emitting diode, 発光ダイオード) の部品を表している。これらの部品単独では，何の機能も果たさない。(b) のように接続することによって，照明装置（システム）として利用できる。すなわち，(a) の部品は，システムの**構成要素**となる。どの構成要素が欠けても (b) のシステムとして機能しない。また，構成要素の間の関係（すなわち，配線）が図と大きく異なっている場合もシステムとして機能しない。例えば，回路が閉じていないシステムでは LED は点灯せず，照明装置として使えない。このように，システムを考えるときには，構成要素

---

† 肩付き数字は，巻末の引用・参考文献の番号を表す。

電池　　　　導線

スイッチ　　LED

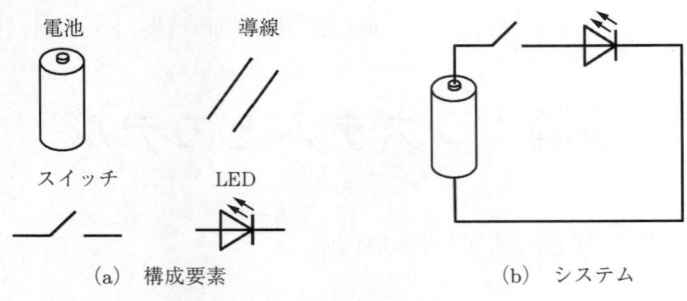

(a) 構成要素　　　　　(b) システム

図 **1.1** 構成要素とシステムの例

が何であるか，および**構成要素間にどのような関係**があるかが重要である。

図 **1.1**(b) の回路で，電池のかわりに電圧が可変である直流電源（構成要素）を使うものとする。また，スイッチオフの状態は，電源電圧が 0 であることと等価なので，スイッチを省略する（図 **1.2**(a)）。このシステムでは，電源電圧を調節すると，LED の明るさ（輝度）を変えることができる。すなわち，電源電圧によって，システムの状態（LED を流れる電流の大きさ）を変えることができる。このとき，電源電圧をシステムの**入力**という。システムの状態が変化した結果として LED の輝度にも変化が起きる。したがって，LED の輝度をシステムの**出力**と考えることができる。

電圧可変　(a) 構成要素　　　　(b) システムの入出力

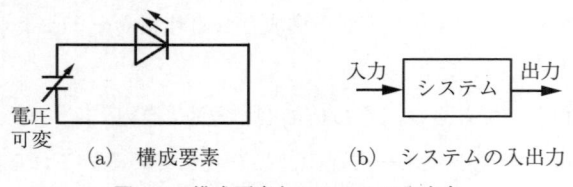

図 **1.2** 構成要素とシステムの入出力

入力は外部から与えられてシステムの状態に変化を起こさせるものであり，出力は状態の変化を外部で観測したものである（図 **1.2**(b)）。入力と出力をまとめて**入出力**という。入出力が何であるかは，システムを考えるうえで重要な観点である。図 **1.2**(b) のシステムは 1 入力 1 出力であるが，多入力 1 出力のシステムや多入力多出力のシステムもある。

入力がシステムで変換されて出力が得られると考えることもできる。入出力

が数学的に表現できれば，システムによる変換も数学的に記述できる．入力と出力の関係を**入出力特性**という．一般に，入力を x，出力を y とすると，システムによる変換は $y = f(x)$ のように関数の形で書ける．このとき，$f(\ )$ は入出力特性を表している．

4 章で詳しく述べるように，生体内にも多数のシステムが存在する．例えば，循環系（図 **1.3**）もシステムとして考えることができる．

入　力：血圧
出　力：心拍出量
構成要素：心臓，肺，血管，血液など
構成要素間の関係：心臓，肺，全身の血管がつながっていて，その中を血液が循環する．
機　能：心臓は血管を通じて血液を肺と全身に送り出す．肺では二酸化炭素と酸素のガス交換が行われ，酸素を含んだ血液が心臓に戻る．心臓に戻った血液は，全身の組織に送られ，肺とは逆のガス交換を行う．二酸化炭素を含んだ血液は心臓に戻る．この一連の動作がスムーズに行われるように，血圧が調整される．その結果として，心拍出量が変化する．

図 **1.3** はかなり単純化した図であり，実際の循環系はもっと複雑である．そこで図 **1.4** のように，システムの中をさらにいくつかのサブシステムに分けて考えることもある．循環器システムについて，**サブシステム**に分けて考えた例が後述する図 **4.60** である．

図 **1.3** 循環器システム

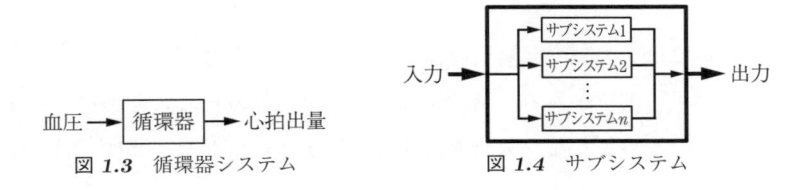

図 **1.4** サブシステム

図 **1.5** のようにループ構造をもったシステムもある．このようなシステムを**フィードバックシステム**または**フィードバック系**という[3]．このシステムでは出力が入力側に戻されて，入力との差が計算され，処理に使われる．エアコン

図 1.5 フィードバックシステム

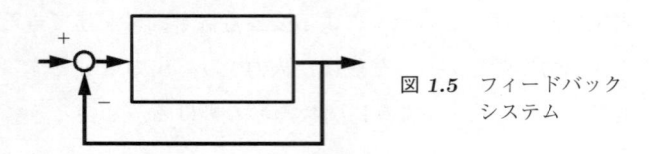

ディショナのサーモスタットはフィードバックシステムの例である。設定室温（望ましい温度を入力として与えたもの）と現在の室温（出力）の差を計算して，温度調節（加温もしくは冷却）する。

生体にも多数のフィードバックシステムが存在する。例えば，ヒトの直立姿勢は身体の傾きに関する情報を視覚，体性感覚，前庭の三つの感覚系で検出し，中枢神経系での処理を経て，下腿の筋力を調整することによって維持されている（図 1.6）。図からわかるように，身体の傾きを検出する感覚系が視覚，体性感覚，前庭の三つのサブシステムから構成される。身体が後に傾いたということが検出されると，身体を前方に起こすような力を発生して，元の位置（ほぼ垂直な位置）に戻す。直立姿勢の制御では，望ましい状態は直立状態であるので，現在の傾きと鉛直方向の差を検出して，差が0になるように力を発生する。

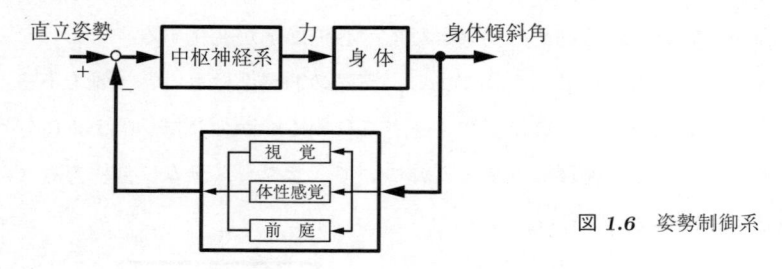

図 1.6 姿勢制御系

実際の生体には，心臓の洞結節のように外部からの入力なしで，ほぼ一定のリズムで活動する部位がある。洞結節は，心臓の拍動のリズムを決定する役割を担っている。このようなシステムはリズムジェネレータと呼ばれ，明白な入力がなくても動作する特殊なシステムである。

1.1.2 モデルとは

ファッションモデルやプラモデルなど，モデルも日常生活でよく使われる言

葉である．科学技術分野におけるモデルとは

「現象あるいはシステムの**本質的な性質を**単純化して一般性をもたせたもの」
と考えることができる．したがって，モデルを考えるときには，何が本質的か
が非常に重要である．

目的によって本質的な性質は異なるので，用いるモデルも変わってくる．例
えば，荷物をもち上げるときの肘関節の角度と周囲の筋が発生する力の関係を
調べる場合，大切なのは筋全体が発生する張力である．一方，筋張力の発生メ
カニズムを調べる場合，**4.6.4**項で述べるように筋のミクロな構造を考える必
要がある．

生体に関する研究では，ヒトの疾患を模擬した動物モデルや DNA の二重ら
せんモデルなど，さまざまな種類のモデルが用いられている．本書は，その中
で数学的に表現できるモデル，すなわち**数理モデル**を対象とし，この数理モデ
ルを用いて，生体システムの性質を解析する方法や，**シミュレーション**によっ
て生体モデルの挙動を予測する方法について述べる．

1.1.3 モデルと問題

システムを考える場合，システム自体に加えてシステムへの入力とシステム
からの出力の三つが重要である．これらのうち，二つがわかれば残りの一つを
知ることができる．未知のものが何であるかによって，問題を**表 1.1**に示すよ
うに三つに分類することができる．

表 1.1 モデルの入出力と問題

入力	システム	出力	問題
既知	既知	未知	予測
既知	未知	既知	システム同定
未知	既知	既知	デコンボリューション

入力とシステムが既知の場合，モデルを用いて任意の入力に対する出力を予
測する問題になる．入力と出力が既知の場合には，入出力関係からシステムを
同定する問題になる．システムと出力が既知の場合には，逆問題になる．シス

テムの特性が畳み込まれている出力信号から入力信号をデコンボリューションによって求める問題である。

1.2 数学的準備

生体システムの解析やシミュレーションには,微分方程式[4]などの数学的知識が必要になる。ここでは,必要最小限の数学的事項について説明する。

1.2.1 微分方程式

関数が変数 x の関数であれば $y(x)$ のように表され,その微分は $dy(x)/dx$ と書かれる。これを全微分という。微分の記号は,(x) を省略しても誤解が生じない場合には,dy/dx と書かれることが多いので,以後はこの表記を用いる。dy/dx は関数 $y(x)$ を x で一度微分したものであり,1階の微分といわれる。2階の微分は d^2y/dx^2 と表される。同様に n 階の微分は d^ny/dx^n と書かれる。

一方,2変数 x, t の関数は $z(x,t)$ のように表される。これを x で微分する場合,t は定数と見なし,x のみを変数と考えて微分する。これを偏微分といい,$\partial z(x,t)/\partial x$ と書く。ある関数が場所と時間の関数であるときには,偏微分を用いることになる。

関数の**微分**を含んだ方程式を**微分方程式**という。次式のように全微分のみを含む方程式を**常微分方程式**という。式 (1.1) は1階の微分のみを含むので,1階の微分方程式または1次の微分方程式と呼ばれる。2階の微分を含む方程式

┌─ コーヒーブレイク ─────────────────────
微分と積分の直感的なイメージ (1)
微分は,関数のある点での傾きを求めることに相当する。一方,積分は,関数と横軸で囲まれた部分の面積を求めることに相当する。

(1.2) は，2 階の微分方程式または 2 次の微分方程式と呼ばれる．偏微分を含む方程式は**偏微分方程式**と呼ばれる．式 (1.3) は偏微分方程式の例である．

$$\frac{dy}{dx} + ay = bx \tag{1.1}$$

$$\frac{d^2y}{dx^2} + a\frac{dy}{dx} + by = cx \tag{1.2}$$

$$\frac{\partial z}{\partial x} + \frac{\partial z}{\partial t} = 0 \tag{1.3}$$

数学的には，微分方程式の形に応じていくつかの解法が知られている．複雑な微分方程式になると，数学的に解けない場合もある．近年のコンピュータ技術の進歩によって，そのような微分方程式でも数値的に解くことができるようになってきた．このような数値計算法は，**シミュレーション**の基礎となる．

1.2.2 線　形　性

1.3.1 項で説明するシステムは，非線形な要素を含まない微分方程式で記述される．このようなシステムを**線形システム**という．線形システムは以下の性質を満たす．

$$\left.\begin{array}{l} f(ax) = af(x) \\ f(x+y) = f(x) + f(y) \end{array}\right\} \tag{1.4}$$

式 (1.4) から，線形システムでは

- 入力が 2 倍になったら出力も 2 倍になること
- x と y の和を入力したときの出力は，別々に入力したときの出力の和になること

がわかる．これはシステムを解析するときに非常に役立つ性質で，**線形性**と呼ばれる．線形性は，複雑な信号波形を単純な関数に分解して考えることができることを示している．

これに対して，式 (1.4) を満たさないシステムを**非線形システム**という．例えば，式 (1.5) のようにシステムを表す微分方程式が x^2 の項を含んでいれば，

その式は非線形微分方程式と呼ばれる[†1]。また，そのような式で記述されるシステムを非線形システムという。x^2 のほかにも，xy や y^2 などの項が微分方程式に含まれる場合は，非線形システムとなる。

$$\frac{d^2x}{dt^2} - c(1-x^2)\frac{dx}{dt} + x = 0 \tag{1.5}$$

生体システムをはじめ，自然界の多くの現象やシステムは非線形であり，そのようなシステムは**非線形性**をもつといわれる。一般に，非線形システムの解析は，線形システムの解析より難しくなる。

非線形システムを解析する際に，システムの特性として非線形性が本質的でない場合には，**線形近似**という操作を行って，線形システムとして解析することがある。詳細は *3.1* 節で説明するが，**平衡点**という特殊な点の近傍の微小な範囲でのシステムの挙動を考えると，非線形性を無視できる。

1.2.3 三 角 関 数

コンピュータのディスプレイに表示された点を目で追い掛けることを考える[†2]。点がゆっくり移動するとき，追跡することは容易である。移動速度が大きくなると，追跡は困難になる。このように，変化の速度はシステムの応答に与える影響が大きく，システムを解析するときに重要な要素となる。**三角関数**は規則的な変化を表す関数であり，変化の速さを表す**周波数**と関連付けられる。

システムの解析では三角関数のうち，**正弦関数** $\sin \omega t$ と**余弦関数** $\cos \omega t$ が用いられることが多い。図 **1.7** は

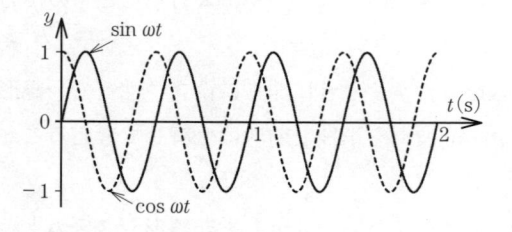

図 **1.7** 三角関数

[†1] 式 (1.5) は van der Pol 方程式と呼ばれるもので，*3* 章および *4* 章で解析例を紹介する。
[†2] このような運動を追跡眼球運動という。

$$\left. \begin{array}{l} y_1 = \sin\omega t \\ y_2 = \cos\omega t \end{array} \right\} \quad (1.6)$$

のグラフである．横軸は時間 t，縦軸は y（y_1 または y_2）を表す．また，$\omega = 4\pi$ としてある．

図からわかるように，正弦関数 $\sin\omega t$ は $\omega t = 2\pi$ すなわち $t = 0.5\,\mathrm{s}$ で $t = 0\,\mathrm{s}$ のときの値に一致し，以後，2π 周期（すなわち $0.5\,\mathrm{s}$ ごと）に同じ波形を繰り返す．ω を角周波数と呼ぶ．角周波数の単位は $\mathrm{rad/s}$ である．周波数を f とすると $\omega = 2\pi f$ の関係がある．図の例では，$\omega = 4\pi\,(\mathrm{rad/s})$ なので，$f = 2\,\mathrm{Hz}$ となる．周波数は**単位時間当りの振動回数**を表している．図 **1.7** の正弦関数は $f = 2\,\mathrm{Hz}$ なので，$0 \leqq t \leqq 1\,\mathrm{s}$ の区間に 2 周期の波形が入っており，2 回の振動が起きていることがわかる．**周期**と周波数は逆数の関係にある．

余弦関数を時間軸上で平行移動すると，正弦関数に重ねることができる（図 **1.7**）．具体的には

$$\sin\omega t = \cos\left(\omega t - \frac{\pi}{2}\right) \quad (1.7)$$

の関係がある．このとき，余弦関数は正弦関数より $\pi/2$ だけ**位相**が遅れているという．前述のように，正弦関数も余弦関数も 2π ごとに同じ波形を繰り返すので，式 (*1.7*) の関係は

$$\sin\omega t = \cos\left(\omega t + \frac{3\pi}{2}\right) \quad (1.8)$$

と表すこともできる．これは余弦関数を移動する方向を逆にしたことに相当する．$2\pi - \pi/2 = 3\pi/2$ から式 (*1.7*) と式 (*1.8*) の関係が導ける．

実際に正弦波状に変化する現象を観察したときに，$t = 0$ で値が 0 となるとは限らない．このような場合に，時間軸上で平行移動するという考え方が役立つ．式 (*1.6*) の正弦関数を少し変更して

$$y = \sin(\omega t - \psi) \quad (1.9)$$

とすることで，時間軸上での移動を表現できる．式 (*1.9*) では，位相は ψ だけ遅れることになる．

高校の数学で三角関数を習うときには，$\sin\theta$ や $\cos\theta$ と書かれることが多い。ここで θ は角度を表している。x–y 平面に単位円を描き，x 軸となす角度が θ の直線が単位円と交わる点の座標を求めると $(\cos\theta, \sin\theta)$ となる（図 **1.8**）。

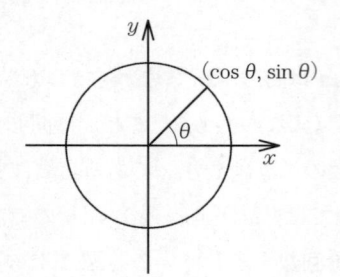

図 1.8 三角関数と単位円

図の例では第 1 象限に交点があるが，x 軸との角度を反時計回りに定義すると一般性を失うことなく，交点を $(\cos\theta, \sin\theta)$ で記述できる。例えば，$\theta = \pi$（単位円と x 軸が負の領域で交わる）のとき，$(\cos\pi, \sin\pi) = (-1, 0)$ となる。このように，単位円を用いた表記は三角関数を考えるときに便利である。

ところで，**指数関数**と三角関数には

$$e^{j\theta} = \cos\theta + j\sin\theta \tag{1.10}$$

という関係がある。ここで，j は虚数単位である。これを**オイラーの公式**という。図 **1.8** で x 軸を実軸，y 軸を虚軸とすると $e^{j\theta}$ は，実軸との角度が θ の直線が単位円と交わる点の座標を表すことになる。ここで，$\theta = \omega t$ とおくと

$$e^{j\omega t} = \cos\omega t + j\sin\omega t \tag{1.11}$$

となる。角度のかわりに時間と角周波数の積が実軸との角度を表している。t を 0 から増やすと，$e^{j\omega t}$ で表される点は単位円の円周上を反時計回りに移動する。単位時間当りの回転数が角周波数 ω となる。移動する点の実軸と虚軸の座標値の変化を表したものが図 **1.7** のグラフである。

1.3 動的システム

生体システムの多くは時間とともに状態が変わる。ある時刻 t におけるシステムの出力が，時刻 t 以前の入力あるいは状態に依存するとき，**動的システム**という[5]。逆に，過去の入力に依存しないならば，**静的システム**である。数理モデルを作ることを**モデリング**という。動的システムの数理モデルは，時間に関する微分を含んだ**微分方程式**で記述される[6]。

1.3.1 モデリング

タンクの水位変化を例として，微分方程式を用いた動的システムのモデリングを行う。タンクへの流入量は q_i であり，流出量は q_o である（**図 1.9**）。したがって，水量の変化は $q_i - q_o$ となる。ただし，水量が増えるのを正とした。一方，タンクの水量は，(底面積 S)×(高さ h) で計算でき，Sh となる。したがって，単位時間当りの水量の変化は，Sh を時間で微分して dSh/dt で記述できる。S は底面積であり，時間によって変化しないので，$S(dh/dt)$ となる。2通りの方法で水量の変化を計算したが，両者は同じものを表しており

$$S\frac{dh}{dt} = q_i - q_o \tag{1.12}$$

となる。これが**図 1.9** に示すタンクの水位変化を表すモデルである。

このように，システムの詳細な構造が既知である場合には，モデリングは単位

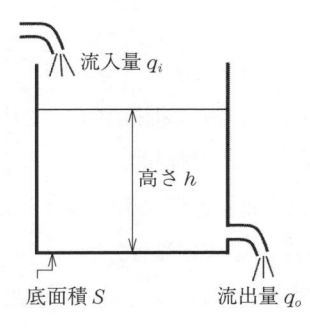

図 1.9 タンクの水位変化

時間当りの変化量に着目して微分方程式を作る作業となる。モデルのパラメータ q_i, q_o, S と初期条件 $h(0)$ （時刻 $t=0$ における h の値）が与えられると，式 (1.12) を解くことができる。式 (1.12) の解がモデルの挙動を表している。このように，微分方程式を解くことが，モデル（すなわちモデルが表すシステム）の挙動を調べることに相当する。

4.1 節で説明するように，式 (1.12) と同様な微分方程式を用いて，薬物の代謝をモデリングできる。細胞（あるいは臓器）における薬剤濃度の時間的な変化は，入ってくる薬剤の濃度と排出・代謝される薬剤の濃度から計算できる。このように，生体のモデルを類似した物理現象を用いて考えることができる。あるモデルを類似した現象に基づいて考えることを**アナロジー**という。

バネとおもりを使った系や電気回路，化学反応系も微分方程式で記述されるので，動的システムである。生体は機械・電気的な要素で構成されており，細胞内では複雑な化学反応が起きている。したがって，生体システムを考えるときに，これらの物理・化学的なシステムのアナロジーが役立つ。

1.3.2 物理量と微分方程式

オームの法則 $V = IR$（V：電圧，R：抵抗，I：電流）は読者になじみ深い法則であろう。この法則は，2 点間にポテンシャルの差（駆動力）V があって，その間が抵抗 R で結ばれているとき，2 点間には流れ I が生じると考えることができる。また，抵抗があるので直感的にエネルギーを失うことがわかる。この考え方を電気回路だけではなく，機械系や流体系に適用することができる（**図 1.10**）。

機械系では，2 点間に作用する力と，その 2 点をダッシュポットで接続した系を考える。ダッシュポットでは速度 v に比例する抵抗力 F を生じる（比例係数を d とする）。ダッシュポットの両端に力 F が作用している場合には，一定速度 v で 2 点間の距離が変化する。これを電気回路に置き換えれば，つまり等価回路で考えるならば，作用している力 F が電圧 V に，ダッシュポットが抵抗に，2 点間の距離の変化速度 v が電流 I に対応する。電気回路における V/I

1.3 動的システム

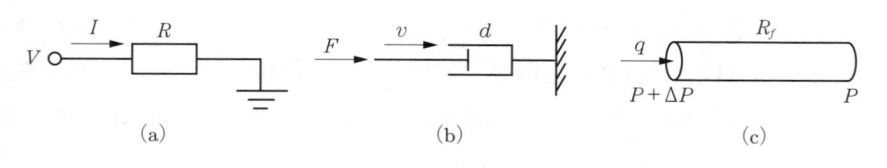

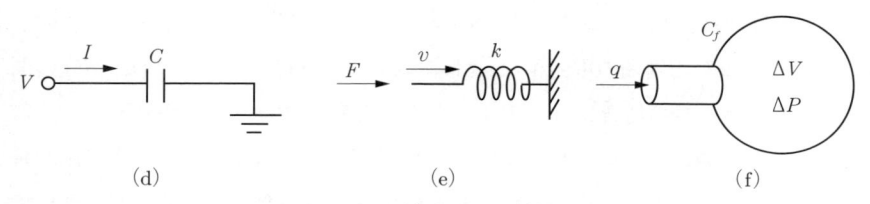

図 1.10 電気回路との等価性

は一般的にはインピーダンスであり，機械系においても F/v は機械インピーダンスと呼ばれる。

流体系では，管を考え，管の両端の圧力差 ΔP と，管の中を流れる流体の体積流量 q を考えればよい。圧力差 ΔP が電圧 V に，体積流量 q が電流 I に対応する。また，管の抵抗 R_f が電気回路の抵抗 R に対応する。

コンデンサに蓄えられる電荷 Q は電流 I を時間について積分して，つまり $Q = \int I dt$ として求めることができる。「流れ」である電流を蓄えることができるものがコンデンサである。コンデンサの静電容量 C と両端の電圧 V の間には，$Q = CV$ の関係があるから，$V = (1/C) \int I dt$ となる。この式は，「流れ」を蓄えることができることを示している。コンデンサに対応するものを機械系や流体系で考えると，それぞれバネと流体を入れた風船のコンプライアンスになる。

バネの両端に力 F が加えられると，長さが x 変化したとする。バネ定数を k とおくと $F = kx$ の関係がある。長さの変化，つまり変位 x とバネの長さが変化する速度 v の間には，$x = \int v dt$ の関係があるから，$F = k \int v dt$ を得る。バネ定数 k の逆数であるバネのコンプライアンスを考えれば，この式は，コンデンサの両端の電圧とコンデンサに流れ込む電流の関係と等価であることがわかる。

流体系では，風船のコンプライアンスを C_f とおけば，圧力差 ΔP と風船の体積の変化 ΔV には $\Delta P = \Delta V C_f$ の関係がある．体積変化 ΔV は，体積流量を時間について積分すればよい．体積流量を q とおけば，$\Delta V = \int q dt$ であり，コンデンサと等価であることがわかる．

電気回路では，抵抗とコンデンサのほかにコイルが用いられる．コイルのインダクタンス L と両端の電圧 V と流れる電流 I の間には，$V = L(dI/dt)$ の関係がある．コイルの場合には，電流から電圧を考えるほうがわかりやすい．電流が一定値の場合，つまり直流ではその時間微分は 0 になり，コイルの両端に電位差はない．一方，電流が時間とともに変化する場合には，その変化速度に比例する電位差がコイルの両端に観測される．

機械系では，$F = m(dv/dt)$ と表すことができる．ここで m は質量である．この式は，ニュートンの第 2 法則 $F = ma$ である．速度が一定であれば，加速度は 0 となり，いくら質量が大きくても力は 0 である．しかし，速度が時間とともに変化する，つまり加速度が 0 でない場合には，質量を比例定数とする力が加わる．ここでは並進運動で示したが，回転運動の場合には F のかわりにトルクを，v のかわりに角速度を，質量のかわりに慣性モーメントを考えればよい．流体系では，流体のイナータンスがこれに対応する．

1.3.3　1 次遅れ系と 2 次遅れ系

微分方程式の構造（次数）によって，表現できるシステムの挙動がある程度決まる．次数が低い微分方程式で記述される単純なシステムは，挙動も比較的単純である．一方，次数が高くなりモデルが複雑になると，複雑な挙動を示す．本節では，単純ではあるが基本的なシステムである 1 次遅れ系とやや複雑な 2 次遅れ系について説明する[7]．

〔**1**〕**1 次遅れ系**　　式 (1.13) の微分方程式で記述される動的システムを **1 次遅れ系**という．1 次遅れ系は名前が示すとおり 1 次の微分方程式で表される．

$$T\frac{dy}{dt} + y(t) = Ku(t) \qquad (1.13)$$

$$u(t) = \begin{cases} 1 & (t \geqq 0) \\ 0 & (t < 0) \end{cases} \tag{1.14}$$

ここで，$y(t)$ は出力であり，$u(t)$ は入力で，式 (1.14) のステップ関数を用いるものとする。システムにステップ関数を入力したときの応答を**ステップ応答**という。K と T はパラメータであるが，この意味については後述する。この微分方程式を解くと

$$y(t) = K(1 - e^{-t/T}) \tag{1.15}$$

となる。これを図示したのが**図 1.11** である。十分な時間が経つと $y(t)$ は K に収束する。K を**ゲイン定数**あるいは**ゲイン**という。一方，$t = T$ のときに $y(T) = K(1 - e^{-1}) \fallingdotseq 0.632K$ となる。T を**時定数**という。時定数はシステムの応答の速さを表す定数である。

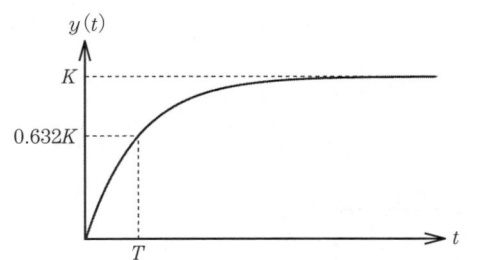

図 1.11 1 次遅れ系のステップ応答

〔2〕 **2 次遅れ系**　式 (1.16) の微分方程式で記述される動的システムを **2 次遅れ系**という。2 次遅れ系は 2 次の微分方程式で表される。先ほどと同様に $y(t)$ は出力であり，$u(t)$ は入力（ステップ関数）である。

$$\frac{d^2y}{dt^2} + 2\zeta\omega_n\frac{dy}{dt} + \omega_n^2 y(t) = \omega_n^2 u(t) \tag{1.16}$$

このシステムには二つのパラメータがあり，ζ[†] は**減衰係数**，ω_n は**固有振動数**と呼ばれる。式 (1.16) の解は ζ の値によって異なり，以下の (a)〜(c) に示すように，三つに場合分けされる。

---

† ゼータと読む。

(**a**) $|\zeta| < 1$ のとき

$$y(t) = 1 - \frac{1}{\sqrt{1-\zeta^2}} e^{-\zeta\omega_n t} \sin(\omega_n \sqrt{1-\zeta^2}\, t + \Phi) \qquad (1.17)$$

ここで，$\Phi = \tan^{-1}(\sqrt{1-\zeta^2})/\zeta$ である。

(**b**) $|\zeta| = 1$ のとき

$$y(t) = 1 - e^{\mp\omega_n t}(1 \pm \omega_n t) \qquad (1.18)$$

(**c**) $|\zeta| > 1$ のとき

$$y(t) = 1 + \frac{1}{a-b}(be^{at} - ae^{bt}) \qquad (1.19)$$

ここで，$a = (-\zeta + \sqrt{\zeta^2-1})\omega_n$，$b = (-\zeta - \sqrt{\zeta^2-1})\omega_n$ である。

$\zeta = 0.1,\ 0.3,\ 0.5,\ 1,\ 2$ のときのスッテプ応答を示したのが図 **1.12** である。ζ が小さいときは振動的な応答になるが，1 以上になると 1 次遅れ系と似たような応答を示す。振動の周波数は ω_n によって決まる。横軸が $\omega_n t$ であることに注意する。

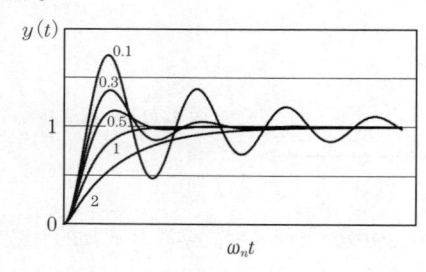

図 **1.12** 2 次遅れ系のステップ応答

┌─ コーヒーブレイク ─┐

モデルの複雑さ

複雑なモデルを用いると，さまざまな現象を再現できる。しかし，複雑なモデルは微分方程式も複雑になり，取扱いが難しくなる。例えば，マリオネットに 20 本の糸があれば，かなり複雑な動きを再現できるが，操作は難しくなる。一方，糸が 5 本のマリオネットは，再現できる動作は限られるが，操作は簡単である。生体システムをモデル化するときにも，本質的な性質だけに着目して，それを再現でき，かつ，できるだけ単純なモデルとするのが望ましい。

1.3.4 連続時間系と離散時間系

これまでの議論では，時間 t を連続な量として扱ってきた．連続な t を用いて表されるシステムを**連続時間システム**または**連続時間系**という．システムを表す微分方程式が解析的に解ける場合は，連続時間システムを用いることが多い．また，**図 1.9** のタンクの例のように，物理量に基づいて微分方程式を作る（すなわち，モデリングを行う）ときも連続時間を用いることが多い．

一方，コンピュータを用いてシステムを記述したり，**シミュレーション**する場合，時間 t は連続的な量として扱うことができない．入出力は，一定の時間間隔 Δt ごとの値として表現される．入力 $x(t), (t \geq 0)$ は，$x(k\Delta t), (k = 0, 1, 2, \cdots)$ と表される．出力についても同様で，$y(k\Delta t)$ と表現される．入出力特性は

$$y(k\Delta t) = f(x(k\Delta t)) \tag{1.20}$$

と表現される．このようなシステムを，**離散時間システム**または**離散時間系**という．

連続時間システムは微分方程式で記述されたが，離散時間システムは**差分方程式**で記述される．微分の定義は

$$\lim_{\Delta t \to 0} \frac{x(t + \Delta t) - x(t)}{\Delta t} \tag{1.21}$$

である．Δt を有限な値として，微分のかわりに

$$\frac{x(t + \Delta t) - x(t)}{\Delta t} \tag{1.22}$$

のような式を用いることで，微分方程式を差分方程式で近似することができる[†]．差分方程式は，コンピュータで数値的に解くことができるので，解析的に解けない微分方程式で記述されるシステムの解析に用いられる．

[†] 差分近似式として，さまざまなものが提案されている．近似式の選択は計算精度などに影響を与えるが，ここでは詳細は述べない．**5 章**で議論する．

問　　題

(1) 生体システムの例をあげて，構成要素，入力，出力，機能を説明せよ．
(2) 以下の関数の x と y に線形の関係があるか否かを答えよ．ただし，a は定数である．
   (a) $y = ax$　　(b) $y = ax^2$　　(c) $y = \sin x$　　(d) $y = \log x$
(3) 以下の微分方程式で表されるシステムは線形か非線形か答えよ．ただし，x は入力，y は出力，a，b，c は定数である．
   (a) $\dfrac{dy}{dt} + ay = bx$　　(b) $\dfrac{d^2y}{dt^2} + a\dfrac{dy}{dt} + by = cx$
   (c) $\dfrac{dy}{dt} + ay = bx^2$　　(d) $\dfrac{dy}{dt} = a\log x$　　(e) $\dfrac{dy}{dt} = axy$
(4) 式 (1.22) を用いて d^2x/dt^2 を差分近似せよ．

2 生体信号処理

生体システムを解析するには，生体から得られる信号（生体信号）から必要な情報を抽出する**信号処理**と，得られた情報に基づいて生体の応答を解析するシステム解析など，いくつかのステップがある．本章では，生体から得られる信号の例とその処理方法について解説する．

2.1 システムと信号

信号というと赤，黄，緑の交通信号が思い浮かぶ．このシステムでは，一定の時間で赤→緑→黄→赤→ … の順で点灯を繰り返し，それぞれの色が「止まれ」，「通行可」，「注意」の意味をもっている．このように，時間とともに変化して，その変化するものが意味をもっているとき，**信号**と呼ぶ．

システムでは，入力と出力を考えることが大切であると **1** 章で述べた．動的システムでは，入力と出力は，時間的に変化する量であり，時間の関数と考えることができる．**1.3.3**項の 1 次遅れ系の例では，入力はステップ関数であった．このように，時間の関数が入力となるとき，これを**入力信号**と呼ぶ．同様に**出力信号**という言葉も頻繁に使われる．

入力信号がシステムによって変換されたものが，出力信号であると考えることができる．すなわち，入出力信号を手掛かりとして，システムの特性を調べることができる．このように，システムを考えるときには，入出力信号が何であるかが重要となる．

2. 生体信号処理

2.1.1 アナログ信号とディジタル信号

自然界で観測される信号は，時間的に連続であり，どんなにスケールを拡大してみても各時刻で値をもつ。このような信号を連続（時間）信号または**アナログ信号**という。*2.1.2*項で述べる生体信号はアナログ信号の例である。一方，コンピュータでデータを扱うためには，飛び飛びの時刻で値をもつ信号に変換する必要がある。このような信号を離散（時間）信号または**ディジタル信号**という。アナログ信号からディジタル信号への変換を **A–D 変換** (analog-to-digital 変換) という。A–D 変換を行う電子回路を **A–D 変換器**という。

A–D 変換では，**サンプリング間隔**と呼ばれる一定の時間間隔でアナログ信号の値を離散的な値に変換する。サンプリング間隔の逆数が**サンプリング周波数**である。元のアナログ信号に含まれるすべての周波数成分を正しく再現するためには，含まれる最高の周波数の 2 倍以上のサンプリング周波数を用いる必要がある。これを**サンプリング定理**という。サンプリング周波数がこの定理を満たさないとき，サンプリング周波数の 1/2 以上の周波数が**折返し雑音**となって観測される。この現象を**エイリアシング**という。

サンプリング間隔 Δt によって，A–D 変換後のディジタル信号がどのようになるかを示したのが図 **2.1** である。(a)〜(e) は 1 Hz の正弦波を Δt でサンプルする様子を示している。サンプリング定理によれば，サンプリング周波数 $f_s \geqq 2\,\mathrm{Hz}$ （$\Delta t \leqq 0.5\,\mathrm{s}$）である必要がある。

(a) では $\Delta t = 0.05\,\mathrm{s}$ であり，正弦波の一周期に 20 のサンプル点がある（$f_s = 20\,\mathrm{Hz}$）。(b)〜(e) の Δt は，それぞれ 0.2, 0.4, 0.8, 1.0 s である。(a)〜(c) はサンプリング定理を満たすので，元の正弦波と同じ周波数のディジタル信号が観測される[†]。(d), (e) はサンプリング定理を満たしておらず，エイリアシングによって，それぞれ (f), (g) に示す信号が観測される。(e) は f_s が 1 Hz と，元の正弦波と同じ周波数である。図からわかるように，いつも同じ位相（一周期中の特定の部位）でサンプルされるので，つねに同じ値が得られ，直流（周波

[†] サンプリング定理を満たしていれば元の周波数は再現できるが，Δt が上限の値に近い場合は振幅情報が正確に再現できないことがある。章末問題 (2) 参照。

(a) $\Delta t = 0.05$ s

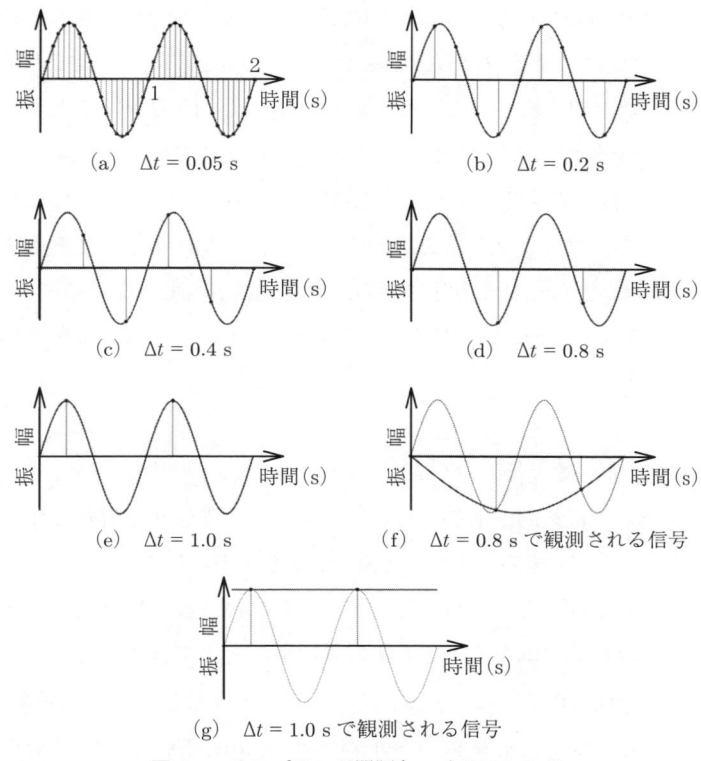

(b) $\Delta t = 0.2$ s

(c) $\Delta t = 0.4$ s

(d) $\Delta t = 0.8$ s

(e) $\Delta t = 1.0$ s

(f) $\Delta t = 0.8$ s で観測される信号

(g) $\Delta t = 1.0$ s で観測される信号

図 **2.1** サンプリング間隔とエイリアシング

数 0 Hz) が観測される．観測されるディジタル信号の周波数は以下のように計算できる．

まず，(e) の f_s は，定理で要求されるサンプリング周波数よりも 1 Hz 小さい．ディジタル信号の周波数は $1 - 1 = 0$ で 0 Hz（直流）となる．同様に，(d) では $f_s = 1.25$ Hz であり，定理で要求されるサンプリング周波数よりも 0.75 Hz 小さく，0.25 Hz のディジタル信号が観測される．

折返し雑音を A–D 変換後に除去することはできないので，A–D 変換前にエイリアシングを防止する処理を行う必要がある．そこで，**アンチエイリアシングフィルタ**と呼ばれる低域通過フィルタ（**2.2.2** 項参照）を利用して，サンプリング周波数の 1/2 以上の周波数を除去する処理が行われる．

ここまでは時間軸での離散化について説明したが，A–D 変換では信号の値（電圧）も飛び飛びの離散的な値となる。これは数値をディジタルで表すときに使えるビット数が限られているためである。例えば，12 ビットで表現できるのは 0〜4095 の数値である。−5 V〜+5 V の範囲にあるアナログ信号に対し，12 ビットの A–D 変換器を用いる場合，10 V を 4096 で割って，1 ビット当り約 2.44 mV となる。アナログの値を離散的な電圧値に変換することを**量子化**という。先の例では，2.44 mV より小さい電圧の変化は表現できないので，−5 V も −4.999 V も A–D 変換後は同じ値として表現される。この誤差を**量子化誤差**という。

2.1.2 生 体 信 号

神経や筋などで電気的な活動が行われており，体表面から活動に伴う電気信号を観測することができる。また，各種の**センサ**を用いることによって，生体に関する情報を電気信号として得ることができる。例えば，加速度センサを用いれば，歩行時の重心移動を信号として取り出すことができる。センサで得られる信号は千差万別なので，ここではおもな生体電気信号についてのみ説明する。

〔**1**〕**心 電 図**　心電図 (electrocardiogram, ECG) は，心臓の電気活動を反映した信号であり[8]，**図 2.2** のような特徴的な波形を示す†。心電図の一周期は PQRST の各波からなる。P 波は一周期の始まりの部分で，心房の洞結節の興奮が観測されたものである。QRS 波は QRS コンプレックスとも呼ばれ，心室が収縮するときに観測される。R 波からつぎの R 波までの間隔は，**RR 間**

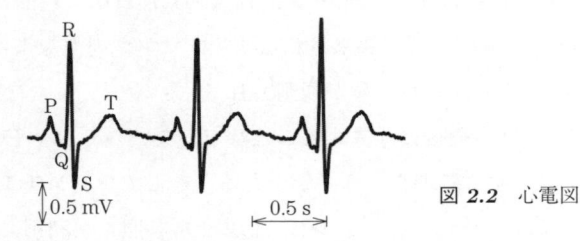

図 **2.2**　心電図

---

† 電極の位置によって波形は異なるが，図 **2.2** では第 I 誘導の波形を示した。

隔と呼ばれ，心臓の収縮間隔を表している。収縮した心室が元に戻るときにT波が観測される。

体表面に電極を貼ることで簡便に計測できるうえに，心臓機能に関する重要な情報を含むので，不整脈や虚血性心疾患などの診断に応用される。また，RR間隔のゆらぎから自律神経系の状態を評価できると考えられており，心電図は工学分野でも広く用いられている。

実際に心電図を計測すると，体動や商用電源などの影響でノイズが混入する。体動があると，基線（ベースライン）が変化する。この変化は，元来の心電図よりも周波数が低いので，高域通過フィルタ（**2.2.2**項参照）で除去できる。

〔**2**〕 **筋 電 図** 筋電図（electromyogram, EMG）は，神経と筋（筋肉）の活動を反映した電気信号である[9]。ヒトの運動は中枢神経系から運動指令によって引き起こされた骨格筋の収縮が駆動力となって生成される（**4.6**節参照）。神経細胞（α運動ニューロン）の軸索末端からの運動指令は，神経筋接合部と呼ばれる部位を介して筋に伝えられる。一つの運動ニューロンからの軸索は，枝分かれして多くの筋線維につながっており，これを**運動単位**と呼ぶ。小さな張力を発生する場合には，活動する運動単位の数は少ない。一方，大きな筋張力を発生する場合は，多くの運動単位で収縮が起こる。この場合，各運動単位からの筋電図を重ね合わせた信号（線形和）が観測される筋電図となる。

骨格筋の中央に近い部分の皮膚表面に電極を貼ると，運動単位の活動に伴う電位の変化を測ることができる。これが筋電図である。電極の面積によって，観測される筋電図に含まれる運動単位の数が異なる。電極面積を小さくすることによって，単一の運動単位の活動を記録できるようなるが，一般には複数の運動単位の活動が重畳された信号が観測される。表面筋電図は5〜500 Hz程度の周波数を含む。表面筋電図のほかに，針電極を筋に刺入して計測する方法もある。

図**2.3**は小指外転筋[†]の筋電図の例である。この図には異なる部位から記録した2チャネルの筋電図が示してある。筋の端（上のトレース）に比べて中央（下

---

† 小指の第3関節の屈曲と外転を行う筋である。

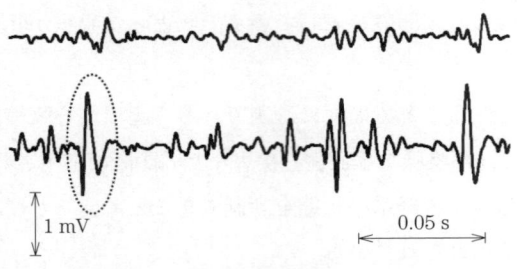

図 2.3 小指外転筋の筋電図

のトレース）のほうが信号の振幅が大きいことがわかる。前述のように，筋電図は多くの運動単位の活動電位が重なり合った信号である。図中の点線で囲った部分は単一の運動単位の活動電位が記録されたものである。活動電位の大きさは電極と運動単位との距離の影響を受ける。

〔**3**〕**脳　波**　脳波（electroencephalogram, EEG）は，脳の神経細胞の電気活動を反映した信号である。通常は国際 10–20 法に従って頭皮に電極を貼ることによって記録する。周波数によって δ 波（1～3 Hz），θ 波（4～7 Hz），α 波（8～13 Hz），β 波（14 Hz 以上）に分けられる。α 波は覚醒状態で比較的リラックスしたときに出現する。β 波は能動的な活動や思考時に出現する。θ 波は徐波とも呼ばれ，入眠時に観測されることが多い。

図 2.4†は，(a) 閉眼安静時と (b) 閉眼で九九を計算したときの脳波である。両図とも正中中心部（Cz）と正中頭頂部（Pz）で記録された脳波を示してある。(a) では 10 Hz 程度の成分が顕著であり，α 波が観測されていることがわかる。(b) では (a) より高い周波数成分が顕著で，β 波が観測されている。このように，脳波によって脳の活動状態を知ることができる。また，睡眠段階の判定などにも脳波が利用される。

脳波は医学以外の領域にも応用されている。例えば，四肢が麻痺した患者は自力で車いすを動かすことができないが，脳波から患者の意図を推定し，車いすを操作する方法が研究されている。操作者が右に行きたいと考えたときの脳波を記

---

† 堀江亮太 博士（芝浦工業大学工学部）提供。

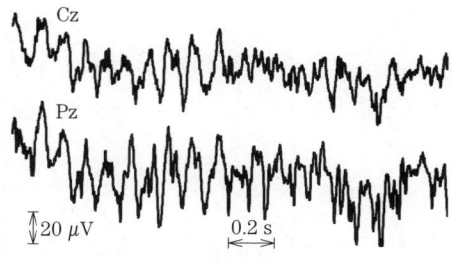

(a) 閉眼安静時の脳波

(b) 閉眼で九九を計算したときの脳波

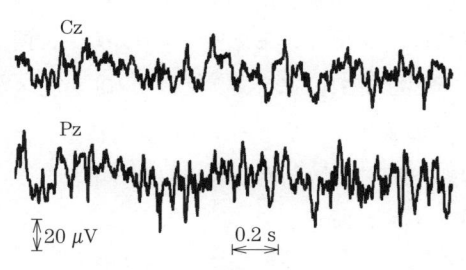

図 **2.4** 閉眼安静時の脳波，および閉眼で九九を計算したときの脳波

録し，類似した脳波が得られた場合に，右に動くように車いすを制御する．このように生体信号から操作者の意図を推定し，機械（コンピュータなど）を操作する技術はブレインマシンインタフェース（brain-machine interface, **BMI**）またはブレインコンピュータインタフェース（brain-computer interface, **BCI**）と呼ばれている．脳波は有力な入力信号である．

ある刺激を加えたときに発生する脳波を**誘発脳波**という．刺激に対する反応とは関係ないノイズも観測される．ノイズに埋もれた誘発脳波を抽出するには，計測を多数回繰り返し，**2.2.1**項で述べる同期加算という方法を適用する．

2.2 信号の抽出

生体信号に限らず，測定で得られる信号には，信号を生成したシステムとは

無関係の成分が含まれる。この成分を**ノイズ**という。モデリングやシステム解析を行うときには，ノイズを除去して，システムに本質的な信号成分を抽出することが望ましい。本節では，ノイズを除去する方法を説明する。

2.2.1 同期加算と移動平均

ノイズが重畳したディジタル信号から元の成分を抽出する方法として，**同期加算**と**移動平均**がある[10]。どちらも簡便な方法で，ノイズ低減に効果がある。

〔1〕**同 期 加 算**　誘発脳波では，刺激に対する応答というかたちで同様な波形が何度も観測される。実際には，図 **2.5**(a) に示されるように，ノイズが重畳するので毎回の波形は異なる。このような信号から元の信号を抽出する方法として同期加算がある。この方法は，同じ刺激を繰り返し加える場合など，時間軸上に基準となる点が定義できるときに使える。

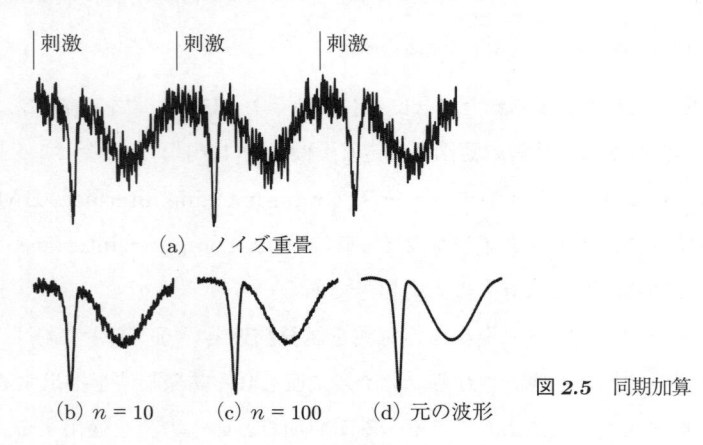

(a) ノイズ重畳

(b) $n = 10$　(c) $n = 100$　(d) 元の波形

図 **2.5**　同期加算

同期加算では，刺激を基準として応答波形を n 回加算平均する。刺激に対する応答は毎回同じであり，ノイズは平均 0 の正規分布に従うと仮定する。このとき，ノイズ成分は加算平均するごとに 0 に近くなり，応答波形が抽出できる。(b) は $n = 10$，(c) は $n = 100$ の結果であり，どちらも元の波形 (d) をよく抽出できている。$n = 100$ のほうがノイズが低減されているが，n 回の加算を行うと，中心極限定理によってノイズの分散が $1/n$ になるためである。

同期加算では高周波のノイズ成分が低減されるが，原理からわかるように，周波数で信号とノイズを分けているのではない．規則的な信号とランダムなノイズという性質の違いを利用している．

〔2〕**移 動 平 均**　　移動平均は，高周波ノイズ成分の低減に用いられる．低域通過フィルタと同様の特性を簡便な操作で実現できる．この方法は，同期加算とは違い，任意の信号に適用できる．

移動平均はディジタル信号を対象とした方法なので，出力を $y_k,(k = 0, 1, 2, \cdots)$ と表す．また，移動平均後の信号を x_k とする．このとき，3点の移動平均は

$$x_k = \frac{y_{k-1} + y_k + y_{k+1}}{3} \tag{2.1}$$

で計算できる．y_k の前後を含む3点の平均が x_k となっている．これを拡張して，n 点移動平均は，n を奇数として

$$x_k = \frac{1}{n} \sum_{i=0}^{n-1} y_{m-i} \quad (m = k + (n-1)/2,\ n は奇数) \tag{2.2}$$

と表せ，y_k を中心に $(n-1)/2$ 以内の点の平均を x_k とする．式 (2.2) では，y_k も $(n-1)/2$ 点離れた y も同じ重みをで平均を計算したが，y_k から離れるほど重みを小さくすることもある．また，n が偶数の場合は，前後の $n/2$ 点ずつの平均を用いるなど，式 (2.2) を修正する必要がある．

図 2.6 は，移動平均処理の例である．(a) はノイズが重畳した波形であり，(b) は3点移動平均処理の結果，(c) は7点移動平均処理の結果，(d) は元の波形である．(b) より (c) のほうがノイズが低減されている．このように，n が大きいほうがノイズ低減効果が大きい．しかし，n を大きくすると，元の信号の振幅より x_k の振幅が小さくなるなどの影響が出てくる．

図 2.7 は，二つの周波数に対する移動平均処理の結果を示している．(a) は **図 2.6** と同じ周波数の信号に7点移動平均を施した結果であり，点線は元の信号を示している．両者は，ほぼ重なっており，振幅と位相ともに変わっていないことがわかる．(b) は5倍の周波数をもつ信号に同じ処理を行った結果である．元の信号（点線）に比べて振幅が 1/2 程度になっている．

(a) ノイズが重畳した波形

(b) 3点移動平均処理の結果

(c) 7点移動の平均処理の結果

(d) 元の波形

図 **2.6** 移動平均処理の例

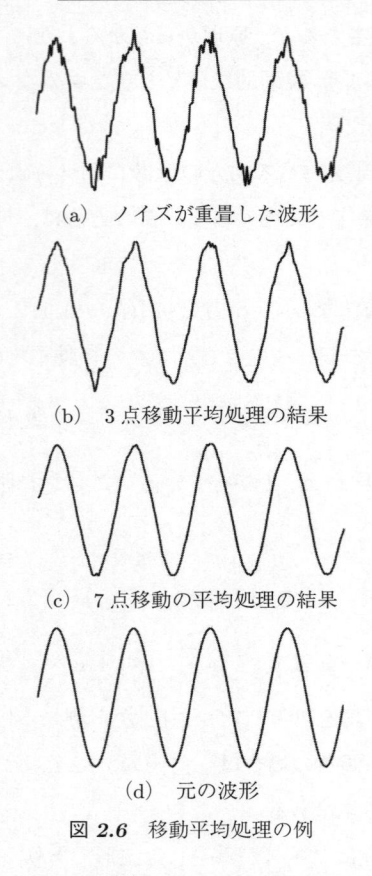

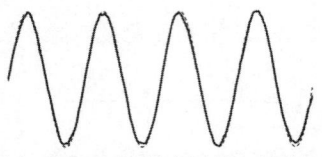

(a) 図 **2.6** と同じ周波数の信号に7点移動処理を施した結果

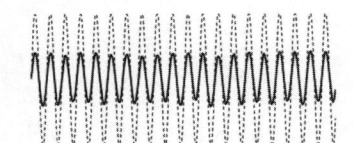

(b) 5倍の周波数をもつ信号に7点移動処理を施した結果（点線は元の信号）

図 **2.7** 二つの周波数に対する移動平均処理の結果

周波数の影響を定量的に検討する。周波数が 0.1～500 Hz までのアナログ信号をサンプリング周波数 1 kHz でディジタル化する。これらのディジタル信号に 11 点移動平均処理を行って，元の信号と処理後の信号の振幅の比から利得を計算する（利得については **2.2.2** 項参照）。周波数と利得の関係を示したのが，図 **2.8** である。10 Hz までは振幅の比がほぼ 1 であり，利得はほぼ 0 となる。100 Hz に近づくと，利得の変化が大きくなる。

移動平均は，ディジタルフィルタの一種と考えることができる。パラメータの計算などが必要なく，簡便に使える方法である。そのために，周波数特性を考慮せずに使われることが多い。n が大きくなるほどノイズの低減効果は大き

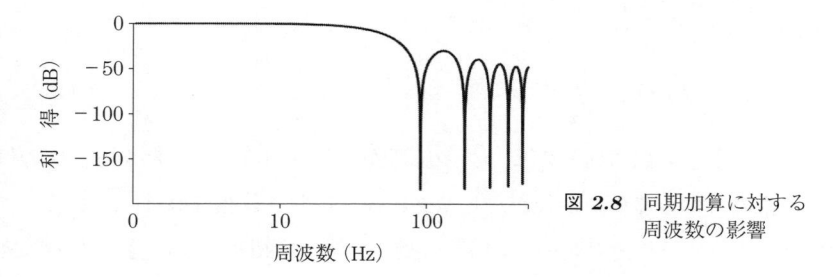

図 **2.8** 同期加算に対する周波数の影響

くなるが，n と周期の関係で利得が決まるので注意が必要である。

2.2.2 フ ィ ル タ

日常生活でも**フィルタ**という言葉がよく使われる。コーヒーのペーパフィルタは，コーヒー豆から水に溶け出す成分（水溶性成分）を抽出するときに用いられる。このとき，水に溶けない成分はフィルタで除去される。信号処理の分野でも，フィルタは望ましくない成分を除去して，必要な成分を抽出するために用いられる。

図 **2.9** は，信号処理におけるフィルタに関するさまざまな概念を説明したものである。まず，フィルタには入力信号と出力信号がある。その意味では，フィルタも一つのシステムである。図中の↕は，入力信号の振幅を示しており，出力信号の振幅は入力より小さくなっている。入出力の振幅比を**利得**または**ゲイン**という。利得の単位としてはデシベル (dB) が使われ，入力の振幅 A_i と出力

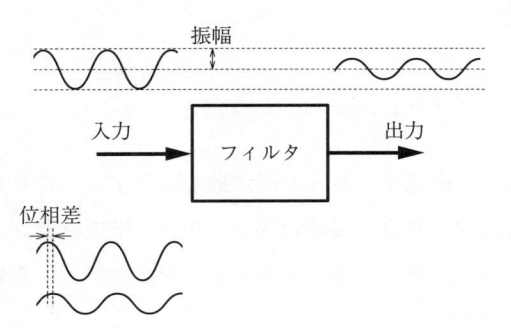

図 **2.9** 信号処理におけるフィルタの概念

の振幅 A_o からつぎの式で計算される[†]。

$$利得 = 20 \log_{10} \frac{A_o}{A_i} \tag{2.3}$$

また，図から入出力信号のピークの位置がずれていることがわかる．図の例では，入力に対して出力が後からピークに達しており**位相遅れ**と呼ばれる．この位相のずれを**位相差**といい，1 周期の長さで割って相対的な角度で表される．位相差の単位としては (°) または (rad) が使われる．利得と位相差は，周波数ごとに異なり，周波数を横軸，利得と位相差を縦軸にとってグラフで表したものを**周波数特性**という．**図 2.10**(a)〜(d) は，周波数特性のうちの利得特性を示したものである．

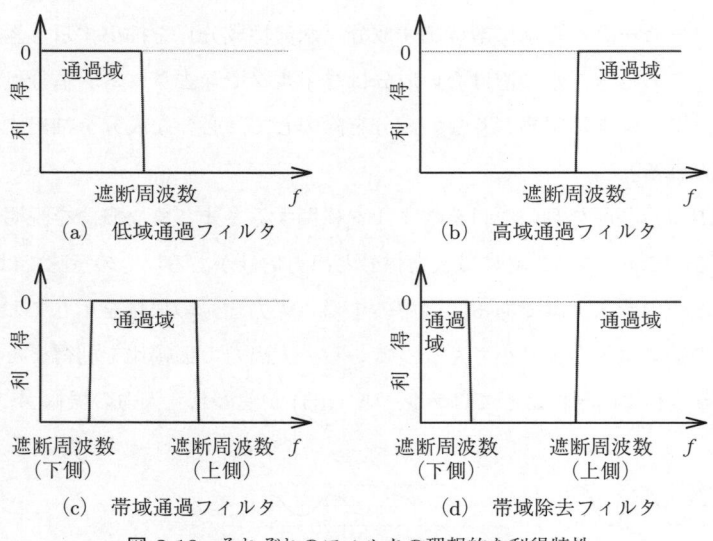

図 2.10 それぞれのフィルタの理想的な利得特性

フィルタは，除去される成分と通過する成分を**周波数**で区別する．通過する周波数帯域によって，**低域通過フィルタ**，**高域通過フィルタ**，**帯域通過フィルタ**，**帯域除去フィルタ**などがある．低域通過フィルタは，周波数の低い成分を

[†] 入出力のパワーから利得を計算する場合，$10 \log_{10}$(出力のパワー/入力のパワー) を用いる．

通過させ，高い成分を除去する。理想的な低域通過フィルタの利得特性は，(a)のようになる。**遮断周波数**までは，入出力が同一となる通過域であり，利得は0 dBである。遮断周波数を超えると，出力は0となり，利得は $-\infty$ となる。

理想的な高域通過フィルタ，帯域通過フィルタ，帯域除去フィルタの周波数の利得特性を (b)〜(d) に示す。低域通過フィルタと同様に，通過域の利得は0 dBで一定，遮断周波数の前後で利得が不連続に変化する。しかし，このような理想的なフィルタを実現することはできない。現実のフィルタは，通過域の利得が0 dBで平たんにならない。リプルと呼ばれる凸凹ができる場合もある。また，遮断周波数の前後で利得が不連続に変化せず，周波数とともに変化する。

図 **2.11**[11),12)] は，バターワースフィルタという現実のフィルタの利得特性である。N 次のバターワースフィルタの振幅特性は

$$|H(f)| = \sqrt{\frac{1}{1+(f/f_c)^{2N}}} \tag{2.4}$$

で表される[12)]。ここで，f_c は遮断周波数である。図には2次のバターワースフィルタで，$f_c = 100\,\mathrm{Hz}$ としたときの特性を示してある。利得が徐々に低下するので，図 **2.10** のように遮断周波数を定義できない。そこで，出力のパワーが入力の1/2になる周波数を遮断周波数と定義する。遮断周波数における利得は通過帯域の利得から3 dB下がる。2次のフィルタでは，遮断周波数を超えた帯域で周波数が10倍になるごとに利得が40 dB低下する。これを $-40\,\mathrm{dB/dec}$ と表す。1次のフィルタでは $-20\,\mathrm{dB/dec}$ となる。

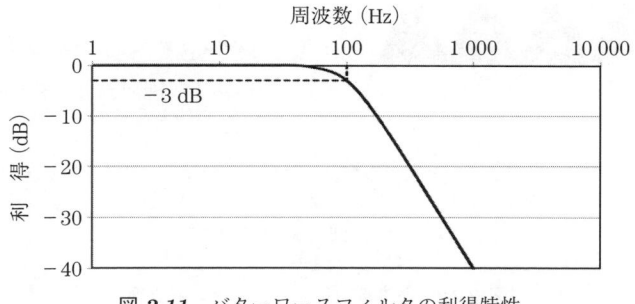

図 **2.11** バターワースフィルタの利得特性

フィルタは，回路によって作ることもできるし，コンピュータで実現することもできる。前者を**アナログフィルタ**，後者を**ディジタルフィルタ**という。どちらも，フィルタの特性から，素子の値やパラメータを計算する必要がある。

2.2.3 振幅情報の抽出：整流平滑化筋電図と RMS

筋電図では張力の変化が振幅の変化となって現れるので，振幅情報を抽出することが大切である。信号を**積分**すると，高い周波数成分が平均化されて，低い周波数成分が強調される。この性質を利用して，筋電図を積分して振幅情報を抽出する処理が行われる[9]。このとき得られるのが**積分筋電図** (integrated EMG, IEMG) である。しかし，実際には，整流後に低域通過フィルタで平滑化する処理が行われることが多く，近年では**整流平滑化筋電図**と呼ぶ。

整流平滑化筋電図を求めるときには，振幅が変化する信号から振幅情報を取り出すことになる。そこで，AM 変調（振幅変調）された信号の復調と同じ方法が利用できる。図 *2.12*(a)〜(e) は AM の復調，すなわち整流平滑化筋電図を求める原理を説明したものである。(a) は振幅が変化する信号であり，点線は**包絡線**と呼ばれる。整流平滑化筋電図は，筋電図の包絡線を抽出したものであ

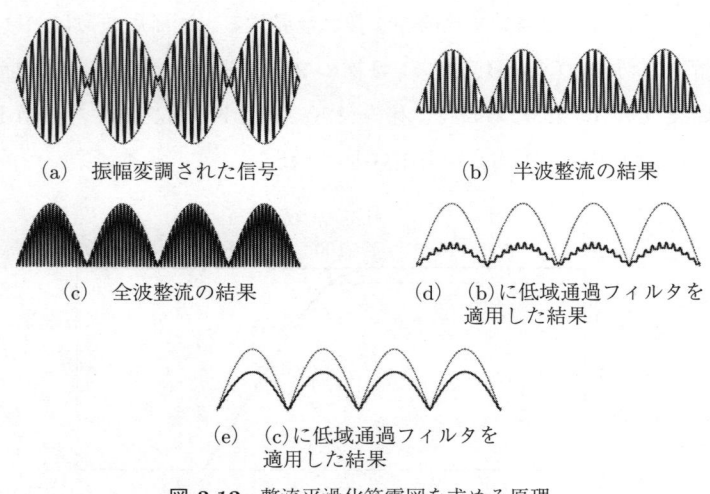

(a) 振幅変調された信号

(b) 半波整流の結果

(c) 全波整流の結果

(d) (b)に低域通過フィルタを適用した結果

(e) (c)に低域通過フィルタを適用した結果

図 *2.12* 整流平滑化筋電図を求める原理

る。包絡線の抽出では，最初に**整流回路**で正の極性のみをもつ信号（整流波）に変換する。整流回路には，**半波整流回路**と**全波整流回路**がある。(b) と (c) は，それぞれ半端整流と全波整流の結果である。整流波に低域通過フィルタを適用すると，(d) や (e) のように包絡線に対応した情報が取り出せる。全波整流のほうが効率がよいことがわかる。

振幅情報を抽出するもう一つの方法は，**RMS** (root mean square) を計算するものである。RMS は一定区間（T とする）の筋電図を自乗し，区間内の平均値の平方根を計算したものである[9]。筋電図の時系列を $emg(t)$ とすると，その RMS の時系列 $EMG_{rms}(t)$ はつぎの式で計算できる。

$$EMG_{rms}(t) = \sqrt{\frac{1}{T} \int_{-T/2}^{T/2} emg^2(t+\tau) d\tau} \tag{2.5}$$

2.3 直交変換とスペクトル解析への応用

2.3.1 フーリエ級数とフーリエ変換

〔1〕 フーリエ級数　　周期関数とは，図 **2.13** に示されるように一定の時間ごとに同じ波形が繰り返す関数のことである[13),14)]。この一定の時間のこと

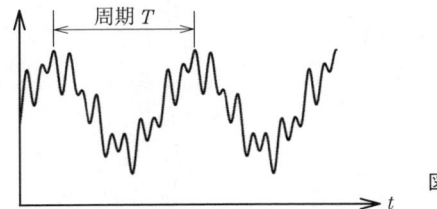

図 **2.13**　周期関数

┌─ コーヒーブレイク ─┐

微分と積分の直感的なイメージ (2)

　微分は，周波数の高い成分を強調し，積分は，高周波成分を平均化する効果をもつ。したがって，微分回路は高域通過フィルタ，積分回路は低域通過フィルタである。

を周期 T という。周期関数を $f(t)$ で表すものとすると，$f(t) = f(t+T)$ となる。正弦関数 $\sin(\omega t)$ などの三角関数も周期関数である。周期 T の正弦関数は $\sin(2\pi t/T)$ である。周期の逆数 $1/T$ を**周波数** f と呼ぶ。周波数を 2π 倍したものを**角周波数** ω という。$\omega = 2\pi f = 2\pi/T$ であり，周期 T の正弦関数は ω を用いて $\sin(\omega t)$ となる。

任意の周期関数 $f(t)$ は，基本周期 T の三角関数とその整数倍の周波数をもつ三角関数の和で記述できる。$\omega_0 = 2\pi/T$ とすると，$f(t)$ はつぎの式で定義される。

$$f(t) = \frac{a_0}{2} + \sum_{n=1}^{\infty}\Big(a_n\cos(n\omega_0 t) + b_n\sin(n\omega_0 t)\Big) \tag{2.6}$$

ここで，$a_0/2$ は一定の値をもつ成分で，直流成分と呼ばれる。式 (2.6) の右辺を**フーリエ級数**という[13]。任意の関数 $f(t)$ の式 (2.6) の形式での記述を求めることを**フーリエ級数展開**という。a_n と b_n を**フーリエ係数**という。また，$\cos(n\omega_0 t)$ や $\sin(n\omega_0 t)$ を**基底**と呼ぶ。

図 **2.13** の $f(t)$ をフーリエ級数展開したのが図 **2.14** (a)〜(f) である。(a) は元の $f(t)$ であり，(b)〜(d) は基底である三角関数である。(b) を基本周期（すなわち角周波数 ω_0 をもつ）としたとき，(c) の角周波数は $6\omega_0$，(d) は $10\omega_0$

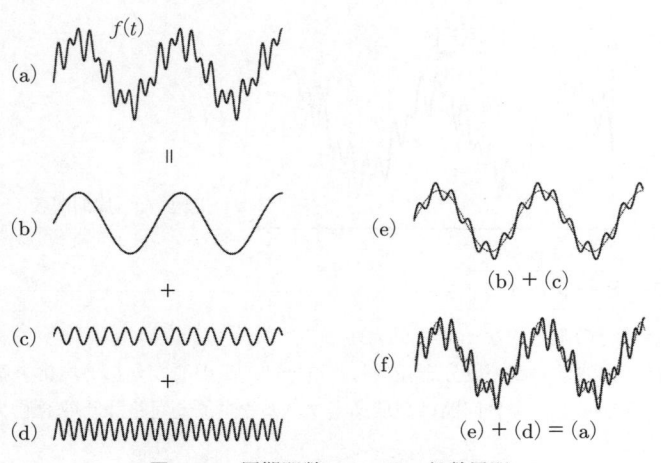

図 **2.14**　周期関数のフーリエ級数展開

である。また，(b) と (c) は正弦関数，(d) は余弦関数である。フーリエ係数は $b_1 = 4.3$, $b_6 = 1.2$, $a_{10} = -1.5$ であり，それ以外は 0 である。(b) と (c) を足したのが (e) であり，点線で描かれているのが (b) である。(b) の波形を中心に，周波数が大きく振幅が小さい (c) の波形が重なっていることがわかる。(e) と (d) を足したのが (f) であり，これは (b)〜(d) をすべて足したものになるので，(a) の $f(t)$ となる。(f) の点線は (e) の波形を示しており，(b) と (c) より周波数の大きい (d) の波形が重なっていることがわかる。

フーリエ係数 a_n, b_n を計算で求めるには，式 (2.7) を用いる。式 (2.7) の右辺の積分は**相関**と呼ばれる量であり，二つの関数の類似度を表している。両者が類似しているということは，$f(t)$ に $\cos(n\omega_0 t)$ の成分が多く含まれていることを意味し，a_n の値も大きくなる。このように，関数 $f(t)$ とそれぞれの基底の相関を計算することによって，フーリエ係数が求められる[14]。

$$\left.\begin{array}{l} a_n = \dfrac{2}{T}\int_0^T f(t)\cos(n\omega_0 t)dt \quad (n=0,1,2,\cdots) \\[2mm] b_n = \dfrac{2}{T}\int_0^T f(t)\sin(n\omega_0 t)dt \quad (n=1,2,3,\cdots) \end{array}\right\} \quad (2.7)$$

〔2〕 **複素フーリエ級数** 1.2.3項で述べたように，正弦関数と余弦関数と指数関数は，**オイラーの公式**によって，つぎのように関係付けられる。j は虚数単位であり，$e^{j\omega t}$ は複素関数となる。

$$e^{j\omega t} = \cos(\omega t) + j\sin(\omega t) \quad (2.8)$$

この公式を使うと，正弦関数と余弦関数は以下のように表現できる。

$$\left.\begin{array}{l} \cos(\omega t) = \dfrac{1}{2}(e^{j\omega t} + e^{-j\omega t}) \\[2mm] \sin(\omega t) = \dfrac{1}{2j}(e^{j\omega t} - e^{-j\omega t}) = -\dfrac{j}{2}(e^{j\omega t} - e^{-j\omega t}) \end{array}\right\} \quad (2.9)$$

式 (2.9) を用いてフーリエ級数を書き換えると

$$f(t) = \frac{a_0}{2} + \sum_{n=1}^{\infty} \Big(a_n \cos(n\omega_0 t) + b_n \sin(n\omega_0 t) \Big)$$

$$= \frac{a_0}{2} + \sum_{n=1}^{\infty} \left(\frac{a_n}{2}(e^{jn\omega_0 t} + e^{-jn\omega_0 t}) - \frac{jb_n}{2}(e^{jn\omega_0 t} - e^{-jn\omega_0 t}) \right)$$

$$= \frac{a_0}{2} + \sum_{n=1}^{\infty} \left(\frac{a_n - jb_n}{2} e^{jn\omega_0 t} + \frac{a_n + jb_n}{2} e^{-jn\omega_0 t} \right) \quad (2.10)$$

となる。ここで，c_0，c_n と c_{-n} を

$$\left. \begin{array}{l} c_0 = \dfrac{a_0}{2} \\ c_n = \dfrac{a_n - jb_n}{2} \\ c_{-n} = \dfrac{a_n + jb_n}{2} \end{array} \right\} \quad (2.11)$$

のように定めると，式 (2.10) は

$$f(t) = \sum_{n=-\infty}^{\infty} c_n e^{jn\omega_0 t} \quad (2.12)$$

と書き換えられる。これを**複素フーリエ級数**という。

〔**3**〕**直 交 基 底** n 次元空間の二つのベクトル $\boldsymbol{A}$ と $\boldsymbol{B}$ が直交しているとき，$\boldsymbol{A}$ と $\boldsymbol{B}$ の内積は 0 となる。数式で書くと

$$\boldsymbol{A} \cdot \boldsymbol{B} = \sum_{i=1}^{n} a_i b_i \quad (2.13)$$

と表される。$\boldsymbol{A}$，$\boldsymbol{B}$ の大きさがともに 1 であるとき，両者が似ていると内積は 1 に近い値になる。この概念を時系列信号に拡張することを考える。時間の関数では t が連続に変わる†ので，Σ を積分に置き換える。任意の二つの関数が

$$\int_{-\infty}^{\infty} x(t) y(t) dt = 0 \quad (2.14)$$

の関係をもつとき，$x(t)$ と $y(t)$ は直交するという。左辺は二つの関数の類似度を表し，**相関**または**関数空間での内積**と呼ばれる。二つの関数の相関（内積）が 0 の場合，両者は直交するという。

---

† ここではアナログの関数を考えている。

正弦関数 $\sin(k\omega_0 t)$ と $\sin(l\omega_0 t)$ は $k \neq l$ のとき直交する。これは余弦関数についても成り立つ。また，$\sin(k\omega_0 t)$ と $\cos(l\omega_0 t)$ は，$k = l$ も含めて直交する（式 (2.15)）。

$$\left. \begin{array}{l} \displaystyle\int_{-\infty}^{\infty} \sin(k\omega_0 t)\sin(l\omega_0 t)dt = 0 \quad (k \neq l) \\ \displaystyle\int_{-\infty}^{\infty} \sin(k\omega_0 t)\cos(l\omega_0 t)dt = 0 \end{array} \right\} \tag{2.15}$$

したがって，フーリエ級数の計算に用いられる $\sin(k\omega_n t)$ と $\cos(l\omega_n t)$ はたがいに直交する関数である。このように直交する基底を**直交基底**という。直交基底を用いると，いかなる基底の組合せも独立になるので，基底の成分への分解が容易になる。

$\sin(k\omega_0 t)$ も $\cos(l\omega_0 t)$ も周期関数なので，積分範囲を 0 から T に変更してもよい（式 (2.16)）。

$$\left. \begin{array}{l} \displaystyle\int_{0}^{T} \sin(k\omega_0 t)\sin(l\omega_0 t)dt = 0 \quad (k \neq l) \\ \displaystyle\int_{0}^{T} \sin(k\omega_0 t)\cos(l\omega_0 t)dt = 0 \end{array} \right\} \tag{2.16}$$

$k = l$ のときは，積分の中身が $\sin^2(k\omega_0 t)$ となるので，倍角の公式を利用して

$$\int_0^T \sin^2(k\omega_0 t)dt = \int_0^T \frac{1 - \cos(2k\omega_0 t)}{2}dt = \frac{T}{2} \tag{2.17}$$

となる。余弦関数も積分の中身が $\cos^2(k\omega_0 t) = (1 + \cos(2k\omega_0 t))/2$ となるので，積分値は $T/2$ になる。

〔**4**〕**フーリエ変換**　フーリエ級数 (2.6) や複素フーリエ級数 (2.12) は，周期関数を対象としたものであった。繰り返す部分がない関数，すなわち周期が定義できない**非周期関数**に，フーリエ級数の考え方を適用することを考える。繰り返す部分がないということは，周期が無限に長いといえる。フーリエ係数の計算式 (2.7) は，一周期分の信号を含んでいれば，積分範囲をずらしてもよい（式 $(2.19), (2.18)$）。

$$a_n = \frac{2}{T} \int_{-T/2}^{T/2} f(t)\cos(n\omega_0 t)dt \tag{2.18}$$

$$b_n = \frac{2}{T} \int_{-T/2}^{T/2} f(t)\sin(n\omega_0 t)dt \tag{2.19}$$

ここで，$T \to \infty$ の極限を考えると，非周期信号に対応した形式になる。複素フーリエ級数をこのように変形するとつぎの式を得る。

$$F(\omega) = \int_{-\infty}^{\infty} f(t)e^{-j\omega t}dt \tag{2.20}$$

式 (2.20) を**フーリエ変換**という。フーリエ変換は，非周期関数にも適用できる。

式 (2.20) からわかるように，フーリエ変換によって時間の関数 $f(t)$ が角周波数の関数 $F(\omega)$ に変換される。$F(\omega)$ を**周波数スペクトル**，あるいは単に**スペクトル**と呼ぶ。$F(\omega)$ は複素関数である。$|F(\omega)|$ は $F(\omega)$ の振幅を表しており，振幅スペクトルと呼ばれる。また，$|F(\omega)|^2$ は**パワースペクトル**，各周波数における位相を表す $argF(\omega)$ は**位相スペクトル**と呼ばれる。$F(\omega)$ の複素共役を $F^*(\omega)$ とすると，$|F(\omega)|^2 = F(\omega)F^*(\omega)$ である。

図 **2.4**(a) の Pz（正中頭頂部）の波形のパワースペクトルを図 **2.15** に示す[†]。横軸は周波数，縦軸はパワーである。図から 10 Hz 付近にピークがあることがわかる。この脳波は閉眼安静時に記録されたもので，α 波がおもな成分である。

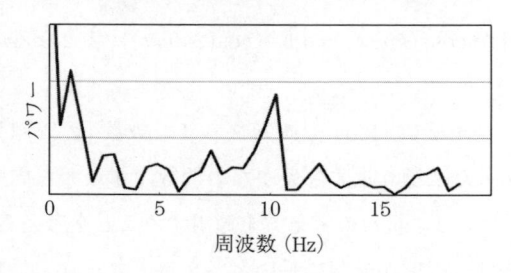

図 **2.15** 図 **2.4**(a) の脳波のパワースペクトル

〔**5**〕 **逆フーリエ変換**　フーリエ変換は，時間の関数 $f(t)$ から周波数の関数であるスペクトル $F(\omega)$ を求める変換であった。式 (2.21) で表される逆の操

[†] 堀江亮太 博士（芝浦工業大学工学部）提供。

作で，周波数スペクトル $F(\omega)$ から時間関数 $f(t)$ を計算することができる。これを**逆フーリエ変換**という。積分の前の $1/(2\pi)$ は，$f(t)$ をフーリエ変換し，逆フーリエ変換したときに，元の $f(t)$ に戻すために必要な係数である。

$$f(t) = \frac{1}{2\pi} \int_{-\infty}^{\infty} F(\omega) e^{j\omega t} d\omega \tag{2.21}$$

2.3.2 直交変換とは

ある関数について，**直交基底**の積和での近似を求めるような変換を**直交変換**という。フーリエ変換は，正弦関数と余弦関数を基底として用いている。これらの基底はたがいの相関が 0 となるので直交基底である。したがって，フーリエ変換は直交変換である。

正弦関数と余弦関数のほかにも，直交基底が定義できる。例えば，つぎの四つの数値からなる信号はたがいの相関が 0 になるので，直交している。

$$\left. \begin{array}{cccc} (\ 1, & 1, & 1, & 1\ ) \\ (\ 1, & 1, & -1, & -1\ ) \\ (\ 1, & -1, & -1, & 1\ ) \\ (\ 1, & -1, & 1, & -1\ ) \end{array} \right\} \tag{2.22}$$

上記の例では，各信号は四つの値しかもたないが，さらに長い系列を作ることもできる。この信号は**ウォルシュ関数**によって構成されるもので，これを直交基底として用いた変換を**ウォルシュ－アダマール変換**または**アダマール変換**という。ウォルシュ関数による直交基底は 2 値の関数なので，ディジタル信号との親和性が高い。

2.3.5 項で述べるウェーブレット変換も直交基底を利用できる。このようにさまざまな直交基底が存在し，それを用いた直交変換が定義できる。元の信号を各基底の成分に分解して，その加重和（線形和）で近似するときに，直交変換は最も効率がよい。非直交基底を用いた場合，複数の基底の間に共通な成分が存在することになる。

2.3.3 FFT

コンピュータの発展に伴い，生体信号の処理はコンピュータで行われるようになった。しかし，フーリエ級数やフーリエ変換は，時間が連続な関数に対して定義されている。これを離散時間の信号に適用できるようにしたものが，**離散フーリエ変換** (discrete Fourier transform, DFT) である。

信号が Δt の時間間隔で得られるとすると，任意の関数 $f(t)$ は

$$f(k\Delta t) \qquad (k = 0, 1, \cdots, N-1) \tag{2.23}$$

で記述できる。ここで，N はデータの長さである。すなわち，$0 \leq t \leq (N-1)\Delta t$ で $f(k\Delta t)$ の値が得られているものとする。表記を簡略化するために，$f(k\Delta t)$ を f_k と書くことにする。連続信号の周期に対応するのが，データ長 N である。フーリエ変換という名前を含んでいるが，DFT はフーリエ級数に近い。

基底を $e^{-jn\Delta t}$, $(n = 0, 1, 2, \cdots, N-1)$ とすると，DFT の定義は

$$F_k = \sum_{n=0}^{N-1} f_n e^{-jkn\Delta t} \tag{2.24}$$

で与えられる。F_k は複素数であり，離散的な周波数スペクトルを表す。逆変換はつぎのような式となる。

$$f_n = \frac{1}{N} \sum_{k=0}^{N-1} F_k e^{jkn\Delta t} \tag{2.25}$$

DFT の計算には N^2 回の掛け算が必要である。N が大きくなると，その2乗に比例して計算量が多くなる。コンピュータの能力が低かった時代には DFT の計算にはかなりの時間を必要とし，実用的ではなかった。そこで，データ長が 2^n で表せるという特別な条件を満たすときに，DFT を高速に計算するアルゴリズムが開発された。これが **FFT** (fast Fourier transform) である[10]。

前述の DFT の定義では，離散信号には N 個のサンプル点があるとしていた。この N は，連続時間の関数に対するフーリエ級数では，周期 T に相当するものである。したがって，N 個のサンプル点が一周期を表し，これが無限に続くと仮定していることになる。位相を単位円上の点で表現するとき，一周期は単

2.3 直交変換とスペクトル解析への応用

位円上を一周することに相当する（**1.2.3**項参照）。すなわち，一周期は2πで表される。時間$k\Delta t$を角度で表現すると，つぎのようになる。

$$t_k = k\Delta t = \frac{2\pi}{N}k \quad (k=0,1,\cdots,N-1) \tag{2.26}$$

この表現を使って基底を書き換えると

$$e^{-jkn\Delta t} = e^{-j\frac{2\pi kn}{N}} = W^{kn} \quad (n=0,1,2,\cdots,N-1) \tag{2.27}$$

となる。式(2.27)のようにW^{kn}を定義すると，DFTの定義式(2.24)は

$$F_k = \sum_{n=0}^{N-1} f_n W^{kn} \quad (n=0,1,2,\cdots,N-1) \tag{2.28}$$

となる。この定義どおりに計算すると$k=0,1,2,\cdots,N-1$について，それぞれ$n=0,1,2,\cdots,N-1$と変化させて$f_n W^{kn}$を求める必要がある。すなわち，N^2回の掛け算が必要になる。これをN^2回のオーダーの計算量が必要という意味で$O(N^2)$と書く。

W^{kn}の性質を利用して，高速にDFTを計算するアルゴリズム（FFT）が考案された。以下で高速化の原理を説明する。

式(2.27)の定義から

$$\left.\begin{aligned} W^0 &= e^{-j0} = 1 \\ W^N &= e^{-j2\pi} = 1 \\ W^k &= W^{k+N} = W^{k+2N} = \cdots \end{aligned}\right\} \tag{2.29}$$

となる。FFTでは，この関係を利用して，掛け算の回数を減らしている。

$N=4$の場合について，式(2.28)を書き下すと

$$F_0 = \sum_{n=0}^{3} f_n W_4^{0\times n} = W_4^0 f_0 + W_4^0 f_1 + W_4^0 f_2 + W_4^0 f_3 \tag{2.30}$$

$$F_1 = \sum_{n=0}^{3} f_n W_4^{1\times n} = W_4^0 f_0 + W_4^1 f_1 + W_4^2 f_2 + W_4^3 f_3 \tag{2.31}$$

$$F_2 = \sum_{n=0}^{3} f_n W_4^{2\times n} = W_4^0 f_0 + W_4^2 f_1 + W_4^4 f_2 + W_4^6 f_3 \tag{2.32}$$

$$F_3 = \sum_{n=0}^{3} f_n W_4^{3\times n} = W_4^0 f_0 + W_4^3 f_1 + W_4^6 f_2 + W_4^9 f_3 \tag{2.33}$$

となる。ここで，W の右下の添字 4 は $N=4$ であることを明示するために付けてある。これを行列形式にまとめると，つぎのようになる。

$$\begin{bmatrix} F_0 \\ F_1 \\ F_2 \\ F_3 \end{bmatrix} = \begin{bmatrix} W_4^0 & W_4^0 & W_4^0 & W_4^0 \\ W_4^0 & W_4^1 & W_4^2 & W_4^3 \\ W_4^0 & W_4^2 & W_4^4 & W_4^6 \\ W_4^0 & W_4^3 & W_4^6 & W_4^9 \end{bmatrix} \begin{bmatrix} f_0 \\ f_1 \\ f_2 \\ f_3 \end{bmatrix} \tag{2.34}$$

式 (2.34) で右辺の f_1 と f_2 を入れ替えて

$$\begin{bmatrix} F_0 \\ F_1 \\ F_2 \\ F_3 \end{bmatrix} = \begin{bmatrix} W_4^0 & W_4^0 & W_4^0 & W_4^0 \\ W_4^0 & W_4^2 & W_4^1 & W_4^3 \\ W_4^0 & W_4^4 & W_4^2 & W_4^6 \\ W_4^0 & W_4^6 & W_4^3 & W_4^9 \end{bmatrix} \begin{bmatrix} f_0 \\ f_2 \\ f_1 \\ f_3 \end{bmatrix} \tag{2.35}$$

とする。さらに，式 (2.27)，および $W^{ab} = W^a W^b$ であることに注意してつぎのように書き換える。

$$\begin{bmatrix} F_0 \\ F_1 \\ F_2 \\ F_3 \end{bmatrix} = \begin{bmatrix} W_4^0 & W_4^0 & W_4^0 W_4^0 & W_4^0 W_4^0 \\ W_4^0 & W_4^2 & W_4^0 W_4^1 & W_4^2 W_4^1 \\ W_4^0 & W_4^0 & W_4^0 W_4^2 & W_4^0 W_4^2 \\ W_4^0 & W_4^2 & W_4^0 W_4^3 & W_4^2 W_4^3 \end{bmatrix} \begin{bmatrix} f_0 \\ f_2 \\ f_1 \\ f_3 \end{bmatrix}$$

$$= \begin{bmatrix} 1 & 0 & W_4^0 & 0 \\ 0 & 1 & 0 & W_4^1 \\ 1 & 0 & W_4^2 & 0 \\ 0 & 1 & 0 & W_4^3 \end{bmatrix} \begin{bmatrix} W_4^0 & W_4^0 & 0 & 0 \\ W_4^0 & W_4^2 & 0 & 0 \\ 0 & 0 & W_4^0 & W_4^0 \\ 0 & 0 & W_4^0 & W_4^2 \end{bmatrix} \begin{bmatrix} f_0 \\ f_2 \\ f_1 \\ f_3 \end{bmatrix} \tag{2.36}$$

$W_4^0 = W_2^0$, $W_4^2 = W_2^1$ であることに注意すると，式 (2.36) 右辺の 2 番目の行列は $N = 2$ のときの DFT となっていることがわかる．この行列と 3 番目の $f_0 \sim f_3$ のベクトルの積を計算すると

$$\begin{bmatrix} W_2^0 & W_2^0 & 0 & 0 \\ W_2^0 & W_2^1 & 0 & 0 \\ 0 & 0 & W_2^0 & W_2^0 \\ 0 & 0 & W_2^0 & W_2^1 \end{bmatrix} \begin{bmatrix} f_0 \\ f_2 \\ f_1 \\ f_3 \end{bmatrix} = \begin{bmatrix} W_2^0 f_0 + W_2^0 f_2 \\ W_2^0 f_0 + W_2^1 f_2 \\ W_2^0 f_1 + W_2^0 f_3 \\ W_2^0 f_1 + W_2^1 f_3 \end{bmatrix} = \begin{bmatrix} f_0' \\ f_1' \\ f_2' \\ f_3' \end{bmatrix} \quad (2.37)$$

となり，f_0' などは $N = 2$ の DFT を計算した結果となっている．これを式 (2.36) に代入すると，つぎの式を得る．

$$\begin{bmatrix} F_0 \\ F_1 \\ F_2 \\ F_3 \end{bmatrix} = \begin{bmatrix} 1 & 0 & W_4^0 & 0 \\ 0 & 1 & 0 & W_4^1 \\ 1 & 0 & W_4^2 & 0 \\ 0 & 1 & 0 & W_4^3 \end{bmatrix} \begin{bmatrix} f_0' \\ f_1' \\ f_2' \\ f_3' \end{bmatrix} = \begin{bmatrix} f_0' + W_4^0 f_2' \\ f_1' + W_4^1 f_3' \\ f_0' + W_4^2 f_2' \\ f_1' + W_4^3 f_3' \end{bmatrix} \quad (2.38)$$

この計算過程を図示したのが図 **2.16** である．f_0 と f_2 から f_0' と f_1' を計算する部分などが蝶のように見えるので，**バタフライ演算**と呼ばれる．図中の W_4^0 や W_2^0 は 1 であるので，掛け算の回数を減らすことができる．$N = 2^n$ と表せる場合，同様な手順で計算量を $O(N \log N)$ に減らすことができる．これが FFT の高速化の原理である．

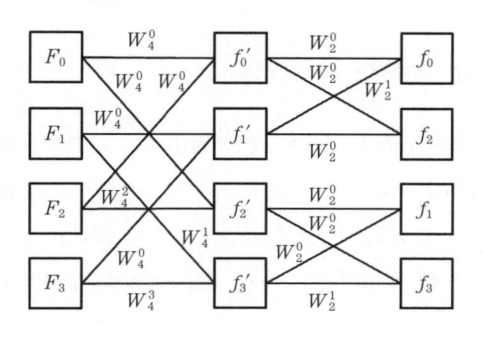

図 **2.16** バタフライ演算

FFT では，サンプリング周波数 f_s の 1/2 までの周波数を $N/2$ 個のサンプルで表すので，**周波数分解能**は f_s/N となる．すなわち，N が大きいほど周波数分解能が高くなる．

2.3.4 短時間 FFT

FFT は解析区間全体で信号の性質が大きく変化しないと仮定している．これを**定常性**の仮定と呼ぶ．しかし，筋電図では筋が収縮するときのみに信号が発生し，解析区間が長い場合には，信号が存在する区間と存在しない区間が混在することになる．このような信号は，図 **2.17**(a) のようなバースト信号となり，定常的でないので**非定常信号**と呼ばれる．FFT もフーリエ変換の一種であり，振幅が一定の基底を用いているので，非定常信号の解析には向いていない．

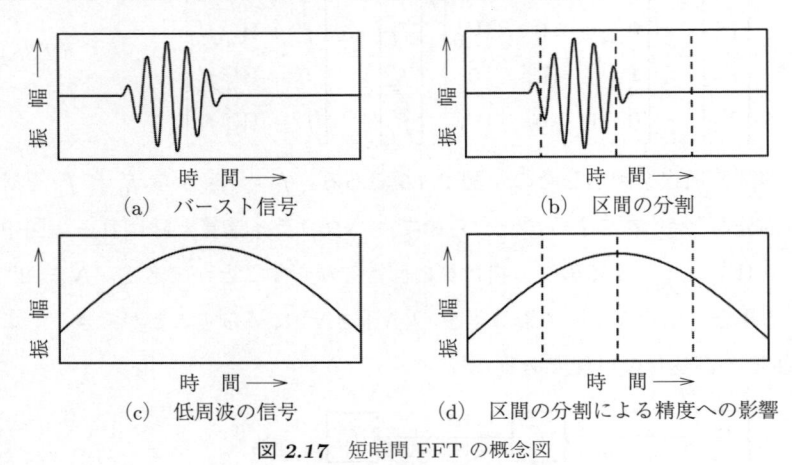

(a) バースト信号
(b) 区間の分割
(c) 低周波の信号
(d) 区間の分割による精度への影響

図 **2.17** 短時間 FFT の概念図

そこで，(b) のように解析区間を分割して，FFT を適用する方法が考案された．そのような方法を**短時間 FFT** という[12]．図の例では，2 番目の解析区間に信号が 0 でない区間が重なり，この部分で変化があったことが検出できる[†]．しかし，区間が短くなるとデータ数 N が小さくなり，周波数分解能が低下する

[†] 実際の短時間 FFT では，解析区間をオーバラップさせることが多い．

という問題もある．(c) のように周波数が低い成分が含まれている場合に区間を分割すると，この問題が顕著になる（(d)）．

このように，解析区間を短くすると変化のあった時間を精度よく検出できるが，周波数分解能が低下してしまう．周波数分解能を落とさないために区間を長くすると，変化のあった時間を精度よく検出できない．時間分解能と周波数分解能を同時に高くすることはできない．

短時間 FFT による筋電図の解析例を図 *2.18* に示す．横軸は時間，縦軸は周波数を表す．色が濃い部分は周波数成分のパワーが大きいことを表す．この図は，0.5 s 付近から約 1 s ごとに筋収縮が起きていることを示している．このように，周波数成分の時間的な変化を表した図を**スペクトログラム**と呼ぶ．

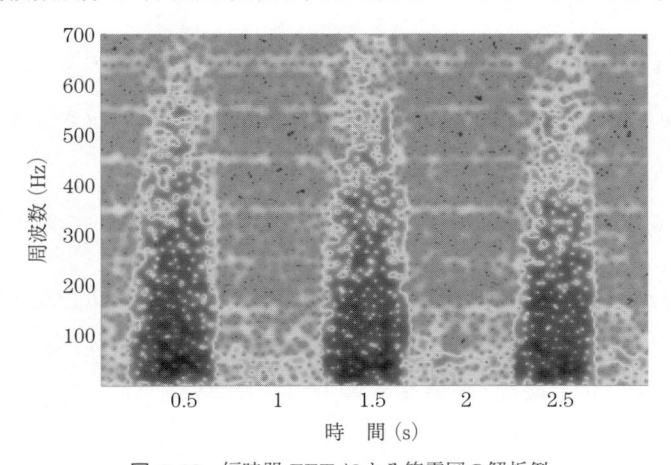

図 *2.18* 短時間 FFT による筋電図の解析例

2.3.5 ウェーブレット変換

フーリエ変換もウォルシュ–アダマール変換も基底として，振幅が一定の関数を用いている．このような手法は，信号区間の全体にわたって同じ性質が保たれる**定常信号**の解析に適している．しかし，図 *2.17*(a) のようなバースト状の信号などの非定常な信号もある．**ウェーブレット変換**（Wavelet 変換）は，基底として非定常な関数も使用できるので，非定常信号の解析に適している[15), 16)]．

任意の時間関数 $f(t)$ のウェーブレット変換 $W(a,b)$ は式 (2.39) で表される。

$$W(a,b) = \int_{-\infty}^{\infty} f(t)\overline{\psi_{a,b}(t)}dt \tag{2.39}$$

ここで，$\psi(t)$ は基底であり，マザーウェーブレットと呼ばれる。$\overline{\psi(t)}$ は $\psi(t)$ の複素共役を表す。$\psi_{a,b}(t)$ は $\psi(t)$ の振幅を変換し，時間軸上でシフトしたものであり

$$\psi_{a,b}(t) = \frac{1}{\sqrt{a}}\psi\left(\frac{t-b}{a}\right) \tag{2.40}$$

で定義される。また，マザーウェーブレットは

$$\int_{-\infty}^{\infty} \psi(t)dt = 0 \tag{2.41}$$

を満たすように選ぶ。

代表的なマザーウェーブレットとして，式 (2.42) に示す**メキシカンハット関数**がある[16]。

$$\psi(t) = (1-2t^2)e^{-t^2} \tag{2.42}$$

この関数を図示したのが図 **2.19** である。式 (2.39) の a と b を変えることによって

- 時間軸方向の拡大・縮小
- 時間軸上での平行移動

が可能になる。このように，非定常な基底を用いることによって，短時間 FFT で達成できない時間分解能と周波数分解能の両立が可能になる。

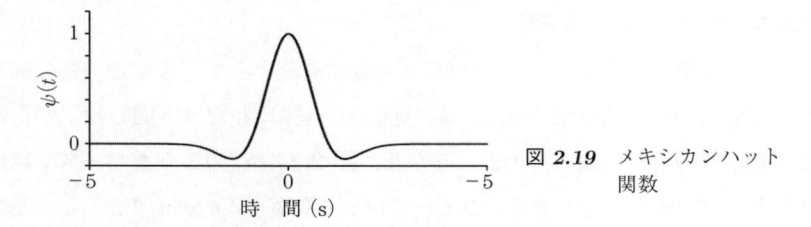

図 **2.19** メキシカンハット関数

2.3 直交変換とスペクトル解析への応用

ウェーブレット変換を用いて図 **2.18** と同じ筋電図を解析した結果を図 **2.20** に示す。図 **2.18** と同様に，0.5 s 付近から約 1 s ごとに筋収縮が起きていることがわかる。

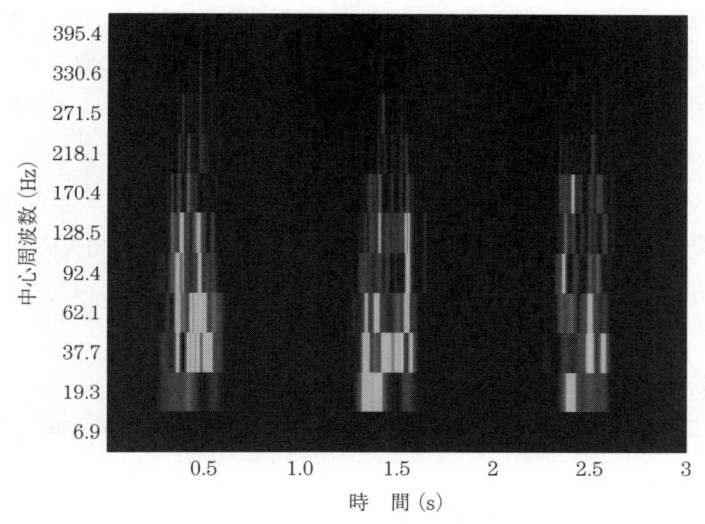

図 **2.20** ウェーブレット変換による筋電図の解析例

短時間 FFT では，周波数が変化する時間と周波数の両方を同時に特定することができない。周波数を特定できるように周波数分解能を高くすると，時間分解能が低くなり，いつ周波数が変化したかが不明確になる。周波数が変化した時間を特定できるようにすると，周波数を特定できなくなる。

一方，ウェーブレット変換では，どの周波数がいつ強くなったかを特定することができる。したがって，運動中の筋電図のように非定常な信号の解析に適している。図 **2.18** の短時間 FFT の結果では，300 Hz 以下の成分が 0.2〜0.7 s 程度の広い範囲で増加しているが，ウェーブレット変換では，どの周波数がいつ強くなったかが明瞭に描出されている。例えば，0.5 s 付近では中心周波数 37.7 〜128.5 Hz の成分が強くなっている。

2.4 相関係数

相関係数は,二つの信号やデータ系列の類似度を示す指標である。類似の概念に,相関関数(**3.2.3**項参照)がある。相関関数ではτの時間シフトを考慮するが,相関係数では時間シフトは考慮しない。すなわち,$\tau=0$のときの相関関数の値に相当する。

二つのデータ系列が同一場合,相関係数は1,xと$-x$のように大きさが同じで符号が異なる信号の相関係数は-1となる。このように,相関係数は-1〜1の値をもつ。相関係数が0の場合,二つの信号を**無相関**あるいは**独立**という。

2.4.1 ピアソン相関係数

最も広く用いられている相関係数は,つぎの式に示す**ピアソン相関係数**rである。

$$r = \frac{\sum_{i=1}^{n}(x_i-\overline{x})(y_i-\overline{y})}{\sqrt{\sum_{i=1}^{n}(x_i-\overline{x})^2}\sqrt{\sum_{i=1}^{n}(y_i-\overline{y})^2}} \quad (2.43)$$

ここで,x_i,y_iはx,yのi番目のデータ,$\overline{x}$,$\overline{y}$はx,yの平均,nはデータの個数である。

相関係数は,nが小さいときには偶然1や-1に近い値をとることがあるので注意が必要である。統計的に相関係数の有意性を検定する方法があるので,それを利用すると誤った判断することを防げる。興味のある読者は調べてほしい。

ピアソン相関係数は,遺伝子の発現データの解析などに利用されている。遺伝子はDNAの一部分であり,mRNAに転写(コピー)されてタンパク質に翻訳される。この一連の過程を遺伝子の発現という。細胞の種類や状態(疾患の有無)によって必要とされるタンパク質が異なる。すなわち,遺伝子の発現量を調べると細胞の状態を知る手掛かりが得られる。

仮に,100個の遺伝子について50人の患者で遺伝子の発現量を計測したデー

2.4 相関係数

タがあるものとする。このようなデータは以下の行列で表される。

$$100\text{ 行} \left\{ \begin{bmatrix} a_{1,1} & a_{1,2} & a_{1,3} & \cdots & a_{1,50} \\ a_{2,1} & a_{2,2} & a_{2,3} & \cdots & a_{2,50} \\ & & \vdots & & \ddots \\ a_{100,1} & a_{100,2} & a_{100,3} & \cdots & a_{100,50} \end{bmatrix} \right\} \overbrace{}^{50\text{ 列}}$$

a_1と似た発現パターンを示す遺伝子を探すには，$a_{1,j}$ と $a_{i,j}$，$(i \neq 1, j = 1, 2, \cdots 50)$ をそれぞれ式 (2.43) の x と y としてピアソン相関係数を計算し，値が大きいものを探せばよい。また，相関係数が負で絶対値が大きい遺伝子は，a_1 と逆向きの変化をする。

2.4.2 順位相関係数

実際の発現データには，1〜10程度の間で変化するものや10 000近くの値をもつものがあるなど，絶対値が大きく異なる数値が含まれることが多い。そのような場合にピアソン相関係数を使うと，絶対値の変化の影響が強く現れる。この影響は，ピアソン相関係数を1または−1に近づける方向に作用する。これを避けるためには，発現量を対数変換するか，以下に述べる順位相関係数を用いる。

順位相関係数は，データ系列のそれぞれの値に大きさの順位を付けて，それに基づき定義される。順位相関係数は，二つの系列で順位が似ているかを調べるものである。いくつかの定義が提案されているが，式 (2.44) で定義されるケンドールの順位相関係数が広く使われている。

コーヒーブレイク

相関関係と因果関係

データ系列AとBの間で，1に近い相関係数が得られたとしても，両者に因果関係があるとは限らない。これは，AとBが似ていても，AがBの原因（あるいはその逆）とは限らないという意味である。A，B以外の要因によって，相関係数が大きくなることもある。大きな相関係数が得られると，因果関係があると勘違いしがちであるが，本当に因果関係があるのかを十分に検討する必要がある。

$$\frac{4P}{n(n-1)} - 1 \tag{2.44}$$

ここで，n はデータ系列に含まれるデータの個数，P は二つの系列で順位の大小関係がが一致している組の数である．順位相関係数も順位が完全に一致する場合に 1，完全に逆になる場合に -1 となる．順位が独立なら 0 となる．

2.5 生体リズムの解析

2.5.1 生体リズム

地球上のほとんどの生物は，地球の自転と同じ 24 時間周期のリズムをもっている[17]．これを**サーカディアンリズム**という．ヒトの場合，睡眠・覚醒や食事など多くの行動が 24 時間周期を基本としている．さらに，目に見えないが，体温や血圧，ホルモン分泌など，体内での変化も 24 時間が基本周期である．

生命現象には，24 時間より長い周期や短い周期も存在する．長い周期には，動物の冬眠，渡り鳥や回遊魚の移動など，季節の変化（地球の公転）に対応するものがある．短い周期には，心臓の拍動など，秒の単位で生じる現象もある．

生体リズムとは，このように一定の周期で生じる生体現象のリズムを指すものである．規則正しいリズムで生じているように思える現象でも，詳細に調べてみると，**ゆらぎ**がある．例えば，就寝時間や食事の時間は日によって異なる．行動のリズムだけでなく，心臓の拍動間隔もゆらいでいる．

このような生体リズムのゆらぎは，疾患の有無などの生体の状態を反映しており，さまざまな解析法が提案されている．ここでは，基本的な解析法と応用例を紹介する．

2.5.2 ゆらぎの解析：RR 間隔の解析を例として

前述のように，心臓の拍動間隔は完全に一定ではなく，わずかにゆらいでいる．定量的に調べると，数十 ms 程度の小さなゆらぎは発生頻度が高く，100 ms を超えるような大きなゆらぎの頻度は低いことがわかる．心臓に限らず，自然

界で観測されるゆらぎは，似た傾向をもっている．ここでは，心電図を例として ゆらぎの解析法[17]を説明する．

心電図は簡単に測定することができ，臨床検査をはじめ，多くの目的で利用されている．**2.1.2**項の心電図の項で述べたが，QRSコンプレックスは心臓の収縮に対応した信号である．R波は鋭いピークをもつ特徴的な信号で，検出が容易である．R波からつぎのR波までの間隔（**RR間隔**）は，拍動の間隔である．

図 **2.21**[†]は，RR間隔の変動（**心拍変動**）の解析方法の概要を示したものである．(a)は心電図であり，R波を検出してRR間隔を求める．RR間隔に順番にRR$_1$，RR$_2$などの番号を付ける．(b)のように，RR$_1$の終点の位置（図中の1.1 s付近）にRR$_1$の高さの点をとる．縦軸のRRIはRR間隔（RR interval）をms単位で表したものである．同様に，RR$_i$の終点の位置にRR$_i$の高さの点をとり，これらの点をスプライン補間して結ぶ．解析区間全体に対してこの処理を行うと(c)のような心拍変動時系列を得る（横軸の単位がminになっていることに注意）．これをFFT処理して，パワースペクトルを求めたのが(d)である．縦軸のPSDはパワースペクトル密度（power spectral density）のことで，**2.3.1**項〔4〕のパワースペクトルと同じものである．

心拍変動は，**自律神経系**や**液性調節系**による調節を受けている．自律神経系のうち**交感神経**は，心拍数を上昇させる．一方，**副交感神経**は，心拍数を減少させる．液性調節系では，アドレナリンとノルアドレナリンが心拍数の調節に関わっている．

心拍変動には，いくつかの周波数成分が存在する．0.04〜0.15 HzはLF (low frequency)と呼ばれ，血圧の影響を強く受けていると考えられている．この周波数帯では，交感神経と副交感神経の両者が活動している．一方，0.15〜0.40 HzはHF (high frequency)と呼ばれ，呼吸性の変動といわれている．この周波数帯では，副交感系神経が優位であると考えられている．

心拍変動時系列をFFT処理して，LFとHFの成分を計算し，その比LF/HF

[†] 清野健 博士（大阪大学大学院基礎工学研究科）提供．

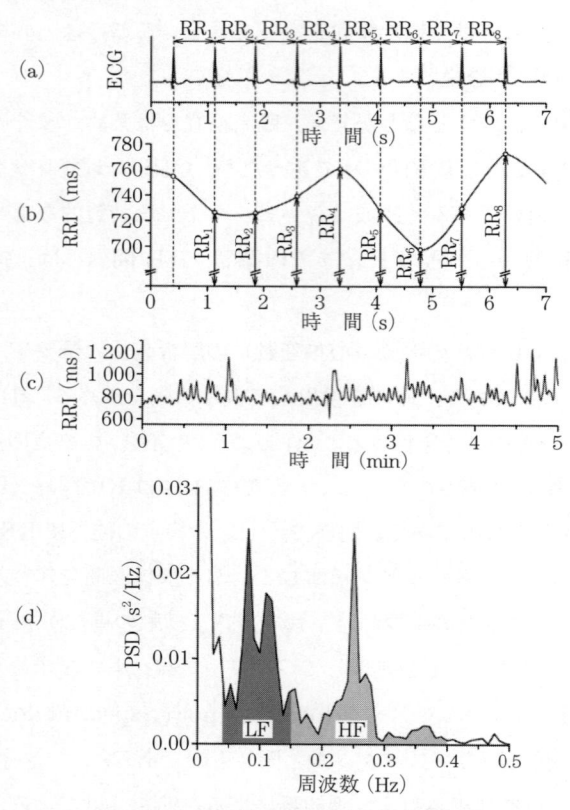

図 2.21 RR 間隔の変動（心拍変動）の解析方法の概要

から自律神経系の状態を推定することが試みられている。前述のように、LF は交感神経と副交感神経の両方、HF は副交感神経の活動を反映するので、LF/HF が大きくなるほど交感神経の活動が亢進している（すなわち、ストレスがかかった状態）と考えられる。

　心拍変動の解析は自律神経系の評価のほかにも、睡眠時無呼吸症候群のスクリーニングに応用されている。睡眠時無呼吸症候群は、睡眠中に 10 s 以上の無呼吸状態が 1 時間当りに 5 回以上生じる疾患である。熟睡できずに、日中に強

い眠気におそわれることがある．診断には，睡眠ポリソムノグラフィー検査が行われる．そのために，ひと晩検査入院する必要がある．この検査では，脳波や心電図，眼電図などの記録のために，多数の電極やプローブを装着する必要がある．

RR 間隔は呼吸の影響を受けるので，無呼吸になると RR 間隔に変化が生じる．そこで，睡眠時無呼吸症候群の簡易検査法（スクリーニング法）として，終夜心電図を記録して RR 間隔を評価する方法が提案されている．睡眠ポリソムノグラフィー検査よりも簡便に検査できる．

図 **2.21** (c) のようなゆらぎの時系列信号のパワースペクトルは，周波数が低い成分ほどパワーが大きく，高い生成のパワーが小さくなるという特徴をもつことがある[†]．パワーが周波数に反比例して減るので，**$1/f$ ゆらぎ**と呼ばれている．$1/f$ ゆらぎは心拍変動だけでなく，風の強さなど自然界で広く観測される．

問　　題

(1) 1 Hz の正弦波を 0.95 s 間隔でサンプリングした．観測されるディジタル信号の周波数を小数第 3 位まで求めよ．

(2) $f(t) = \sin 2\pi t$ なるアナログ信号を $f_s = 2\,\mathrm{Hz}$ でサンプリングする．このとき，サンプリングを開始する点の位相によって，観測されるディジタル信号の振幅が変化することを確認せよ．

(3) 出力信号のパワーが入力の $1/2$ になるとき，利得が $-3\,\mathrm{dB}$ になることを確かめよ．

[†] 図 **2.21** (d) は解析区間が短いので，このような傾向は顕著ではない．

3

生体のシステム解析

本章では,生体信号処理によって得られた情報に基づいて,システム解析を行う方法について説明する。

3.1 平衡点の解析

これまでに,動的システムが微分方程式で記述できることを述べた[6]。一般に,生体システムは非線形性(**1.2.2**項参照)を有するので,生体システムを表す微分方程式を解析的に解くことは難しい。これは生体システムに限ったことではなく,動的システムを表す微分方程式から,システムの性質を調べる方法がいろいろ提案されている[18],[19]。ここでは平衡点の解析について説明する。

3.1.1 平　衡　点

変数 y_1, y_2 を含む動的ステムがつぎの微分方程式で表されるものとする。このとき,$f_1(y_1, y_2) = 0$,$f_2(y_1, y_2) = 0$ を満足する点を平衡点という。

$$\left. \begin{array}{l} \dfrac{dy_1}{dt} = f_1(y_1, y_2) \\ \dfrac{dy_2}{dt} = f_2(y_1, y_2) \end{array} \right\} \quad (3.1)$$

バネを例として,平衡点の意味を考える。質量 m のおもりがバネ定数 k のバネにつながれていると仮定する。バネの自然長からの変位を x で表すとき,つぎのような関係が成り立つ。

$$m \frac{dv}{dt} = -kx \quad (3.2)$$

ここで，v はおもりの速度であり，$v = dx/dt$ の関係がある。これらを式 (3.1) の形に変形すると

$$\left.\begin{array}{l} \dfrac{dx}{dt} = v \\ \dfrac{dv}{dt} = -\dfrac{k}{m}x \end{array}\right\} \quad (3.3)$$

となる。したがって

$$\left.\begin{array}{l} v = 0 \\ -\dfrac{k}{m}x = 0 \end{array}\right\} \quad (3.4)$$

となる点が平衡点である。k も m も正の値をもつので，$x = 0$ である。結局，$x = 0$, $v = 0$ を満たす点，すなわち，バネの伸び，おもりの速度ともに 0 の点が平衡点である。よほど不自然な外力を加えない限り，バネとおもりで構成されるシステムは，この点を中心とした挙動を示す。このように，**平衡点はシステムの挙動の特徴を表す点**である。

3.1.2 相平面と軌道

バネとおもりのシステムの挙動を考えるには，x と v の両方が必要である。おもりの変位 x がわかっていても，速度 v が不明なら，システムの挙動を計算することはできない。そこで，x と v を組にして考えれば，便利そうである。横軸を x，縦軸を $v(= dx/dt)$ としてグラフを描くと，ある値をもつ (x, v) はグラフ上の 1 点として表される。実際には，x も v も時間 t の関数であり，$x(t)$, $v(t)$ と表すべきものである。t を連続的に変えると，点の集合が得られる。特に，微分方程式 (3.3) を解いて $x(t)$ と $v(t)$ を求めて曲線を描くと，この曲線はシステムの挙動を表すものとなる。この曲線を解軌道あるいは単に**軌道**と呼び，x–v 平面を**相平面**という。

ここでは，バネとおもりのシステムを使って説明したが，相平面も軌道も一般のシステムに適用できる概念である。式 (3.1) のシステムの場合，y_1–y_2 平面が相平面となり，式 (3.1) の解をこの平面に描いたものが軌道となる。

3.1.3 平衡点の種類

バネとおもりのシステムの平衡点 $(x, v) = (0, 0)$ から少しずれた点 $(\Delta x, 0)$ を考える。この点におもりを置いたとき，バネは Δx だけ伸ばされている。この状態で手を離すと，バネが縮む方向に力が生じて，おもりは動き始める。$x = 0$ となっても，おもりは慣性によって動き続け，バネを Δx だけ縮めた点 $x = -\Delta x$ で $v = 0$ となる。その後，バネの復元力によって，反対方向の運動が生じる。このシステムでは摩擦を考えていないので，$x = 0$ の点を中心として振幅 Δx の振動が無限に続く[†]。相平面に軌道を描いて，システムの挙動を示したのが図 **3.1** である。図の二つの楕円は，異なる Δx に対する軌道である。軌道が閉曲線になる場合は，システムは周期的な挙動を示す。この平衡点のように近傍から出発したときに，いつも近傍に留まるなら，その平衡点は**安定**（有界安定）であるという。これを数学的に表現すると「$t \to \infty$ のとき，$x(t)$ と $v(t)$ が有界に留まるならば安定である」となる[19]。

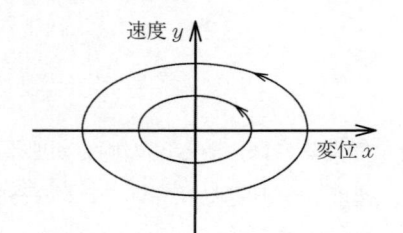

図 3.1 相平面に描かれた軌道の例

平衡点には，有界安定なもののほか，**漸近安定な平衡点**や**不安定な平衡点**もある。$t \to \infty$ のとき $x(t) \to 0$ かつ $v(t) \to 0$ であれば漸近安定である。有界安定でも漸近安定でもないものは不安定な平衡点である。式 (3.3) のシステムは漸近安定な平衡点をもたないが，摩擦に対応する項を加えると，摩擦によるエネルギーの損失が起き，$t \to \infty$ のとき $x(t) \to 0$ かつ $v(t) \to 0$ となり，$(x, v) = (0, 0)$ は漸近安定な平衡点となる。

バネとおもりのシステムは，不安定な平衡点をもたないので，別の例を考え

[†] もちろん，微分方程式 (3.3) を $x(0) = \Delta x$, $v(0) = 0$ という初期条件で解けば，$x(t) = \Delta x \cos(\omega_0 t)$ という解が得られる。ここで，$\omega_0 = \sqrt{k/m}$ である。ω_0 を固有振動数と呼ぶ。

る。長さ l の棒の先端に質量 m のおもりが付いている振り子を考える。ただし，この振り子は棒を含む平面内で 360° 回転でき，棒の質量や回転軸の摩擦は無視できるものとする。θ を鉛直方向からの角度（下向きを正）とすると，このシステムは式 (3.3) と同様な形式

$$\left.\begin{array}{l} \dfrac{d\theta}{dt} = v_r \\ \dfrac{dv_r}{dt} = -\dfrac{g}{l}\sin\theta \end{array}\right\} \tag{3.5}$$

で記述できる。ここで，v_r は角速度，g は重力加速度である。v_r は反時計回りを正とする。このシステムの平衡点は

$$\left.\begin{array}{l} v_r = 0 \\ -\dfrac{g}{l}\sin\theta = 0 \end{array}\right\} \tag{3.6}$$

で計算できる。この式から平衡点では $v_r = 0$，$\sin\theta = 0$ となることがわかる。ここで，この振り子は棒を含む面内で 360° 回転できることに注意する。まずは議論を簡単にするために，$0 \leq \theta < 360° (= 2\pi\,(\mathrm{rad}))$ であると仮定する。したがって，$\sin\theta = 0$ となるのは，$\theta = 0$ と $\theta = 180°(= \pi\,(\mathrm{rad}))$ の場合であり，このシステムは二つの平衡点をもつことがわかる。このうち，$(\theta, v_r) = (0, 0)$ は安定な平衡点である。一方，$(\theta, v_r) = (\pi, 0)$ は，振り子が倒立している状態であり，不安定な平衡点である。v_r または θ に微小な変化を与えると，振り子は倒れてしまい，システムはこの平衡点の近傍に留まらない。

ヒトの身体を 1 リンクの剛体で近似すると，直立姿勢の制御は $\theta = \pi\,\mathrm{rad}$ 近傍で倒立振子を直立させる問題で近似できる。すなわち，ヒトの直立姿勢制御系は不安定な身体を制御しているといえる。

振り子のシステムの軌道を相平面（θ–v_r 平面）に描いてみる[20]。軌道上の任意の点の傾きは

$$\frac{dv_r}{d\theta} = \frac{dv_r/dt}{d\theta/dt} \tag{3.7}$$

で表される†。式 (3.5) の関係を代入すると

---

† x–y 平面で考えると，横軸の変化分 Δx に対する縦軸の変化分 Δy の比（$\Delta y/\Delta x$）が傾きである。$\Delta x \to 0$ の極限では，微分で表現され，dy/dx となる。

$$\frac{dv_r}{d\theta} = \frac{-(g/l)\sin\theta}{v_r} \tag{3.8}$$

となる。初期条件 $\theta(0) = \theta_0$, $v_r(0) = v_{r_0}$ のもとで，式 (3.8) を変数分離法で解くと

$$v_r dv_r = -\frac{g}{l}\sin\theta d\theta \tag{3.9}$$

$$\int_{v_{r_0}}^{v_r} v_r dv_r = -\frac{g}{l}\int_{\theta_0}^{\theta} \sin\theta d\theta \tag{3.10}$$

$$\frac{1}{2}(v_r{}^2 - v_{r_0}{}^2) = \frac{g}{l}(\cos\theta - \cos\theta_0) \tag{3.11}$$

を得る。初期条件を右辺にまとめると

$$\frac{1}{2}v_r{}^2 - \frac{g}{l}\cos\theta = \frac{1}{2}v_{r_0}{}^2 - \frac{g}{l}\cos\theta_0 = C \tag{3.12}$$

となる。式 (3.12) の右辺は初期条件で決まるので，定数 C で表現できる。

振り子は自由に回転できるので，θ が 2π 以上の値をとることも可能である。θ の値の制限を外すと

$$\theta = \begin{cases} \pm 2n\pi \\ \pm(2n+1)\pi \end{cases} \quad (n = 0, 1, 2, \cdots) \tag{3.13}$$

が平衡点となる。このうち，$\theta = \pm 2n\pi$ は安定平衡点，$\theta = \pm(2n+1)\pi$ は不安定な平衡点である。

さまざまな C について，式 (3.12) から θ と v_r を計算したものを相平面にプロットすると図 **3.2** となる。図では，縦軸の v_r を g/l で規格化してあるので，図で $v_r = 1$ の点は，式 (3.12) では l/g であることに注意する。また，v_r の正負は回転方向を表す。

図からつぎのことがわかる。$C > 1$（$|v_{r_0}|$ が大きい）のとき，振り子の運動は回転運動となる。$C < 1$（$|v_{r_0}|$ が小さい）のとき，振り子は回転せずに振動する。$C = 1$ のときは特殊な回転運動になり，$\theta = \pm(2n+1)\pi$ で，いったん $v_r = 0$ となった後に同じ方向に回転を続ける。

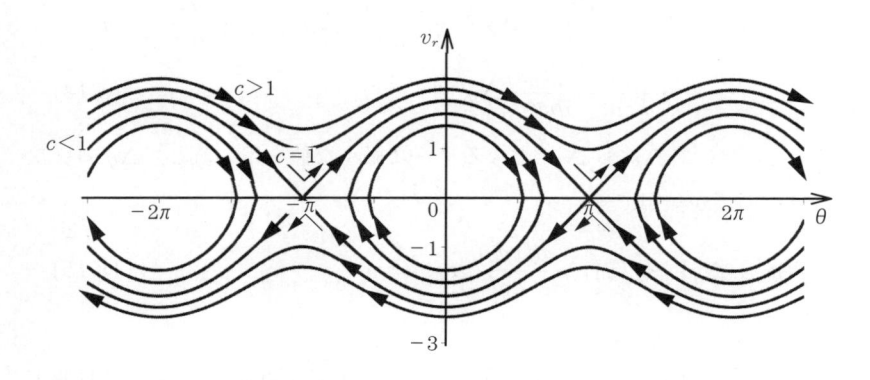

図 **3.2** 相平面に描かれた振り子の軌道

3.1.4 計算による平衡点近傍の挙動の解析

これまでは，イメージしやすいようにバネや振り子を例として，物理法則に基づいた平衡点の解析について述べてきた．数式から平衡点の安定・不安定を判定できると便利である．本項ではそのような数理的な方法について説明する．

本項での議論は，以下の〔*1*〕，〔*2*〕に示すような順序で行う．まず，テイラー展開による線形近似について説明し，その後，ヤコビ行列の固有値による平衡点のタイプ判別について述べる．

〔*1*〕 **テイラー展開による線形近似**　　生体に限らず複雑なシステムでは，式 (3.1) の $f_1(y_1, y_2)$ や $f_2(y_1, y_2)$ に y_1 や y_2 の高次の項が含まれることがある．このようなシステムは線形性をもたないので**非線形システム**と呼ばれる．非線形システムでは，〔*2*〕で述べるヤコビ行列による解析を行う前に，**線形近似**を行う．線形近似は，平衡点の周りで**テイラー展開**し，2次以上の項を無視して，1次までの項で近似する操作である．線形近似によって解析が容易になる．

テイラー展開は，関数 $f(y)$ の y_0 における値が与えられているときに，微小量 Δy だけ離れた点 $y_0 + \Delta y$ における値 $f(y_0 + \Delta y)$ を $f(y_0)$ と $f(y)$ の導関数を用いて計算するものである．ただし，$f(y)$ は無限回微分可能であるものとする．このとき，計算式は

$$f(y_0 + \Delta y) = f(y_0) + \frac{df(y_0)}{dy}\Delta y + \frac{1}{2}\frac{d^2 f(y_0)}{dy^2}\Delta y^2 + \frac{1}{3!}\frac{d^3 f(y_0)}{dy^3}\Delta y^3 +$$
$$\cdots + \frac{1}{n!}\frac{d^n f(y_0)}{dy^n}\Delta y^n + \cdots \tag{3.14}$$

となる．Δy として $\Delta y \gg \Delta y^2$ となるような微小な値を用いると，Δy の2次以上の高次の項が無視でき

$$f(y_0 + \Delta y) \cong f(y_0) + \frac{df(y_0)}{dy}\Delta y \tag{3.15}$$

で近似できる．

式 (3.14)，(3.15) は，一般性を失うことなく2変数関数 $f(y_1, y_2)$ に拡張できる．式 (3.1) の平衡点が (y_1^*, y_2^*) であるとすると，定義から $f_1(y_1^*, y_2^*) = f_2(y_1^*, y_2^*) = 0$ となる．この点に注意して，平衡点から $(\Delta y_1, \Delta y_2)$ だけ離れた点での f_1，f_2 を線形近似により求めると

$$\left.\begin{array}{l} f_1(y_1^* + \Delta y_1, y_2^* + \Delta y_2) \cong \dfrac{\partial f_1(y_1^*, y_2^*)}{\partial y_1}\Delta y_1 + \dfrac{\partial f_1(y_1^*, y_2^*)}{\partial y_2}\Delta y_2 \\ f_2(y_1^* + \Delta y_1, y_2^* + \Delta y_2) \cong \dfrac{\partial f_2(y_1^*, y_2^*)}{\partial y_1}\Delta y_1 + \dfrac{\partial f_2(y_1^*, y_2^*)}{\partial y_2}\Delta y_2 \end{array}\right\} \tag{3.16}$$

となる．ここで，$\partial f_1(y_1^*, y_2^*)/\partial y_1$ は $f_1(\ )$ を y_1 で偏微分して得られた偏導関数に $y_1 = y_1^*, y_2 = y_2^*$ を代入することを意味する．式 (3.16) が式 (3.1) のシステムを平衡点近傍で線形近似したものである．線形近似によって，複雑な生体システムを簡略化することができるが，この解析で得られるのは，平衡点近傍の微小な領域でのシステムの振る舞いであることに注意する．

〔**2**〕 **ヤコビ行列の固有値による平衡点のタイプ判別**　再び式 (3.1) のシステムを考える．式 (3.1) の右辺を y_1 と y_2 で偏微分するか，あるいは線形近似を用いて，つぎのように行列形式で表現する．この行列を**ヤコビ行列**という．

$$\boldsymbol{J}(y_1, y_2) = \begin{bmatrix} \dfrac{\partial f_1}{\partial y_1} & \dfrac{\partial f_1}{\partial y_2} \\ \dfrac{\partial f_2}{\partial y_1} & \dfrac{\partial f_2}{\partial y_2} \end{bmatrix} \tag{3.17}$$

ここで, $y_1 = 0$, $y_2 = 0$ のときに, 右辺の行列式が 0 にならなければ (ヤコビ行列が正則なら), ヤコビ行列の**固有値**に基づいて平衡点のタイプ分けが可能である。

まず, 固有値の求め方について説明する。一般に行列 $\boldsymbol{A}$ の固有値は, 固有方程式 $\det(\boldsymbol{A} - \lambda \boldsymbol{I})$ の解 λ として求められる。ここで, $\det(\ \ )$ は行列式を表し, $\boldsymbol{I}$ は単位行列である。$n \times n$ の正方行列の場合, 重解と虚数解も含めて n 個の解がある。ここでは 2×2 の行列を考えているので, 二つの解がある。それらを λ_1, λ_2 とする。これらの組合せに従って, 平衡点のタイプは**表 3.1** のようになる。この表中の**鞍点**とは, ある方向で見れば極小値だが, 別の方向で見れば極大値をとる点のことであり, 不安定な平衡点である。**図 3.2** の $\theta = \pm(2n+1)\pi$ の点は鞍点である。

表 **3.1** 固有値の値と平衡点のタイプ

固有値の値	平衡点のタイプ
λ_1, $\lambda_2 < 0$ (実数解)	漸近安定
$\mathrm{Re}(\lambda_1)$, $\mathrm{Re}(\lambda_2) < 0$ (複素数解)	漸近安定
λ_1, $\lambda_2 > 0$ (実数解)	不安定
$\mathrm{Re}(\lambda_1)$, $\mathrm{Re}(\lambda_2) > 0$ (複素数解)	不安定
$\lambda_1 > 0 > \lambda_2$ (実数解)	不安定 (鞍点)
$\lambda_1 = \lambda_2 < 0$ (実数解, 重解)	漸近安定
$\lambda_1 = \lambda_2 > 0$ (実数解, 重解)	不安定
$\mathrm{Re}(\lambda_1) = \mathrm{Re}(\lambda_2) = 0$ (純虚数解)	安定 (中立安定)

振り子のシステム (3.5) で, ヤコビ行列を用いて平衡点のタイプを調べる。ヤコビ行列は

$$\boldsymbol{J}(\theta, v_r) = \begin{bmatrix} \dfrac{\partial v_r}{\partial \theta} & \dfrac{\partial v_r}{\partial v_r} \\ \dfrac{\partial}{\partial \theta}\left(-\dfrac{g}{l}\sin\theta\right) & \dfrac{\partial}{\partial v_r}\left(-\dfrac{g}{l}\sin\theta\right) \end{bmatrix}$$

$$= \begin{bmatrix} 0 & 1 \\ -\dfrac{g}{l}\cos\theta & 0 \end{bmatrix} \tag{3.18}$$

となる。$\det(\boldsymbol{J} - \lambda \boldsymbol{I}) = 0$ を解くと

$$\left.\begin{array}{l}\lambda_1 = \sqrt{\dfrac{g}{l}\cos\theta\, j} \\ \lambda_2 = -\sqrt{\dfrac{g}{l}\cos\theta\, j}\end{array}\right\} \quad (3.19)$$

が得られる。ここで，j は虚数単位である。このシステムには二つの平衡点があった (3.1.3 項参照)。まず，$(\theta, v_r) = (0, 0)$ を考える。式 (3.19) に $\theta = 0$ を代入すると

$$\left.\begin{array}{l}\lambda_1 = \sqrt{\dfrac{g}{l}}\, j \\ \lambda_2 = -\sqrt{\dfrac{g}{l}}\, j\end{array}\right\} \quad (3.20)$$

となる。式 (3.20) は純虚数解になり，**表 3.1** から安定になることがわかる。もう一つの平衡点 $(\pi, 0)$ については式 (3.19) に $\theta = \pi$ を代入して

$$\left.\begin{array}{l}\lambda_1 = \sqrt{\dfrac{g}{l}} \\ \lambda_2 = -\sqrt{\dfrac{g}{l}}\end{array}\right\} \quad (3.21)$$

となる。$\lambda_1 > 0 > \lambda_2$（実数解）なので，鞍点になることがわかる。この平衡点は不安定である。

ヤコビ行列を用いた解析結果は，**3.1.3** 項での物理法則に基づいて考えた結果と一致している。システムの内部構造が不明で，物理法則に基づいて解析できないことも多い。そのような場合に，数理的な解析法が威力を発揮する。

―― コーヒーブレイク ――

固有値と固有ベクトル

行列 A が正則であるとして，$Ax = \lambda x$ を満たすベクトル x とスカラー λ が存在するとき，λ を A の固有値，x を A の固有ベクトルという。一般に A はある種の写像（線形変換）を表すので，$Ax = \lambda x$ はベクトル x に変換を施したものが，x を λ 倍したものに等しいことを意味している。すなわち，変換によって固有ベクトルの向きは変わらない。

3.2 時間領域の解析

入出力信号が観測できる場合，データに基づいてシステムの特性を調べるのが一般的である。FFTを用いて入出力信号の周波数成分を調べると，システムによってどのような周波数成分が強調されたり，弱められるかがわかる。一方，入出力信号を時間の関数のまま解析する方法もある。ここでは，後者の方法について説明する。

システムの特性を調べる方法をより深く理解するために，以下の**アナロジー**を考える。目の前に黒い箱があり，中身が見えないとする。外から眺めているだけでは，箱の中がどうなっているのか（何が入っているのか）わからない。そこで，手掛かりを得るために，箱をたたいたり，手にとって振ってみる。箱の重さや中に動くものがあるのかなどについての情報が得られる。システムの解析にも似たところがあって，何もせずに眺めているだけでは得られる情報は限られている。そこで，外部からシステムに入力（外乱）を与えて，システムの応答を調べるのが一般的である。この方法ではシステムを黒い箱（**ブラックボックス**）と考えているので，ブラックボックスアプローチという[21]。

このアプローチでは，できるだけ多くの情報が得られるような入力を用いることが重要である。線形システムでは，複数の関数の和を入力したときの出力は，各関数を別個に入力したときの出力の和に等しい（**1.2.2**項参照）。すなわち，ある入力関数を基本的な成分を表す関数の和に分解して考えることができる。基本的な成分として正弦波および余弦波が使われることが多い。したがって，さまざまな周波数成分を含む関数を入力として用いると，多くの周波数に対するシステムの応答を調べることができる。比較的単純な関数で，このような性質をもつものに**インパルス関数**と**ステップ関数**がある。ほかに，多くの周波数を含む信号として**白色雑音**（ホワイトノイズ）がある。白色雑音を入力してシステムの応答を解析する方法は周波数領域での解析になるので，**3.4.4**項

で説明する。

3.2.1 インパルス応答

インパルス応答とは，システムにインパルス関数[†]を入力したときの応答である。下記のインパルス関数は $t=0$ のときのみに 1 になる関数であり，単位インパルス関数と呼ばれる。現実には $t=0$ のときのみ値をもつ信号は作れないので，有限の幅をもった信号となる。ハンマで橋などをたたいて内部構造を調べる打音検査も，インパルス状の入力を加えて応答を調べるものなので，インパルス応答を利用したものである。

$$\delta(t) = \begin{cases} 1 & (t=0) \\ 0 & (t \neq 0) \end{cases} \tag{3.22}$$

1 次遅れ系にインパルス関数を入力したときの微分方程式は，式 (3.23) となり，その解は式 (3.24) で表される。これを図示したのが図 **3.3** である。$t=0$ のときに $y(0) = K/T$ となり，その後，指数関数的に減衰する。あるシステムに最大値が K のインパルス関数を入力したときに，図のような応答が得られたら，そのシステムは 1 次遅れ系である。ただし，現実のシステムでは，$t=0$ でシステムの出力が不連続に変化することはないので，$y(0)$ が最大値になることはないが，$y(t)$ の最大値を調べることで，T の値を推定することができる。

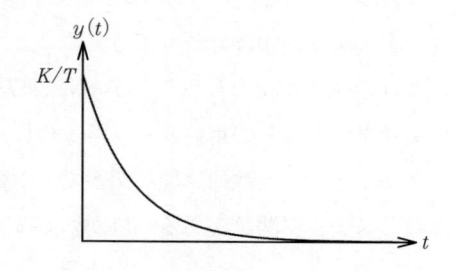

図 3.3 1 次遅れ系のインパルス応答

[†] δ 関数とも呼ばれる。

$$T\frac{dy}{dt} + y(t) = K\delta(t) \tag{3.23}$$

$$y(t) = \frac{K}{T}e^{-t/T} \tag{3.24}$$

神経内科には，膝頭の直下をゴムハンマでたたく検査がある．健常者では，この部位をたたくと大腿四頭筋が急速に伸張し伸張反射が生じる．この反射を膝蓋腱反射という．末梢神経系などに障害があると，この反射が生じない．この検査もインパルス応答を利用したものである．詳細は，**4.6.5**項を参照されたい．

3.2.2 ステップ応答

1.3.3項で述べたように，**ステップ応答**とは，システムにステップ関数 (1.14) を入力したときの応答である．ステップ関数は $t \geq 0$ のときに値をとる関数であり，式 (1.14) のように $t \geq 0$ で 1 となるものを単位ステップ関数という．1 次遅れ系と 2 次遅れ系のステップ応答は図 **1.11** と図 **1.12** である．あるシステムにステップ関数を入力したときに，どちらかの図に示されるような応答を示した場合は，システムの次数やパラメータを推定することができる．実際には，異なる次数のシステムで，観測された出力波形と計算で求めた出力波形の差が小さくなるように，パラメータを決める作業を行い，その中から最適なものを選ぶ．この方法を**システム同定**という．

生体にステップ応答を適用した例としては，足関節の粘弾性の同定がある．佐藤と藤田は，足関節角度 θ をスッテプ状に変位させ，足関節トルク u との関係から足関節の粘弾性係数を推定した[22]．身体を 1 リンクの剛体で近似すると θ と u の間にはつぎの関係が成り立つ．

$$u = J\ddot{\theta} + B\dot{\theta} + K\theta \tag{3.25}$$

ここで，J は慣性モーメント，B は粘性係数，K は弾性係数である．慣性モーメントは，身長と体重から計算される．測定した足関節角度 θ と足関節トルク u のデータにフィットするように式 (3.25) の B と K を決定し，足関節の粘弾性を同定した．

3.2.3 相関関数

相関とは，二つの関数や信号の類似度を示す指標である。相関の概念を拡張したものが**相関関数**である。時間の関数 $x(t)$ と $y(t)$ を例にして説明する。二つの関数の瞬時値を掛けて積分したものが相関であり

$$R_{xy} = \int_{-\infty}^{\infty} x(t)y(t)dt \tag{3.26}$$

で計算できる。定義から $x(t) = y(t)$ のときに最大となり，$x(t) = -y(t)$ のとき最小（絶対値は最大）となる。それ以外のときは，両者の間の値をとる。式 (3.26) では $x(t)$ と $y(t)$ の同じ時刻の値を用いているが，つぎのように $y(t)$ を τ だけずらしたものとの相関を計算することもできる。

$$R_{xy}(\tau) = \int_{-\infty}^{\infty} x(t)y(t-\tau)dt \tag{3.27}$$

これを**相互相関関数**という。$x(t) = y(t-\tau)$ のときに $R_{xy}(\tau)$ は最大となる。すなわち，$x(t)$ と $y(t)$ に時間的なずれがあるとき，相互相関関数を計算すると，そのずれ量を τ として検出することができる。時間遅れを含むシステムで入出力の相互相関関数を計算すると，時間遅れの大きさを推定できる。この応用例としては，多チャネルの筋電図を用いた伝搬速度の推定がある。相互相関関数で各チャネル間のずれ量を計算すると，活動電位の伝搬速度を推定できる。

相関関数には，下記の式で定義される**自己相関関数**もある。$x(t) = x(t+\tau)$ のとき，$R_{xx}(\tau)$ は最大になり，$x(t)$ の周期が τ であることがわかる。この場合，$x(t) = x(t+2\tau)$ でもあり，$R_{xx}(2\tau)$，$R_{xx}(3\tau)$，$\cdots$ で最大となる。一方，$x(t)$ が非周期関数であるときには $R_{xx}(\tau)$ は特定のピークをもたない。このように，自己相関関数は $x(t)$ の**周期性**を調べるのに役立つ。

$$R_{xx}(\tau) = \int_{-\infty}^{\infty} x(t)x(t-\tau)dt \tag{3.28}$$

3.3 周波数領域の解析:直交変換

フーリエ変換は,時間領域の信号を正弦関数と余弦関数で定義される直交基底に展開するものであった。このような変換は**直交変換**と呼ばれる。直交変換を用いると,元の信号に含まれる周波数成分を調べることができるので,広く応用されている。

フーリエ変換の定義は式 (2.20) に示したが,復習のためにもう一度書いておく。

$$F(\omega) = \int_{-\infty}^{\infty} f(t)e^{-j\omega t} dt \tag{3.29}$$

例として,式 (1.14) のステップ関数 $u(t)$ をフーリエ変換する。$u(t)$ を式 (3.29) の $f(t)$ に代入すると,$u(t)$ のフーリエ変換 $U(\omega)$ はつぎのようになる。

$$\begin{aligned} U(\omega) &= \int_{-\infty}^{\infty} u(t)e^{-j\omega t} dt = \int_{0}^{\infty} e^{-j\omega t} dt \\ &= \left[-\frac{1}{j\omega} e^{-j\omega t} \right]_{0}^{\infty} = \frac{1}{j\omega} \end{aligned} \tag{3.30}$$

$u(t)$ のかわりに $u(t)$ を a 倍した $au(t)$ を用いると,式 (3.30) の計算結果は a 倍になる。これは $u(t)$ 以外の任意の関数についても成り立つ。また,任意の $x(t)$ と $y(t)$ をフーリエ変換としたものをそれぞれ $X(\omega)$ と $Y(\omega)$ とするとき,$f(t) = x(t) + y(t)$ で表される $f(t)$ のフーリエ変換 $F(\omega)$ は $X(\omega) + Y(\omega)$ と

── コーヒーブレイク ──

主成分分析,独立成分分析

主成分分析(primary component analysis, PCA)は,多変量解析法の一種である。この方法ではデータの分散が最も大きくなるように第1主成分を選び,それと直交する方向に第2主成分,第3主成分,$\cdots$ を定める。すなわち,PCA では直交座標系を用いている。近年提案された独立成分分析(independent component analysis, ICA)では,各独立成分は直交している必要はなく,非直交座標系が用いられている。このように,最近は非直交座標系を用いた理論が提案されている。

なる。このように，フーリエ変換は線形性をもつので線形変換と呼ばれる。

3.4 伝 達 関 数

伝達関数はシステムの**入出力特性**を表すものである。比較的簡単な有理式[†1]で記述でき，任意の入力を与えた場合の出力を計算するなど，多くの用途がある。伝達関数を理解するためには，**ラプラス変換**を理解する必要があるので，まずラプラス変換について説明する。

3.4.1 ラプラス変換

フーリエ変換と似た変換にラプラス変換がある[13),23)]。ラプラス変換はつぎの式で定義される。

$$F(s) = \int_0^\infty f(t)e^{-st}dt \tag{3.31}$$

式 (3.29) で定義されたフーリエ変換と比べると，$j\omega$ が s に置き換わり[†2]，積分の範囲が変わっていることがわかる。ラプラス変換も線形変換である。

フーリエ変換の例で用いた単位ステップ関数 $u(t)$ をラプラス変換すると

$$U(s) = \int_0^\infty u(t)e^{-st}dt = \left[-\frac{1}{s}e^{-st}\right]_0^\infty = \frac{1}{s} \tag{3.32}$$

となり，定義からわかるように $s = j\omega$ とおけば，二つの結果は等価となる[†3]。

代表的な関数をラプラス変換した結果を**表 3.2** に示す。前述のようにラプラス変換は線形変換なので，$af_1(t) + bf_2(t)$ のラプラス変換は，$aF_1(s) + bF_2(s)$ となる。ただし，$F_1(s)$ と $F_2(s)$ は，$f_1(t)$ と $f_2(t)$ をラプラス変換したものである。このほかのラプラス変換の性質をまとめたのが**表 3.3** である。時間領域での微分と積分を s の掛け算と割り算で表すことができる。

[†1] 分数形式で表される式で，分母・分子ともに多項式である。
[†2] 一般性をもたせるために $s = \sigma + j\omega$ と定義されることが多い。ここでは，定義式の比較から $s = j\omega$ としている。
[†3] これは $t < 0$ で $u(t) = 0$ だからである。$t < 0$ で $f(t) \neq 0$ のときは一致するとは限らない。

表 3.2 さまざまな関数の
ラプラス変換

$f(t)$	$F(s)$
$\delta(t)$	1
$u(t)$	$\dfrac{1}{s}$
t	$\dfrac{1}{s^2}$
t^n	$\dfrac{n!}{s^{n+1}}$
e^{at}	$\dfrac{1}{s-a}$
$\sin(\omega t)$	$\dfrac{\omega}{s^2+\omega^2}$
$\cos(\omega t)$	$\dfrac{s}{s^2+\omega^2}$

表 3.3 ラプラス変換の性質

$f(t)$	$F(s)$
$af_1(t)+bf_2(t)$	$aF_1(s)+bF_2(s)$
$f'(t)=\dfrac{df(t)}{dt}$	$sF(s)-f(0)$
$f''(t)=\dfrac{d^2f(t)}{dt^2}$	$s^2F(s)-sf(0)-f'(0)$
$\int f(t)dt$	$\dfrac{1}{s}F(s)$
$f(t-a), a>0$	$e^{-as}F(s)$
$f(at)$	$\dfrac{1}{a}F\left(\dfrac{s}{a}\right)$
$e^{at}f(t)$	$F(s-a)$

フーリエ変換と同様に，ラプラス変換にも逆変換が存在する．**逆ラプラス変換**は下記の式で表される．しかし，下記の式を用いた計算には，複素積分が必要であり，非常に手間がかかる．そこで，**表 3.2**と**表 3.3**を用いて，逆ラプラス変換の結果を計算することが多い．

$$f(t)=\frac{1}{2\pi j}\int_{\sigma-j\infty}^{\sigma+j\infty}F(s)e^{st}ds \tag{3.33}$$

フーリエ変換とラプラス変換はよく似ているが，利用法はかなり異なる．フーリエ変換は前述のように，システムの入出力信号がどのような周波数成分を含むかを調べる周波数解析に用いられる．一方，ラプラス変換を用いると微分・積分が s の掛け算・割り算に変換できるので，微分方程式を代数方程式として表すことができる．この性質を利用して，微分方程式を解くことができる．

3.4.2 伝達関数からシステムの応答を計算する方法

入出力信号をラプラス変換して，その比を計算すると，入力がシステムによってどのような変換を受けて出力されるかを表す式が得られる．この式は s の有理式となり，**伝達関数**と呼ばれる．

1.3.3項の1次遅れ系を例として,伝達関数 $G(s)$ を計算する[7]。ステップ応答を表す微分方程式 (1.13) をラプラス変換すると

$$T(sY(s) + y(0)) + Y(s) = KU(s) \tag{3.34}$$

となる。ステップ関数をラプラス変換すると $1/s$ になるが,入力であることを明示するために $U(s)$ と書いてある。$y(0) = 0$ に注意して,式 (3.34) を整理すると

$$G(s) = \frac{Y(s)}{U(s)} = \frac{K}{1+Ts} \tag{3.35}$$

を得る。中央の辺は入出力の比になっており,右辺は伝達関数となる。

上記ではスッテプ関数を入力として,入出力の比から伝達関数を計算した。インパルス関数 $\delta(t)$ のラプラス変換は 1 となる(**表 3.2**)ので,インパルス応答をラプラス変換すると伝達関数が得られる。

伝達関数に任意の入力をラプラス変換したものを掛けると,出力をラプラス変換したものとなる。入力を $u(t)$ として,出力を計算してみる。まず,伝達関数に $U(s) = 1/s$ を掛けて

$$Y(s) = \frac{K}{1+Ts}\frac{1}{s} \tag{3.36}$$

を得る。式 (3.36) の分母は s の 2 次式になっているが,**表 3.2** にはこの形式がないので,このままでは逆ラプラス変換できない。そこで,**部分分数分解**を用いて

$$\frac{K}{1+Ts}\frac{1}{s} = \frac{K}{T}\frac{1}{s(s+1/T)} = K\left(\frac{1}{s} - \frac{1}{s+1/T}\right) \tag{3.37}$$

のように変換する。**表 3.2** を用いて逆ラプラス変換を行うと

$$y(t) = K(1 - e^{-t/T}) \tag{3.38}$$

となり,式 (1.13) の解(式 (1.15))を得る。

3.4.3 伝達関数から周波数特性を求める方法

伝達関数中の s を $j\omega$ で置き換えると，さまざまな周波数の信号に対するシステムの応答を計算することができる。式 (3.35) をこのように書き換えると

$$G(\omega) = \frac{K}{1 + j\omega T} \tag{3.39}$$

となる。式 (3.39) からつぎに示す式のように**利得特性**と**位相特性**が計算できる。

$$\text{Gain}(\omega) = 20\log|G(\omega)| = 20\log\left|\frac{K(1 - j\omega T)}{1 + \omega^2 T^2}\right| \tag{3.40}$$

$$\text{Phase}(\omega) = \tan^{-1}\frac{\text{Im}[G(\omega)]}{\text{Re}[G(\omega)]} = \tan^{-1}(-\omega T) \tag{3.41}$$

$K = 1$，$T = 0.01$ s として，さまざまな ω に対する値を計算したのが，図 **3.4** である。横軸は角周波数 ω (rad/s)，縦軸は利得 (dB) と位相 (°) である。このように，周波数に対して利得と位相をプロットした図を**ボード線図**という。

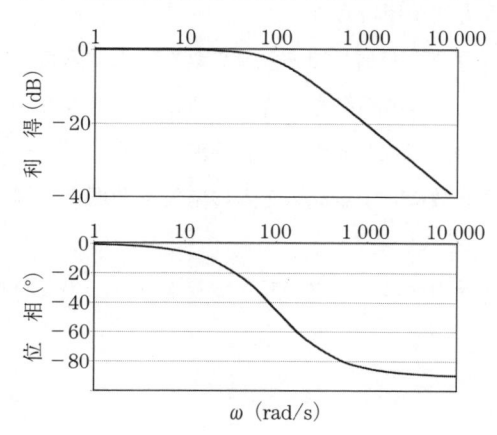

図 3.4 1 次遅れ系のボード線図

ボード線図からわかるように，1 次遅れ系では $\omega = 1/T$ までは利得がほぼ平たんで，それ以上の角周波数に対しては $-20\,\text{dB/dec}$ で低下する。ω が低い帯域では，位相は 0° であるが，ω が大きい帯域では $-90°$ となる。中間の周波数帯域では 0〜$-90°$ まで変化する。

3.4.4 白色雑音入力による周波数領域でのシステム同定

3.4.2項の議論は，微分方程式が与えられたときに伝達関数を計算する方法についてであった。システムの入出力のみが観測されている場合に伝達関数を求めるには，大きく分けて2通りの方法がある。一つは **3.2** 節で説明した時間領域でのシステム同定である。もう一つは本項で述べる方法である。

理想的な条件下[†]では，インパルス応答やステップ応答で線形システムを同定できる。実際には，理想的な条件を作るのは困難であり，インパルス応答やステップ応答は近似として用いられる。これらの入力でシステムに関する十分な情報が得られない場合には，入力信号を工夫する必要がある。

特定の周波数をもつ入力信号を与えたときのシステムの出力を調べる作業をさまざまな周波数について繰り返せば，システムの**周波数特性**を同定できる。しかし，この方法は手間がかかる。そこで，**白色雑音**（ホワイトノイズ）を入力としてシステム同定を行う方法が用いられる。

白色雑音は多くの周波数成分を含む信号であり，これを入力することによって，多くの周波数に対するシステムの挙動を一度に知ることができる。白色雑音は，インパルス関数やステップ関数と異なり，各周波数成分のパワーが均一である。したがって，高い周波数に対するシステムの応答も精度良く調べることができる。

この方法では，ラプラス変換のかわりにフーリエ変換を使う。すなわち，伝達関数を

$$G(j\omega) = \frac{Y(j\omega)}{X(j\omega)} \tag{3.42}$$

で表すのである。このとき，$G(j\omega)$ は数式ではなく，各周波数における入出力比となる。$X(j\omega)$ も $Y(j\omega)$ も複素数なので，この比も複素数となる。このようにして求めた伝達関数は**周波数伝達関数**，あるいは**周波数応答**と呼ばれる。周波数伝達関数を観測信号から求めると，数式では表現できないので，この方法

[†] 入力信号が理想的なインパルス関数もしくはステップ関数であり，システムが完全に線形である場合。

はノンパラメトリックな方法と呼ばれる．周波数伝達関数は多くの数値によって表されており，コンパクトな表現とはならない．

白色雑音入力によるシステム同定の例としては，石田らによる直立姿勢制御系の解析[24]があげられる．彼らは，被験者を床反力計の上に直立させ，床反力計ごと水平方向に動かすという実験を行った（図 **3.5**）．彼らの目的は，身体傾斜角 θ を入力，足関節モーメント u を出力とする感覚フィードバックの周波数特性を評価することである．

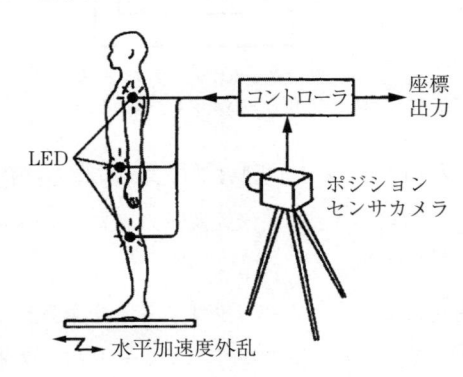

図 **3.5** M 系列外乱によって姿勢制御系の特性を評価する実験（文献24) より転載）

実験では，M 系列に 0.05〜2 Hz の帯域通過フィルタを用いて台の駆動信号を作成した．ここで，上限の周波数は，身体の慣性モーメントや質量を考慮して 2 Hz とした．一方，下限として，より低い周波数を用いることが望ましいのだが，周波数が低くなると台の移動距離が大きくなるので，0.05 Hz とした．M 系列は 0 と 1 からなる疑似乱数系列であり，これを帯域通過フィルタに通すことで，さまざまな周波数成分を含んだ信号を作ることができる．

台の加速度 z と θ，u を計測し，z と u，および z と θ の相互パワースペクトル $S_{zu}(\omega)$ および $S_{z\theta}(\omega)$ を計算した．相互パワースペクトルは，式 (3.27) の相互相関関数をフーリエ変換することよって計算できる．つぎのように，両者の比から感覚フィードバックの周波数特性 $F(\omega)$ が推定できる．

$$F(\omega) = \frac{S_{zu}(\omega)}{S_{z\theta}(\omega)} \tag{3.43}$$

3.4.5 ブロック線図

伝達関数を四角いブロックの中に書き，入出力信号の流れを矢印で示したものを**ブロック線図**という。**図 3.6** は，式 (1.13) の 1 次遅れ系をブロック線図で表したものである。左側から $X(s)$ がシステムに入力されたときに，出力 $Y(s)$ が得られることを示している。

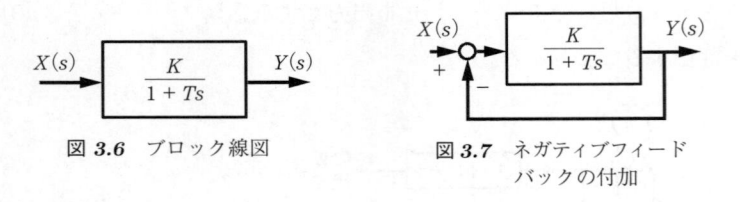

図 3.6 ブロック線図

図 3.7 ネガティブフィードバックの付加

上記のシステムにフィードバックを付加すると，**図 3.7** のようになる。$Y(s)$ が入力側にフィードバックされて，$X(s) - Y(s)$ が伝達関数のブロックへの入力となる[3]。

このように，$Y(s)$ に負の符号を付けてフィードバックすることを**ネガティブフィードバック**あるいは**負帰還**という。一方，正の符号でフィードバックすることを**ポジティブフィードバック**あるいは**正帰還**という。この場合，**図 3.7** 中の上向き矢印の横にある − が + に変わる。また，フィードバックがあって，ブロック線図に閉じたループがある場合，このループを**閉ループ**という。

このとき，システム全体の伝達関数 $W(s)$（$Y(s)$ を $X(s)$ で割ったもの）は

$$W(s) = \frac{G(s)}{1 + G(s)} \tag{3.44}$$

で表される。ただし，$G(s)$ は式 (3.35) 右辺の伝達関数である。$W(s)$ を**閉ループ伝達関数**という。$W(s)$ は以下のようにして求められる。$G(s)$ への入力は $X(s) - Y(s)$ であるので，$Y(s) = G(s)(X(s) - Y(s))$ と記述でき，これを整理して，$Y(s)/X(s)$ を計算すると式 (3.44) を得る。フィードバックがあることで，システム全体の伝達関数がやや複雑になっている。一般のフィードバックシステムは**図 3.8** のように表される。閉ループ伝達関数 $W(s)$ はつぎのようになる。

図 **3.8** フィードバックシステムのブロック線図

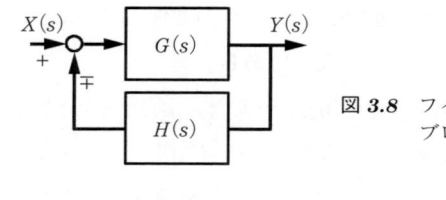

$$W(s) = \frac{G(s)}{1 \pm H(s)G(s)} \tag{3.45}$$

3.5　状態方程式と伝達関数

　伝達関数は1入力1出力システムに適しており，古典制御で広く用いられている．しかし，伝達関数では，$t = 0$ におけるシステムの状態（初期状態）を陽に扱うことができないので，$t = 0$ における入出力の値はすべて0としている．この条件が成り立たない場合もある．また，多関節のロボットやモータの制御などでは，伝達関数に基づく考え方ではうまくいかない．多入力多出力のシステムを伝達関数で記述して，制御するのは困難である．そこで，システムの**状態**という概念が導入された[3),5),25)]．

　あるシステムの出力 $y(t)$ について考える．一般に，時刻 $t > t_0$ における出力 $y(t)$ は，$t > t_0$ の入力 $u(t)$ が与えられても一意に決められない．$t = t_0$ においてシステムがさまざまな状態をとることができるから，これを考慮しなければならない．システム科学における状態とは，$t > t_0$ における $y(t)$ を決めるために必要な情報のうち，入力以外のものである．入力はシステムの外部から与えられるが，状態はそれ以外のものなので，システム内部に関する情報である．そこで，**内部状態**ともいわれる．

3.5.1　状態方程式の例

　具体的な例を用いて考える．バネと粘性要素からなる2次のシステムは

$$M\ddot{y}(t) + D\dot{y}(t) + Ky(t) = u(t) \tag{3.46}$$

と記述できる。ここで，$y(t)$ は時刻 t でのおもりの位置，M はおもりの質量，D は粘性係数，K はバネ定数，$u(t)$ は入力である。

1入力1出力システムと考える場合，$u(t)$ が入力，$y(t)$ が出力となる。したがって，おもりの変位 $y(t)$ を制御できるが，$\dot{y}(t)$ は制御できないことになる。そこで，新たに $x_1(t) = y(t)$ と $x_2(t) = \dot{y}(t)$ という変数を導入する。これが**状態変数**と呼ばれるものである。

$\dot{x}_1(t)$ と $\dot{x}_2(t)$ を $x_1(t)$ と $x_2(t)$，$u(t)$ でつぎのような形式で表すことを考える。

$$\left. \begin{aligned} \dot{x}_1(t) &= a_{11}x_1(t) + a_{12}x_2(t) + b_1 u(t) \\ \dot{x}_2(t) &= a_{12}x_1(t) + a_{22}x_2(t) + b_2 u(t) \end{aligned} \right\} \tag{3.47}$$

$x_1(t)$ と $x_2(t)$ の定義から，$\dot{x}_1(t) = x_2(t)$ である。また，$\dot{x}_2(t) = \ddot{y}(t)$ なので，式 (3.46) から

$$\dot{x}_2(t) = \ddot{y}(t) = \frac{1}{M}u(t) - \frac{D}{M}\dot{y}(t) - \frac{K}{M}y(t) \tag{3.48}$$

となり，これに与えられている関係を代入すると

$$\dot{x}_2(t) = -\frac{K}{M}x_1(t) - \frac{D}{M}x_2(t) + \frac{1}{M}u(t) \tag{3.49}$$

を得る。

行列形式で表現すると

$$\begin{bmatrix} \dot{x}_1(t) \\ \dot{x}_2(t) \end{bmatrix} = \begin{bmatrix} 0 & 1 \\ -K/M & -D/M \end{bmatrix} \begin{bmatrix} x_1(t) \\ x_2(t) \end{bmatrix} + \begin{bmatrix} 0 \\ 1/M \end{bmatrix} u(t) \tag{3.50}$$

となる。この方程式を状態方程式という。一方，出力は

$$y(t) = x_1(t) = x_1(t) + 0 \times x_2(t) = \begin{bmatrix} 1 & 0 \end{bmatrix} \begin{bmatrix} x_1(t) \\ x_2(t) \end{bmatrix} \tag{3.51}$$

と書くことができる。これを出力方程式という。状態方程式を用いたシステムの記述法を**状態空間法**という。

状態方程式では

3.5 状態方程式と伝達関数

- 入力が内部状態を変化させる。
- 各時刻の状態によって，その時刻の出力が決まる。
- 過去の入力の情報は状態に集約されている。

と考えている。

状態が二つ以上の変数で記述される場合，これを一つのベクトル $\boldsymbol{x}(t)$ で表現したものを**状態ベクトル**という。上の例では，$x_1(t)$ と $x_2(t)$ をまとめて $\boldsymbol{x}(t)$ と記述できる。**状態空間**は，状態ベクトルの各要素を座標軸とする空間である。$\boldsymbol{x}(t)$ が n 次元ベクトルなら，状態空間も n 次元である。

先のバネと粘性要素とおもりのシステムで，状態ベクトルを用いて状態方程式と出力方程式を書き直すと

$$\left. \begin{array}{l} \dot{\boldsymbol{x}}(t) = \boldsymbol{A}\boldsymbol{x}(t) + \boldsymbol{B}u(t) \\ y(t) = \boldsymbol{C}\boldsymbol{x}(t) \end{array} \right\} \tag{3.52}$$

となる。ここで，$\boldsymbol{A}$，$\boldsymbol{B}$，$\boldsymbol{C}$ は

$$\boldsymbol{A} = \begin{bmatrix} 0 & 1 \\ -K/M & -D/M \end{bmatrix}, \quad \boldsymbol{B} = \begin{bmatrix} 0 \\ 1/M \end{bmatrix}, \quad \boldsymbol{C} = \begin{bmatrix} 1 & 0 \end{bmatrix} \tag{3.53}$$

である。

式 (3.52) の例では，2 階の微分方程式から 2 個の状態変数を選んで，連立 1 階微分方程式に変換した。n 階微分方程式についても同様な過程で，状態方程式と出力方程式を得ることができる。すなわち，状態空間法を用いると，高階の微分方程式で表されるシステムを 1 階の n 元連立微分方程式で記述できる。この記述の変換によって，システムの解析が容易になる。

3.5.2 状態方程式と伝達関数の変換

同じシステムを状態方程式と伝達関数で記述した場合，両者の間には 1 対多の関係がある。状態方程式から伝達関数は一意に決まるが，逆は状態変数の選び方によって多様な表現が可能である。

〔1〕 **状態方程式から伝達関数を求める方法**　　状態方程式 $\dot{\boldsymbol{x}}(t) = \boldsymbol{A}x(t) +$

$Bu(t)$ をラプラス変換すると

$$\left.\begin{array}{r}s\boldsymbol{X}(s) = \boldsymbol{A}X(s) + \boldsymbol{B}U(s) \\ (s\boldsymbol{I} - \boldsymbol{A})\boldsymbol{X}(s) = \boldsymbol{B}U(s)\end{array}\right\} \quad (3.54)$$

を得る。両辺に $(s\boldsymbol{I} - \boldsymbol{A})$ の逆行列を左から掛けると

$$\boldsymbol{X}(s) = (s\boldsymbol{I} - \boldsymbol{A})^{-1}\boldsymbol{B}U(s) \quad (3.55)$$

となる。出力方程式 $y(t) = \boldsymbol{C}x(t)$ をラプラス変換すると

$$Y(s) = \boldsymbol{C}X(s) \quad (3.56)$$

となる。式 (3.56) の $\boldsymbol{X}(s)$ に式 (3.55) を代入すると次式を得る。

$$Y(s) = \boldsymbol{C}(s\boldsymbol{I} - \boldsymbol{A})^{-1}\boldsymbol{B}U(s) \quad (3.57)$$

よって，伝達関数は

$$G(s) = \frac{Y(s)}{U(s)} = \boldsymbol{C}(s\boldsymbol{I} - \boldsymbol{A})^{-1}\boldsymbol{B} \quad (3.58)$$

となる。

〔**2**〕 **伝達関数から状態方程式を求める方法** 伝達関数を微分方程式に直し，状態変数を選んで，状態方程式を作る。その際，状態変数の選び方が複数ある場合には，それに対応して状態方程式も複数のものを作ることができる。

3.6 非線形解析

生体に限らず，実際の物理・化学現象ではシステムが完全に線形であることはまれで，非線形性を有することが多い。システムを表す微分方程式も複雑となり，解析的に解くことが困難である場合が多い。近年，コンピュータでの処理が高速になり，複雑な微分方程式も数値的に解くことができるようになった。生体システムのシミュレーションは，微分方程式の数値的解法に基づいている。

コンピュータが発展する以前から，複雑なシステムの平衡点近傍での挙動を解析する方法が開発されてきた。**3.1** 節の方法のほかにも，**ヌルクライン法**や

アイソクライン法と呼ばれる方法が複雑な非線形システムの解析に用いられている。これらの方法は，**非線形振動**の解析に用いられることが多いので，ここでも van der Pol 方程式で記述される非線形振動を例にして説明する。

3.6.1 van der Pol 方程式

van der Pol 方程式は，式 (3.59) で表される方程式である。摩擦のある振動の方程式で，摩擦係数に相当する部分が $c(1-x^2)$ と非線形になった方程式である。$c=0$ とすると式 (3.2) と等しくなり，摩擦がなくなり，初期値 $x(0)$ に応じた振動を示す。$c \neq 0$ では，$(1-x^2)$ の正負に応じてシステムの振る舞いが異なる。$(1-x^2) > 0$ のときは，振動の振幅が時間とともに減少する。一方，$(1-x^2) < 0$ のときは，dx/dt の係数が正となり，時間とともに振幅が増加する。

$$\frac{d^2x}{dt^2} - c(1-x^2)\frac{dx}{dt} + x = 0 \qquad (c \geqq 0) \tag{3.59}$$

$y = dx/dt$ として，式 (3.59) を書き換えるとつぎの式を得る。

$$\left.\begin{aligned}\frac{dx}{dt} &= y \equiv f(x,y) \\ \frac{dy}{dt} &= c(1-x^2)y - x \equiv g(x,y)\end{aligned}\right\} \tag{3.60}$$

平衡点は

$$\left.\begin{aligned}\frac{dx}{dt} &= y = 0 \\ \frac{dy}{dt} &= c(1-x^2)y - x = 0\end{aligned}\right\} \tag{3.61}$$

から，$x=0$，$y=0$ となる。式 (3.60) を平衡点の近傍で線形近似することを考える。式 (3.16) を参考にすると

$$\left.\begin{aligned}\frac{dx}{dt} &= f(x,y) = f(0,0) + \frac{\partial f(0,0)}{\partial x}\Delta x + \frac{\partial f(0,0)}{\partial y}\Delta y \\ &= \Delta y \\ \frac{dy}{dt} &= g(x,y) = g(0,0) + \frac{\partial g(0,0)}{\partial x}\Delta x + \frac{\partial g(0,0)}{\partial y}\Delta y \\ &= -\Delta x + c\Delta y\end{aligned}\right\} \tag{3.62}$$

を得る。行列形式にまとめると

$$\begin{bmatrix} \dot{x} \\ \dot{y} \end{bmatrix} = \begin{bmatrix} 0 & 1 \\ -1 & c \end{bmatrix} \begin{bmatrix} \Delta x \\ \Delta y \end{bmatrix} \tag{3.63}$$

となる。したがって，ヤコビ行列 J は

$$\begin{bmatrix} 0 & 1 \\ -1 & c \end{bmatrix} \tag{3.64}$$

であるので，固有値 λ は

$$\lambda^2 - c\lambda + 1 = 0 \tag{3.65}$$

を解いて

$$\lambda = \frac{c \pm \sqrt{c^2 - 4}}{2} \tag{3.66}$$

となる。$c^2 > 4$ のとき，実数解をもつが，$\lambda_1, \lambda_2 > 0$ なので，平衡点は不安定である。$c^2 < 4$ のとき，複素解をもつが $\text{Re}(\lambda_1) = \text{Re}(\lambda_2) \geqq 0$ なので，やはり不安定である。$c = 0$ のときは純虚数解となり，平衡点は安定である[†]。しかし，$c \neq 0$ では平衡点は不安定であり，この微分方程式の解は時間とともに原点から遠ざかるような軌道になる。

図 **3.1** と同様に横軸に x，縦軸に $y(=\dot{x})$ をとって相平面に解の軌道を描くと，初期値によらず一つの閉曲線に引き込まれていくことがわかる。その様子を図 **3.9** に示す。このような閉曲線を**リミットサイクル**と呼ぶ。図には異なる

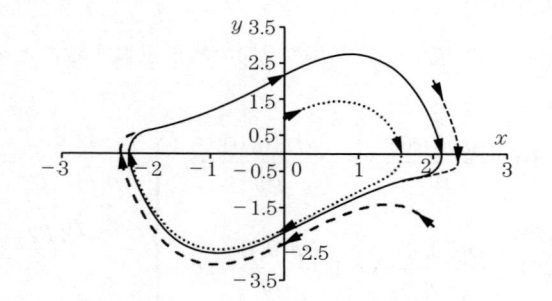

図 **3.9** 相平面に描かれた van der Pol 方程式の解（軌道）

[†] すなわち，システムは減衰のない振動を無限に繰り返す。

三つの初期値を与えたときのシステムの挙動が示されている。いずれの初期値からスタートしても，時間の経過とともに時計回りにリミットサイクルに引き込まれていくのがわかる。

3.6.2 ヌルクライン法による定性解析

微分方程式の右辺が0となる点の集合を**ヌルクライン**という。相平面にヌルクラインをプロットすると，平衡点近傍のシステムの挙動（解の軌跡）を定性的に解析できる。

3.6.1項の van der Pol 方程式を例として，ヌルクラインを相平面にプロットする。式 (3.60) から van der Pol 方程式のヌルクラインは

$$y = 0 \tag{3.67}$$

$$y = \frac{x}{c(1-x^2)} \tag{3.68}$$

となる。これらの式が表す点とリミットサイクルを図示したのが図 **3.10** である。図には，いくつかの (x, y) について $(\dot{x}, \dot{y})$ が表すベクトルを示す[†]。ベクトルは，その点における解の方向を示す。図 **3.9** と見比べると，各点でのベクトルが軌道の接線になっていることがわかる。

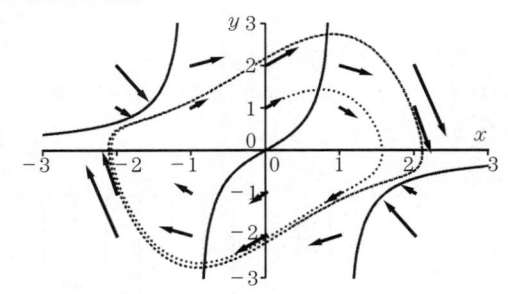

図 3.10 相平面に描かれたヌルクラインとリミットサイクル

相平面はヌルクラインで六つの領域に分割されている。各領域において，右上や右下などのベクトルの大まかな向きが一致していることがわかる。このように，ヌルクラインを境にしてシステムの挙動が変化するので，システムの挙

[†] ベクトルの大きさは調整してあるが，相対的な大小関係は保たれている。このような図を作ることをベクトル場の可視化と呼ぶ。詳細は **5.3.2** 項参照。

動を定性的に解析できる。これを**ヌルクライン法**という。

ヌルクラインに似たものに**アイソクライン**がある。ヌルクラインは，微分方程式の右辺が 0 となる点の集合であったが，アイソクラインは 0 でない一定値になる点の集合である。ヌルクラインと同様に，システムの挙動を理解するのに用いられる。

問　題

(1) $K>0$, $D>0$, $M>0$ のとき，つぎの微分方程式で記述されるシステムの平衡点を求めよ。

$$\left.\begin{array}{l}\dfrac{dy_1}{dt} = y_2 \\ \dfrac{dy_2}{dt} = -\dfrac{K}{M}y_1 - \dfrac{D}{M}y_2\end{array}\right\}$$

(2) 問題 (1) の微分方程式のヤコビ行列を求め，平衡点の安定性を調べよ。

(3) 抵抗 R，コイル L，コンデンサ C を直列に接続した回路（RLC 直列回路）を流れる電流を $I(t)$，コンデンサの電荷を $q(t)$ とする。ただし，$q(0) \neq 0$ で回路内に他の電源は存在しないものとする。このとき，回路の電圧を $I(t)$ と $q(t)$ の微分方程式で表せ。また，コンデンサの両端の電圧 $V_c(t)$ と $I(t)$ を状態変数として，状態方程式を求めよ。

(4) 正弦関数 $\sin\theta$ を $\theta_0=0$ の近傍でテイラー展開せよ。

(5) 図 **3.11** の関数 $f_1(t)$ と $f_2(t)$ をラプラス変換せよ。ただし，$f_2(t)$ は図と同じパターンが無限に続くものとする。

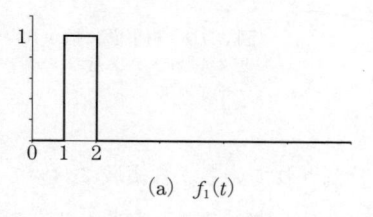

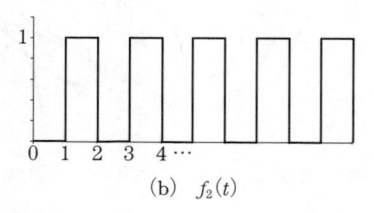

(a) $f_1(t)$　　　(b) $f_2(t)$

図 **3.11**

4 システムとしての生体

　生体は，さまざまな入力を受けてそれを処理して出力する．例えば，電車に乗って立っている場合を考える．車窓の景色は目から脳へ伝えられる．電車の加速・減速によって体が受ける加速度は中耳で検出される．また，体に加わる力は筋・関節・皮膚などで体性感覚として感じられる．ヒトはこれらの情報を脳で処理して，筋を収縮させて，姿勢を保つことができる．このように，**単一あるいは複数のものを組み合わせて，まとまりのある機能をもつものをシステム**と呼ぶ．

　システムの振る舞いを理解するためには，システムを数式つまり**数学モデル**で表現する必要がある．本章では，神経，視覚，聴覚，平衡感覚，筋骨格系，循環系および代謝について基本的な構造と特徴を示し，その数学モデルを述べる．これらのうち，視覚，聴覚と平衡感覚はセンサとして，神経は情報の伝送路および情報を処理する器官として，筋骨格系はアクチュエータとして機能する．これら個々の**要素**はシステムであり，これらを組み合わせて姿勢を制御する場合も，姿勢制御のシステムである．このように生体では，**細胞・組織・器官・個体**とさまざまなスケールでシステムを考えることができる．

4.1 コンパートメントモデル

　細胞，組織あるいは器官のモデルの前に，簡単なモデルについて考える．例えば，薬物を生体に投与すると，消化器官で吸収され，血液に乗って体中に運ばれ，肝臓で代謝され，腎臓から排出される．薬物を有効にしかも安全に使用す

るためには，血液中の濃度を治療のために必要な濃度より高く，かつ中毒を起こす濃度より低く保たなければならない．血液中の薬物の濃度を目標値に保つためには，薬物動態に関するモデルが必要である．このときしばしば**コンパートメントモデル**が用いられる．先ほどの例では，消化器官を吸収，血液を分布，肝臓と腎臓を代謝と排出の**コンパートメント**と考える．

4.1.1　コンパートメントが一つの場合

最も簡単なモデルであるが，多くの**薬物**の動態はこのモデルで近似することができる．薬物が一つのコンパートメントに入ったとき，コンパートメント内では瞬時に一様に分布すると仮定する．コンパートメントからの薬物の移動は，図 **4.1** に示すように，薬物の量（質量）の変化（速度）が量に比例することを仮定する．つまり，量を $q(t)$ とおけば

$$\frac{dq(t)}{dt} = -kq(t) \tag{4.1}$$

である．ここで，k は一次速度定数（例えば，単位は $\min^{-1}$）である．

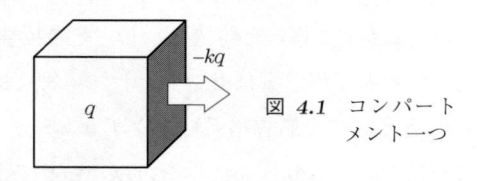

図 **4.1**　コンパートメント一つ

この微分方程式の解は，初期値を q_0 とすれば

$$q(t) = q_0 e^{-kt} \tag{4.2}$$

となる．

コンパートメントの体積を V とし，濃度を C とすると，濃度は単位体積当りの量であるので

$$C = \frac{q}{V} \tag{4.3}$$

である。

コンパートメントに連続的に入力 $u(t)$ がある場合には，微分方程式は

$$\frac{dq(t)}{dt} = u(t) - kq(t) \tag{4.4}$$

となる。非同次形†の1階微分方程式である。

例 4.1 $k = 1$，$t = 0$ で $q = 5$ とし，$u(t) = 10$ として式 (4.4) を解く。$u(t) = 0$ とした同次形の一般解は

$$c_1 \exp(-t) \tag{4.5}$$

である。$u(t)$ は定数なので非同次形の特解も定数になる。定数を c_2 とおいて微分方程式に代入すると

$$0 = 10 - c_2 \tag{4.6}$$

より $c_2 = 10$ となる。したがって，非同次形の一般解は

$$q(t) = 10 + c_1 \exp(-t) \tag{4.7}$$

である。初期条件より

$$5 = 10 + c_1 \tag{4.8}$$

となるので，$c_1 = -5$ となる。したがって

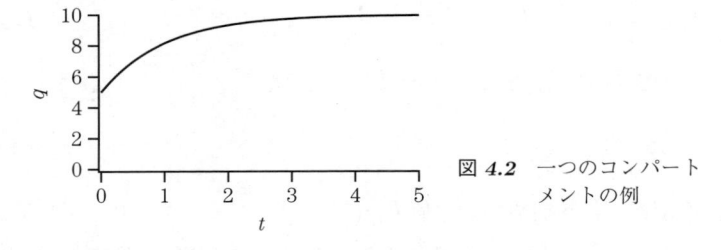

図 **4.2** 一つのコンパートメントの例

---

† $df(x)/dx + f(x) = 0$ のように，$f(x)$ とその微分の線形結合が 0 であるような微分方程式を同次形という。同次形でないものが非同次形である。

$$q(t) = 10 - 5\exp(-t) \tag{4.9}$$

となる（図 **4.2**）。

薬物の除去速度 $v(t) = dq(t)/dt$（例えば，単位は mg/min）は，そのときの薬物の血液中の濃度 $C(t)$ に比例するので

$$v(t) = -C_L C(t) \tag{4.10}$$

と表せる。ここで，C_L は比例定数で**クリアランス**と呼ばれる。単位は，例えば mL/min である。コンパートメントの体積を V とすると，濃度 $C(t) = q(t)/V$ であるから

$$v(t) = -C_L \frac{q(t)}{V} \tag{4.11}$$

となる。したがって，クリアランス C_L と一次速度定数 k の間には

$$C_L = kV \tag{4.12}$$

の関係がある。

式 (4.4) において，薬物を連続投与する速度を k_0（例えば，単位は mg/min）とおくと

$$\frac{dq(t)}{dt} = k_0 - kq(t) \tag{4.13}$$

となる。この微分方程式を初期値を 0 として解くと

$$q(t) = \frac{k_0}{k}(1 - e^{-kt}) \tag{4.14}$$

となる。したがって，濃度は

$$C(t) = \frac{k_0}{kV}(1 - e^{-kt}) \tag{4.15}$$

である。濃度は，指数関数で定常値 $k_0/(kV)$ に近づく。つまり，クリアランスがわかっていれば，薬物を連続投与する速度から定常状態の濃度を知ることができる。

例 4.2 薬物 125 mg をリンゲル液 250 mL に溶かし，体重 80 kg の患者の静脈に点滴する場合を考える。血液中の濃度を 4 μg/mL に保つための点滴速度 v（単位は mL/min）を求める。ただし，薬物のクリアランスは体重 1 kg 当り 10 mL/min とする。

体重 80 kg なので，クリアランスは 800 mL/min である。定常状態の濃度から連続投与速度を求めると

$$4 \text{ μg/mL} = \frac{k_0}{800 \text{ mL/min}} \tag{4.16}$$

$$k_0 = 3.2 \text{ mg/min} \tag{4.17}$$

となる。したがって，点滴速度

$$3.2 \text{ mg/min} = \frac{125 \text{ mg}}{250 \text{ mL}} v \tag{4.18}$$

$$v = 6.4 \text{ mL/min} \tag{4.19}$$

を得る。

4.1.2 コンパートメントが二つの場合

コンパートメントが一つでは近似できない薬物もある。生体は，血流量の多い肝臓や腎臓などの臓器と，骨格筋や脂肪のように血液量が少ない臓器がある。そのため，薬剤によってはこれらの組織間で分布速度に違いがある。このような場合，二つのコンパートメントからなるモデルを用いる。コンパートメント 1 の量を $q_1(t)$，コンパートメント 2 の量を $q_2(t)$ とすると

$$\frac{dq_1(t)}{dt} = k_{11}q_1(t) + k_{12}q_2(t) + u_1(t) \tag{4.20}$$

$$\frac{dq_2(t)}{dt} = k_{21}q_1(t) + k_{22}q_2(t) + u_2(t) \tag{4.21}$$

となる。行列で記述すると

$$\frac{d\boldsymbol{q}(t)}{dt} = \boldsymbol{K}\boldsymbol{q}(t) + \boldsymbol{u}(t) \tag{4.22}$$

である．ここで

$$\left.\begin{array}{l} \boldsymbol{K} = \begin{bmatrix} k_{11} & k_{12} \\ k_{21} & k_{22} \end{bmatrix} \\ \boldsymbol{q}(t) = [q_1(t)\ q_2(t)]^T, \quad \boldsymbol{u}(t) = [u_1(t)\ u_2(t)]^T \end{array}\right\} \tag{4.23}$$

である．

入力がなく（$\boldsymbol{u}(t) = \boldsymbol{0}$），閉じた系[†1]を考えると，図 **4.3** に示すようにコンパートメント 1 から出るものはコンパートメント 2 に入るので

$$k_{11} + k_{21} = 0 \tag{4.24}$$

の関係がある．コンパートメント 2 についても同様にコンパートメント 2 から出ていくものはコンパートメント 1 に入るので

$$k_{12} + k_{22} = 0 \tag{4.25}$$

である．したがって，行列 $\boldsymbol{K}$ は正則[†2]ではなく，**固有値**の一つは 0 である（**固有ベクトル**は $[-k_{12}\ k_{11}]^T$）．もう一つの固有値は $k_{11} - k_{12}$ で，固有ベクトルは $[1\ -1]$ である．

入力がないとき，2×2 行列の行列微分方程式の解は

$$\boldsymbol{q}(t) = e^{\boldsymbol{K}t}\boldsymbol{q}(0) \tag{4.26}$$

図 **4.3** コンパートメント二つ

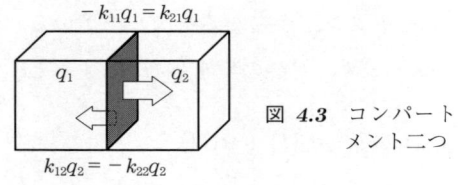

[†1] 外部からの流入，および外部への流出がない系のこと．
[†2] n 次正方行列（$n \times n$ 行列）$\boldsymbol{A}$ に対して，$\boldsymbol{AB} = \boldsymbol{I}$ を満たす n 次行列 $\boldsymbol{B}$ が存在するとき，$\boldsymbol{A}$ を正則行列という．ここで，$\boldsymbol{I}$ は n 次の単位行列である．

となる。

また，行列 K の固有値を λ_1 と λ_2 とし，それぞれの固有ベクトルを p_1 と p_2 とおくと，c_1 と c_2 を定数として

$$q(t) = c_1 e^{\lambda_1 t} p_1 + c_2 e^{\lambda_2 t} p_2 \tag{4.27}$$

と表すことができる。したがって，$\lambda_1 = 0$ とすると次式になる。

$$q(t) = c_1 p_1 + c_2 e^{\lambda_2 t} p_2 \tag{4.28}$$

例 4.3 式 (4.22) を

$$\left.\begin{array}{l} K = \begin{bmatrix} -1 & 2 \\ 1 & -2 \end{bmatrix} \\ q(0) = [5\ 10]^T,\ u(t) = \mathbf{0} \end{array}\right\} \tag{4.29}$$

として解く。

行列 K の固有値は

$$|\lambda I - K| = 0 \tag{4.30}$$

より

$$\lambda(\lambda + 3) = 0 \tag{4.31}$$

となるので，$\lambda = 0, -3$ である。

$\lambda = -3$ のときの固有ベクトルは $[1\ -1]^T$，$\lambda = 0$ のときの固有ベクトルは $[2\ 1]^T$ となるので

$$q(t) = c_1 \begin{bmatrix} 2 \\ 1 \end{bmatrix} + c_2 e^{-3t} \begin{bmatrix} 1 \\ -1 \end{bmatrix} \tag{4.32}$$

$$q(0) = \begin{bmatrix} 2 \\ 1 \end{bmatrix} + c_2 \begin{bmatrix} 1 \\ -1 \end{bmatrix} \tag{4.33}$$

$$\begin{cases} 2c_1 + c_2 = 5 \\ c_1 - c_2 = 10 \end{cases} \tag{4.34}$$

となる。

したがって

$$c_1 = 5,\ c_2 = -5 \tag{4.35}$$

$$\boldsymbol{q}(t) = \begin{bmatrix} 10 - 5e^{-3t} \\ 5 + 5e^{-3t} \end{bmatrix} \tag{4.36}$$

になる。図 **4.4** に $q_1(t)$ と $q_2(t)$ を示す。図からわかるように，$q_1(t) + q_2(t)$ はつねに一定である。

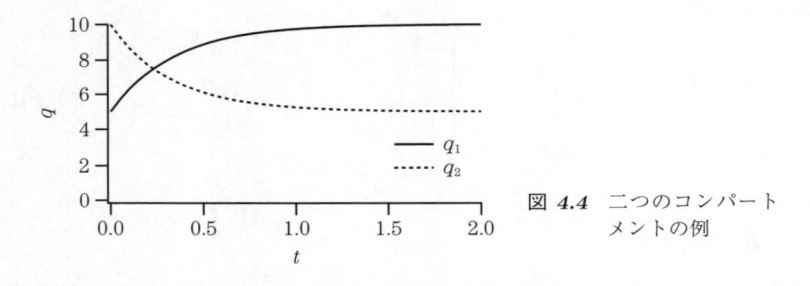

図 **4.4** 二つのコンパートメントの例

コンパートメント 1 にだけ入力があり，またコンパートメント 1 から流出する場合を考える。図 **4.5** に示すように，コンパートメント 1 には $c_0 u(t)$ の入力があり，また，コンパートメント 1 からはその量 $q_1(t)$ に比例する量 $k_0 q_1(t)$ で流出する。

式 (4.20) に入力と流出の項を追加し，式 (4.21) と合わせると

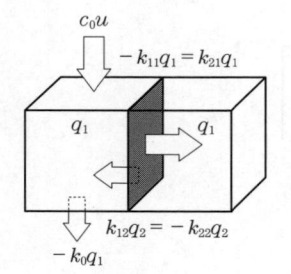

図 **4.5** 入力と流出がある 2 コンパートメント

$$\frac{dq_1(t)}{dt} = k_{11}q_1(t) + k_{12}q_2(t) - k_0 q_1(t) + c_0 u(t) \qquad (4.37)$$

$$\frac{dq_2(t)}{dt} = k_{21}q_1(t) + k_{22}q_2(t) \qquad (4.38)$$

となる。行列で記述すると

$$\frac{d\boldsymbol{q}(t)}{dt} = \boldsymbol{K}\boldsymbol{q}(t) + \boldsymbol{u}(t) \qquad (4.39)$$

である。ここで

$$\left.\begin{array}{l} \boldsymbol{K} = \begin{bmatrix} k_{11} - k_0 & k_{12} \\ k_{21} & k_{22} \end{bmatrix} \\ \boldsymbol{q}(t) = [q_1(t)\ q_2(t)]^T, \quad \boldsymbol{u}(t) = [c_0 u(t)\ 0]^T \end{array}\right\} \qquad (4.40)$$

である。この場合,$k_0 k_{12} \neq 0$ であれば,0 ではない固有値を二つもつ。$\boldsymbol{q}(t)$ の解析解は

$$\boldsymbol{q}(t) = e^{\boldsymbol{K}t}\boldsymbol{q}(0) + \int_0^t e^{\boldsymbol{K}(t-\tau)}\boldsymbol{u}(\tau)d\tau \qquad (4.41)$$

で与えられる。

4.2 神　　　　経

1980年代の終わりから1990年代にかけて,神経回路網を参考にしたニューラルネットワークの応用研究が盛んに行われた。ニューラルネットワークでは,神経細胞の入出力関係を簡単な数式モデルで表しているにもかかわらず,非線形の問題を最良ではないにしても,そこそこうまく解くことができる。本節では,**神経**のモデルと,活動を他の細胞へ伝える**軸索**の性質とモデルを示す。

4.2.1 マッカローピッツのモデル

神経は細胞である。神経細胞の活動状態は,**膜電位**で表される。神経細胞の膜電位は,細胞が**静止状態**にあるとき,細胞の外側を基準にすると負である。興奮

性の入力を受けると，膜電位は正の方向へ変化（**脱分極**）する。膜電位が**閾値**(いきち)を超えると**活動電位**を発生し，電位は軸索を伝わり，他の神経細胞へ情報が送られる。

神経細胞の形は，情報を受け取る**樹状突起**や他の細胞に情報を伝達する軸索をもち（**図 4.6**），他の多くの細胞とは異なっている。樹状突起では他の複数の神経細胞からの情報を受ける。他の神経細胞から受ける情報には，その細胞を興奮させるものと抑制させるものがある。興奮性の入力があると，細胞の膜電位が脱分極する。抑制性の入力があると，細胞の膜電位は**過分極**方向へ変化する。多数の興奮性の入力を受けると，細胞の膜電位が閾値を超えて活動電位を発生する。活動電位は，膜電位が閾値電位を超えれば必ず発生し，超えなければ発生しない。つまり，0 か 1 の現象であり，中間の状態はない。活動電位の波形はつねに同じであり，入力の大きさによって変化することはない。したがって神経細胞の活動状態を，活動電位の**発生頻度**によって知ることができる。

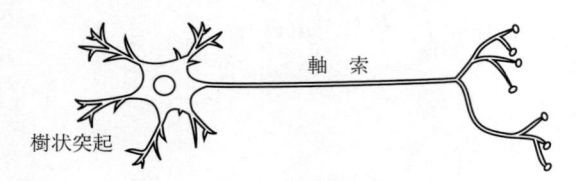

図 4.6 神経細胞の模式図

マッカローピッツのモデル（**図 4.7**）は，樹状突起で入力を受けて閾値を超えたら活動することを表すものである。i 番目の入力を s_i，それに対する重みを w_i，閾値を θ とすると，出力 y は

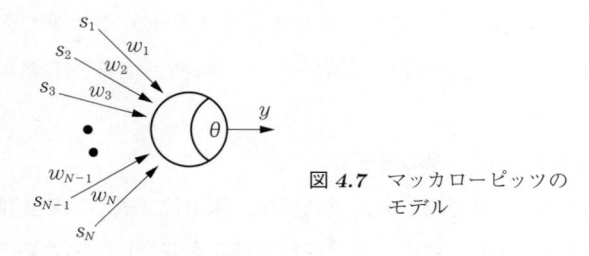

図 4.7 マッカローピッツのモデル

$$y = U\left(\sum_{i}^{N} w_i s_i - \theta\right) \tag{4.42}$$

で表される。ここで $U(x)$ はステップ関数であり

$$U(x) = \begin{cases} 1 & (x \geq 0) \\ 0 & (x < 0) \end{cases} \tag{4.43}$$

である。

ニューラルネットワークが盛んに応用された背景には，**バックプロパゲーション**によって重み w_i を効率的に更新することができるようになったことが大きい。この場合，ステップ関数 $U(x)$ のかわりに微分可能な関数が必要であり，**図 4.8** に示す**シグモイド関数** $f(x) = 1/(1 + \exp(-x))$ が用いられることが多い。

バックプロパゲーションは，**多層パーセプトロン**[†]と呼ばれる階層型ニューラルネットワーク（**図 4.9**）の**学習**に用いられる。図の多層パーセプトロンでは，入力は下側から与えられ，結合荷重との積が計算されて，入力層のニューロンの出力値が計算される。これらの出力値は，入力–中間層間の結合荷重との積和が計算され，中間層のニューロンの入出力特性（シグモイド関数）に従って，

図 4.8 シグモイド関数   図 4.9 多層パーセプトロン

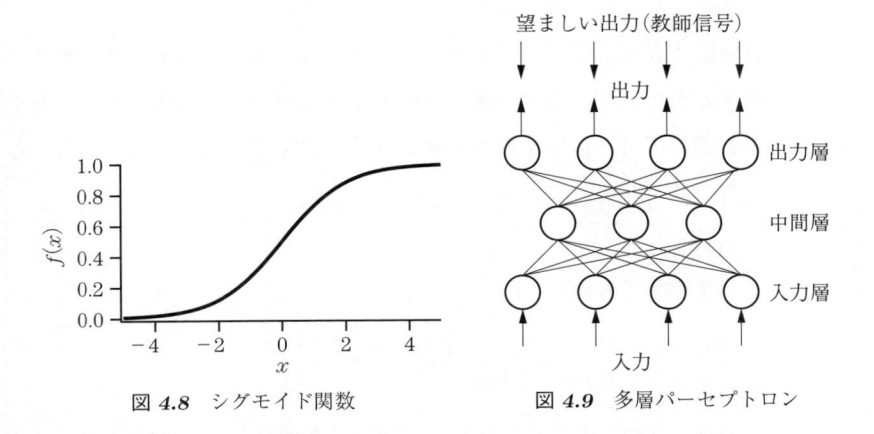

[†] 単純パーセプトロンに対する呼び方である。単純パーセプトロンでは，出力層–中間層間の結合荷重しか学習できなかった。多層パーセプトロンでは，これに加えて，入力–中間層間の結合荷重も学習できるように拡張されている。

中間層ニューロンの出力値に変換される。最後に，中間–出力層間の結合荷重と中間層の出力値の積和から，出力層の各ニューロンの出力値が計算される。この入力に対する望ましい出力と実際の出力の誤差の2乗和を，評価関数と定義する。評価関数が小さくなるように各結合荷重を調整するのが，バックプロパゲーション法である。誤差に基づいて計算した学習信号が，図の上から下に伝搬されるので，この名前が付いた。多層パーセプトロンは，非線形な写像を近似することができるので，パターン識別に加えて，非線形関数の近似問題などに応用されている。

4.2.2 膜 電 位

細胞の電気活動の状態は，**膜電位**によって知ることができる。静止状態の細胞では，細胞外を基準にすると，マイナス数十 mV の電位を示す。膜電位が正の方向に変化して分極が減少することを**脱分極**と呼び，負の方向に変化して分極が大きくなることを**過分極**と呼ぶ。膜電位が閾値電位を超えると，膜電位は急速に正の方向に大きくなってパルス状に変化する。この電位は**活動電位**である。活動電位が発生すると，**軸索**を伝わって他の神経細胞に情報を伝えることができる。まず，膜電位の発生メカニズムについて考える。

細胞は細胞膜に包まれている。細胞膜はリン脂質二重膜である。リン脂質の親水性の分子が膜の表面にあり，疎水性の炭化水素鎖が膜の内側にある。疎水性の炭化水素鎖なので，極性をもつイオンは通りにくい。この性質は，抵抗と

コーヒーブレイク

神経の非線形性

関数 $f(x)$ が線形であれば

$$\left. \begin{array}{l} f(ax) = af(x) \\ f(x_1 + x_2) = f(x_1) + f(x_2) \end{array} \right\} \quad (4.44)$$

である。神経は，必ずしも入力の大きさに比例して発火の大きさが変化しないこと，閾値があることなど，上記の条件を満たさない非線形な性質をもっている。

コンデンサの並列接続で表すことができる。

　細胞膜で隔てられる二つのコンパートメントを考えるとき，二つのコンパートメントで，ある物質の濃度に差があると，濃度差が駆動力となって濃度が濃い側から薄い側に物質が移動する。また，その物質が電荷をもつ場合には，**電位勾配**が駆動力となって物質が移動する。コンパートメントの一方に，膜を移動できない電荷をもつ物質がある場合，膜を移動できる同じ符号の電荷をもつ物質は電位勾配が駆動力になって二つのコンパートメントに分布するため，二つのコンパートメントの間で濃度が異なる。移動できない物質があるコンパートメントの濃度が低くなる。濃度勾配を考えると，濃度が高いコンパートメントから低いコンパートメントへ移動するはずであるが，電位勾配がそれを妨げるのである。

　このように物質の移動がないときには，膜の内外で**電気化学ポテンシャル**が等しく，そのときの電位を**平衡電位**と呼ぶ。平衡電位 E_i は **Nernst の式**

$$E_i = \frac{RT}{Z_i F} \ln \frac{[x_i]_\text{out}}{[x_i]_\text{in}} \tag{4.45}$$

で求められる。ここで，Z_i は物質 i の価数，F はファラデー定数，R は気体定数，T は絶対温度である。$[x_i]_\text{out}$ と $[x_i]_\text{in}$ は物質 i の膜の外側の濃度と内側の濃度である。

　膜を介して電気化学ポテンシャルの勾配によって定常的なイオンの流れがあるとき，その等価回路は，膜の電気容量とイオンのコンダクタンス（抵抗の逆数）および平衡電位の電池で表される（**図 4.10**）。静止状態にあるとき，細胞

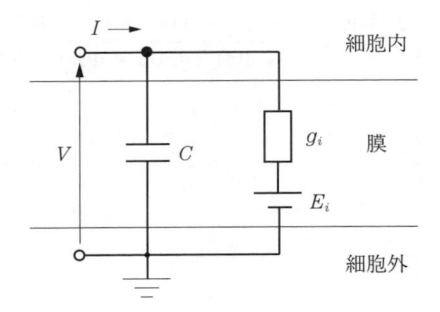

図 **4.10** 膜電位の等価回路

内の電位はマイナス数十 mV である。

例 4.4 カリウムイオンの細胞内の濃度を 140 mM, 細胞外の濃度を 5 mM とするとき, 20°C の平衡電位を求める。

$$E_\text{K} = \frac{8.314 \text{ J K}^{-1} \text{ mol}^{-1} \times 293 \text{ K}}{96\,485 \text{ C mol}^{-1}} \ln \frac{5 \text{ mM}}{140 \text{ mM}} \cong -84.1 \text{ mV} \tag{4.46}$$

膜電位 V は, 膜を透過するイオンの流れの和が 0 になる条件から導かれ, それは **Goldman-Hodgkin-Katz (GHK) の式**

$$V = \frac{RT}{F} \ln \frac{P_\text{Na}[\text{Na}]_\text{out} + P_\text{K}[\text{K}]_\text{out} + P_\text{Cl}[\text{Cl}]_\text{in}}{P_\text{Na}[\text{Na}]_\text{in} + P_\text{K}[\text{K}]_\text{in} + P_\text{Cl}[\text{Cl}]_\text{out}} \tag{4.47}$$

である。ここで, P_Na, P_K, P_Cl は膜の透過度である。

例 4.5 ある細胞のイオンの濃度が**表 4.1** のとおりである。静止膜電位におけるイオンの透過率の比は $P_\text{K} : P_\text{Na} : P_\text{Cl} = 1 : 0.05 : 0.5$ である。20°C のときの静止膜電位を求める。

表 *4.1* イオンの濃度

イオン	細胞内 (mM)	細胞外 (mM)
K$^+$	400	20
Na$^+$	40	450
Cl$^-$	120	550

$$V = \frac{8.314 \text{ J K}^{-1} \text{ mol}^{-1} \times 293 \text{ K}}{96\,485 \text{ C mol}^{-1}} \ln \frac{1 \times 20 + 0.05 \times 450 + 0.5 \times 120}{1 \times 400 + 0.05 \times 40 + 0.5 \times 550}$$
$$\cong -47.7 \text{ mV} \tag{4.48}$$

4.2.3 Hodgkin-Huxley モデル[26]

複数のイオンがある場合には，平衡電位を示す電池とその物質の**コンダクタンス**†を並列に接続する．細胞では，ナトリウムイオンおよびカリウムイオンが重要な役割を担っている（図 *4.11*）．静止電位では，ナトリウムイオンは細胞外が高く細胞内が低い．一方，カリウムイオンは細胞内が高く細胞外が低い．ナトリウムイオンとカリウムイオンのコンダクタンスは，膜電位に依存する．

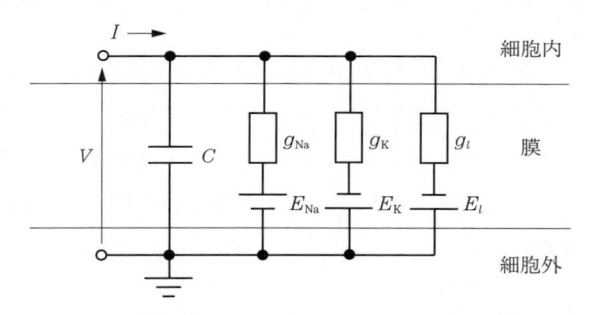

図 *4.11* Hodgkin-Huxley モデル

ナトリウムイオンのコンダクタンスは，膜電位が脱分極すると急速に増加する（活性化）．コンダクタンスが増加するとナトリウムイオンが細胞内に流入し，さらに脱分極を加速する．ポジティブフィードバックが行われている状態である．この過程が急速に進み，膜電位がナトリウムイオンの平衡電位近くになる．ナトリウムイオンのコンダクタンスはやがて低下する（不活性化）．

カリウムイオンのコンダクタンスは，ナトリウムイオンのコンダクタンスの

コーヒーブレイク

GHK 式

GHK 式において，塩素イオン濃度は分子に細胞内，分母に細胞外になっている．これは塩素が陰イオンであるからである．膜電位の計算に各イオンの透過率の絶対値は不要であり，透過率の比がわかるだけでよい．

---

† 電流の流れやすさを表す量，またはそのような素子のこと．物理的な実体としては，抵抗と同じである．

増加より遅れてゆっくりと増加する．カリウムイオンのコンダクタンスは，活動電位が発生している時間では低下しない．これにより，膜電位は静止電位に戻る．

細胞膜を流れる電流 I は，細胞膜がコンデンサとして機能するので，これによって流れる成分と，イオンチャネルを流れるイオン電流の和であり

$$I = C\frac{dV}{dt} + g_{Na}(V - E_{Na}) + g_K(V - E_K) + g_l(V - E_l) \qquad (4.49)$$

である．ここで，V は膜電位，g_{Na}, g_K および g_l は，ナトリウムイオン，カリウムイオンおよびリーク電流のコンダクタンスである．E_{Na}, E_K および E_l は，それぞれのイオンとリーク電流に関わるイオンの平衡電位である．

ナトリウムイオンのコンダクタンス g_{Na} の膜電位依存性は，活性化と不活性化があることから

$$g_{Na} = G_{Na} m^3 h \qquad (4.50)$$

で表される．ここで，G_{Na} は定数である（Hodgkin と Huxley が用いた値は $120\,\mathrm{mS\,cm^{-2}}$）．$m$ は活性化パラメータ，h は不活性化パラメータであり，0〜1 の値をとる．また，いずれも 1 次の微分方程式で

$$\frac{dm}{dt} = \alpha_m(1-m) - \beta_m m \qquad (4.51)$$

$$\frac{dh}{dt} = \alpha_h(1-h) - \beta_h h \qquad (4.52)$$

となる．ここで，四つの係数 α_m, β_m, α_h, β_h は膜電位に依存し，膜電位の単位を mV として，静止膜電位を基準とした電位 v を用いて

$$\alpha_m = \frac{0.1 \times (25 - v)}{e^{(25-v)/10} - 1} \qquad (4.53)$$

$$\beta_m = 4.0 e^{-v/18} \qquad (4.54)$$

$$\alpha_h = 0.07 e^{-v/20} \qquad (4.55)$$

$$\beta_h = \frac{1}{e^{(30-v)/10} + 1} \qquad (4.56)$$

である。

カリウムイオンのコンダクタンス g_K は活性化のみであるので

$$g_K = G_K n^4 \tag{4.57}$$

で表される。ここで，G_K は定数である（Hodgkin と Huxley が用いた値は $36\,\mathrm{mS\,cm^{-2}}$）。n は活性化パラメータであり，0～1 の値をとる。また 1 次の微分方程式で

$$\frac{dn}{dt} = \alpha_n(1-n) - \beta_n n \tag{4.58}$$

である。ここで，係数 α_n と β_n は

$$\alpha_n = \frac{0.01 \times (10-v)}{e^{(10-v)/10} - 1} \tag{4.59}$$

$$\beta_n = 0.125 e^{-v/80} \tag{4.60}$$

である。

式 (4.49) から式 (4.60) までが **Hodgkin-Huxley** モデルである。

例 4.6　Hodgkin-Huxley のモデルを，G_Na を $120\,\mathrm{mS/cm^2}$，G_K を $36\,\mathrm{mS/cm^2}$，g_l を $0.3\,\mathrm{mS/cm^2}$，C を $1\,\mathrm{mF/cm^2}$，E_Na と E_K を静止状態の膜電位（$-80\,\mathrm{mV}$ とする）を基準とする電位（それぞれ $35\,\mathrm{mV}$ と $-92\,\mathrm{mV}$）として数値計算する。静止電位は任意に定めることができる。リーク電流に関わる平衡電位は，静止電位のときに膜を流れる電流が 0 になるように定める（この例では $-84.066\,86\,\mathrm{mV}$）。

十分長い時間，静止電位にあったとき，ナトリウムイオンの活性化パラメータ m と不活性化パラメータ h，およびカリウムイオンの活性化パラメータ n は，それぞれ 1 階の常微分方程式の定常値であるので

$$m = \frac{\alpha_m(v)}{\alpha_m(v) + \beta_m(v)} \tag{4.61}$$

$$h = \frac{\alpha_h(v)}{\alpha_h(v) + \beta_h(v)} \tag{4.62}$$

$$n = \frac{\alpha_n(v)}{\alpha_n(v) + \beta_n(v)} \tag{4.63}$$

で求められる。十分長い時間，静止電位にあるので，$v=0$ として m, h と n を求める。これらを初期値として微分方程式を解けばよい。

5 ms で注入電流を 0 mA から 10 mA にステップ状に変化させたときの膜電位，ナトリウムイオンとカリウムイオンのコンダクタンス，ナトリウムイオン電流とカリウムイオン電流を図 **4.12** に示す†。(a) はステップ状に入力した電流である。膜電位は (b) である。電流注入直後に膜電位は急速に脱分極して活動電位を発生し，後過分極を経て再び活動電位を発生する。(c) の実線はカリウムイオンのコンダクタンスで，点線はナトリウムイオンのコンダクタンスである。電流注入直後にナトリウムイオンのコンダクタンスが急速に増加し，やや遅れてカリウムイオンのコンダクタンスがゆっくり増加している。(d) の実線はカリウムイオン電流で，点線はナトリウムイオン電流である。

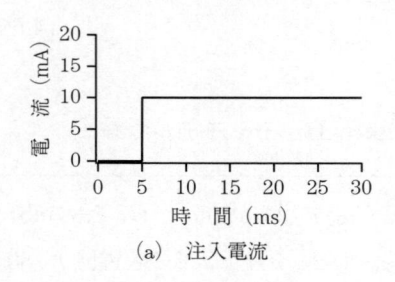

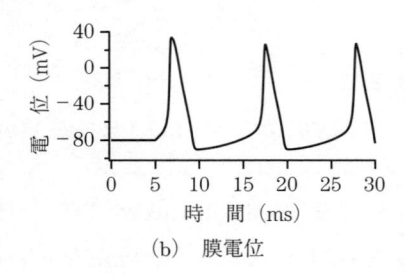

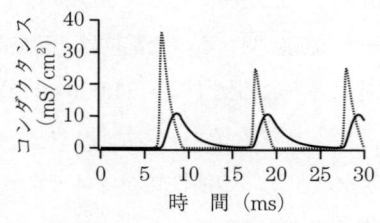

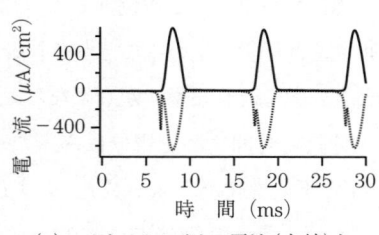

(a) 注入電流

(b) 膜電位

(c) ナトリウムイオンコンダクタンス（点線）と
カリウムイオンコンダクタンス（実線）

(d) ナトリウムイオン電流（点線）と
カリウムイオン電流（実線）

図 **4.12** Hodgkin-Huxley モデルの計算例

---

† オイラー法を用いて時間刻みを 0.025 ms として計算した。

4.2.4 Bonhoeffer-van del Pol モデル[27)]

Hodgkin-Huxley モデルは，実験的に得られる膜電位の応答をよく近似することができる．しかし，膜電流と膜電位の微分方程式に加えて，活性化パラメータと不活性化パラメータに関する微分方程式が三つ，さらに微分方程式に現れる係数の膜電位依存性に関する関係式がある．そこで簡単な式で膜電位の応答を表せるようにしたモデルが **Bonhoeffer-van del Pol** モデルである．

Bonhoeffer-van del Pol モデルは，膜電位に関するつぎの性質を表現することができる．

- 膜電位は閾値に達するまでは活動電位を発生しない．
- 膜電位が閾値に達するとつねに同じ波形の活動電位を発生する．
- 閾値に達するまでの入力の大きさに応じて波形が変化することはない．
- 活動電位の後に不応期があり，不応期の時間より短い時間間隔で閾値に達する入力を加えても活動電位を発生しない．

Bonhoeffer-van del Pol モデルは，位相空間において

$$\frac{dx}{dt} = c\left(y - \frac{x^3}{3} + x + z\right) \tag{4.64}$$

$$\frac{dy}{dt} = -\frac{1}{c}(x - a + by) \tag{4.65}$$

で表される．ここで，a, b, c は定数で，つぎの条件を満たす．

$$1 - \frac{2b}{3} < a < 1 \tag{4.66}$$

$$0 < b < 1 \tag{4.67}$$

$$b < c^2 \tag{4.68}$$

このモデルでは，膜電位は x であり，活動電位は負のパルスとして表現される．

図 **4.13** に Bonhoeffer-van del Pol モデルの計算例を示す．(a) は刺激を示す．最初の刺激では閾値電位に達しないため，(b) に示す膜電位は小さな変化しか示していない．2 番目，3 番目，4 番目と刺激を大きくしても，(b) に示す活

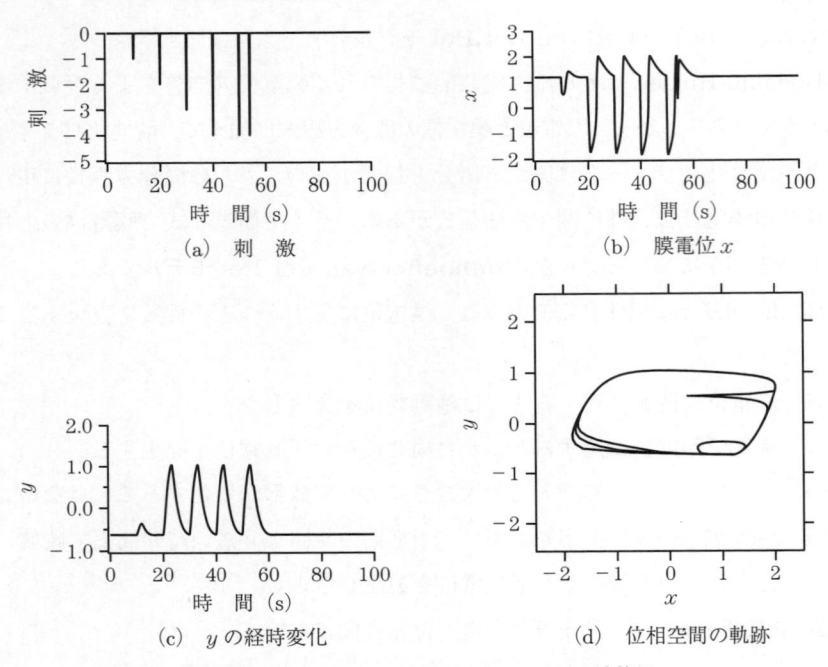

図 **4.13** Bonhoeffer-van del Pol モデルの計算例

(a) 刺激 (b) 膜電位 x (c) y の経時変化 (d) 位相空間の軌跡

動電位はほぼ同じ波形である．5 番目の刺激の直後に 6 番目の刺激を加えても，(b) には 6 番目の刺激に対応する活動電位は見られない．つまり，不応期を示している．(c) は y の経時変化を示しており，(d) は位相空間での軌跡である．右下の小さなループは閾値電位に達しなかったときの応答を示しており，その上のパルス状の軌跡は不応期に加えられた刺激に対する応答である．

Bonhoeffer-van del Pol モデルには z が追加されている．これは，x **ヌルクライン**（**3.6** 節参照）を y 軸方向に平行移動することができる．つまり，実験的には一定の電流を加えている状態に対応する．図 **4.14** に例を示す．(a) の点線で示すように，$t = 10$ s で $z = -0.3$ にすると，(b) に示すように一つだけ活動電位を発生した後には活動電位を発生しない．これは (d) の点線で示すように，新たな安定な平衡点に達する．一方，(a) の実線で示すように $z = -1.3$ にすると，(c) に示すように活動電位を発生し続ける．これは (d) の実線で示すよ

4.2 神経

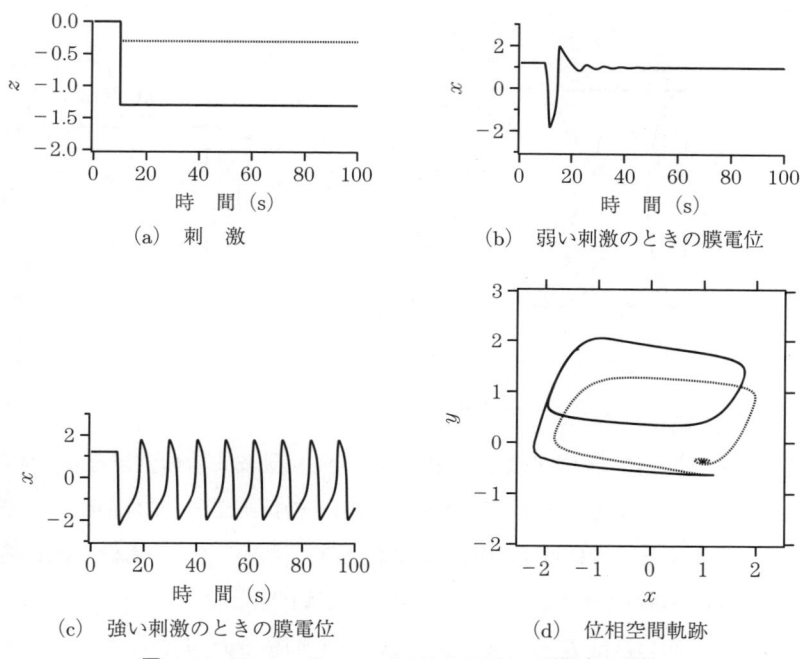

(a) 刺激

(b) 弱い刺激のときの膜電位

(c) 強い刺激のときの膜電位

(d) 位相空間軌跡

図 4.14 Bonhoeffer-van del Pol モデル：平衡点の移動

うに，新たな不安定平衡点の周りでリミットサイクルを描く．

4.2.5 軸索

神経細胞の興奮は，**軸索**を通して他の細胞へと伝えられる．ヒトの神経の軸索は 1 m 程度のものもある．軸索は細胞膜で囲まれた細長い管である．細胞膜はリン脂質二重層であり，疎水性の炭化水素鎖が膜の内側に，親水性のリン酸部分が膜の外側に向いている．その膜を貫通するイオンチャネルなどのタンパク質が浮遊している．

電荷をもっているイオンは膜を透過しにくいが，まったく透過しないわけではない．これを等価回路で表せば，抵抗とコンデンサが並列に接続されたものになる．したがって，軸索は抵抗とコンデンサが並列に接続されている管で近似することができる．

4. システムとしての生体

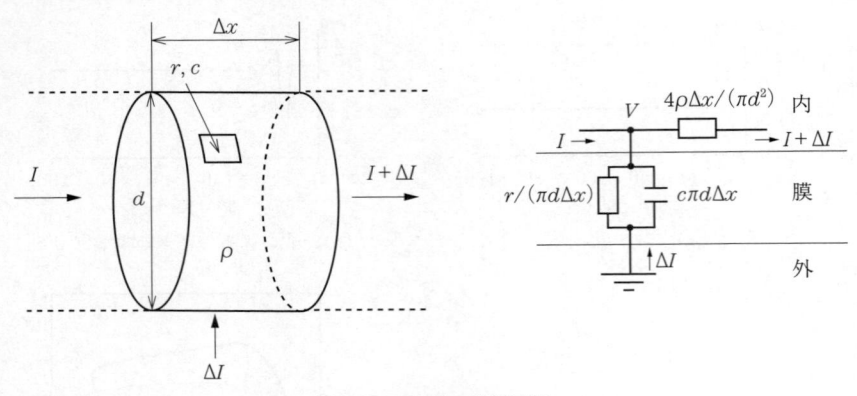

図 4.15 軸索の等価回路

図 4.15 のように管の微小な長さ Δx の部分を考える。管の直径を d とする。管内（細胞質）の抵抗率を ρ, 膜の単位面積当りの抵抗を r, 単位面積当りの電気容量を c とする。管には I の電流が流れ込み，膜から ΔI の電流が流れ込んで，$I + \Delta I$ の電流が流れ出る。管の外の電位は $0\,\mathrm{V}$ とする。

管内の軸方向の抵抗 R は，管の長さ Δx と断面積 $\pi d^2/4$ から

$$R = \rho \frac{4\Delta x}{\pi d^2} \tag{4.69}$$

である。

微小な長さ Δx で軸索内の電位が ΔV 変化すると考えると，電圧降下なので符号に注意して

$$\Delta V = -RI = -\frac{4\rho \Delta x}{\pi d^2} I \tag{4.70}$$

である。両辺を Δx で割って $\Delta x \to 0$ の極限を求めて

$$\frac{\partial V}{\partial x} = -\frac{4\rho}{\pi d^2} I \tag{4.71}$$

を得る。

管の表面の抵抗は，抵抗が面積に反比例することと管の面積が $\pi d \Delta x$ であることに注意して

$$\frac{r}{\pi d \Delta x} \tag{4.72}$$

になる.したがって,膜を横切る電流のうち,抵抗を流れるものは軸索内の電位が V であるので

$$\frac{V\pi d \Delta x}{r} \tag{4.73}$$

になる.

管の電気容量は,電気容量が面積に比例するので

$$c\pi d \Delta x \tag{4.74}$$

である.したがって,膜を横切る電流のうち,コンデンサを流れるものは

$$c\pi d \Delta x \frac{\partial V}{\partial t} \tag{4.75}$$

である.

膜を横切って流れる電流は

$$\Delta I = -\left(\frac{V\pi d \Delta x}{r} + c\pi d \Delta x \frac{\partial V}{\partial t}\right) \tag{4.76}$$

である.両辺を Δx で割って $\Delta x \to 0$ の極限を求めて

$$\frac{\partial I}{\partial x} = -\left(\frac{V}{r}\pi d + c\pi d \frac{\partial V}{\partial t}\right) \tag{4.77}$$

となる.式 (4.71) をもう一度 x で偏微分した式

$$\frac{\partial^2 V}{\partial x^2} = -\frac{4\rho}{\pi d^2}\frac{\partial I}{\partial x} \tag{4.78}$$

を式 (4.77) に代入すると

$$\frac{\partial^2 V}{\partial x^2} = \frac{4\rho}{d}\left(\frac{V}{r} + c\frac{\partial V}{\partial t}\right) \tag{4.79}$$

を得る.これは**ケーブル方程式**である.

つぎに，Hodgkin-Huxley のモデルで記述できる膜で構成されている軸索を考える。ケーブル方程式（式 (4.79)）と Hodgkin-Huxley のモデル（式 (4.49)）を組み合わせると

$$\frac{1}{r}\frac{\partial^2 V}{\partial x^2} = C\frac{\partial V}{\partial t}$$
$$+ G_K n(x,t)^4 (V - E_K)$$
$$+ G_{Na} m(x,t)^3 h(x,t)(V - E_{Na})$$
$$+ g_l (V - E_l) \tag{4.80}$$

を得る。ここで，r は軸索内部の単位長さ当りの抵抗である。この偏微分方程式を数値的に解いた例を図 **4.16** に示す[†]。軸索の端に $10\,\mathrm{mA}$ の一定電流を注入したときの軸索の電位分布である。(a) は，横軸に時間を，縦軸に位置をとり，電位をグレイスケールで示したものである。白は高い電位を，黒は低い電位を示す。時間とともに活動電位が伝搬する。また，一つ目の活動電位より二

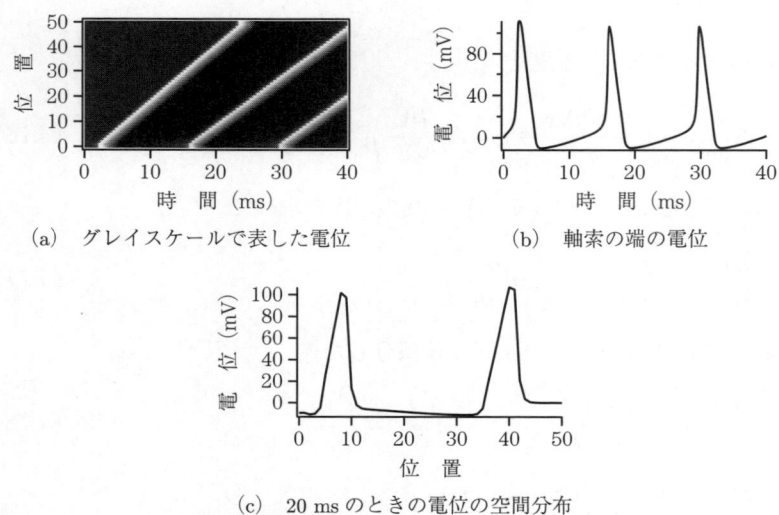

(a) グレイスケールで表した電位

(b) 軸索の端の電位

(c) 20 ms のときの電位の空間分布

図 **4.16** Hodgkin-Huxley の式で表される膜で構成される有限長の軸索の端に，一定電流を注入するときの膜電位の伝搬

[†] 陽的オイラー法で計算した。偏微分方程式の数値解法については **5** 章で詳しく述べる。

つ目の活動電位の伝搬速度が遅い†。(b) は，電流を注入した軸索の端の電位である。(c) は，20 ms のときの電位の空間分布であり，(b) の波形と左右反転した波形になる。

4.2.6 有髄神経と無髄神経

活動電位が発生しても，軸索が細胞膜で覆われた管であるだけでは活動電位は減衰し，他の細胞へ興奮を伝えることができない。しかし，実際には活動電位は減衰することなく伝導する。これは，軸索にはイオンチャネルと呼ばれるイオンの通り道があり，イオンチャネルで活動電位が発生するからである。

無髄神経を活動電位が伝導するとき，つぎのような性質がある。軸索が均一であれば，刺激を受けた端から他方の端へ一定速度で活動電位は伝導する。活動電位は，発生する場合にはつねに同じ波形の電位を発生するのでその伝導は減衰しない。活動電位が発生すると，その直後に不応期があるので，活動電位は直前に活動電位を発生したイオンチャネルで発生することはなく，まだ活動電位を発生していない側のイオンチャネルで活動電位を発生する。したがって，活動電位は膜の 1 方向に伝導する。これは，図 **4.16** に示したとおりである。図 **4.17**(a) は無髄神経で活動電位が発生している部分を「+」で示している。「+」の左側は直前に活動電位を発生した部分である。右側はまだ活動していない部分で電流が流れて膜電位が脱分極する。

軸索の中央で活動電位が発生すると，活動電位はそこから両方向へ伝導する。

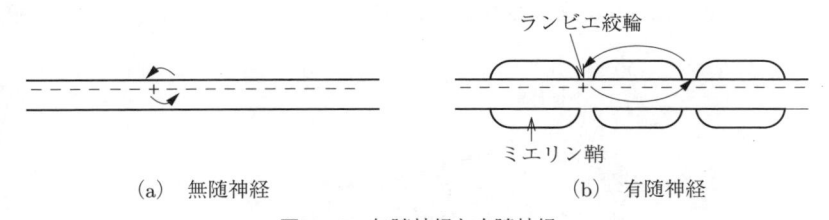

(a) 無髄神経　　　　　　　　(b) 有髄神経

図 **4.17** 無髄神経と有髄神経

---

† 二つ目の活動電位のピークを示す部分の傾きが，一つ目のそれに比べて小さい。つまり，同じ距離を伝搬するのに時間がかかっている。

活動電位が両方向から伝導して衝突すると，そこで活動電位は消失する．無随神経では，伝導速度は直径の 1/2 乗に比例する．無随神経の例には，**感覚神経**がある．

一方，(b) に示すように，軸索の周囲にミエリン鞘と呼ばれる絶縁層のある神経細胞は，**有随神経**と呼ばれる．ミエリン鞘の長さは 300〜2 000 μm である．ミエリン鞘にところどころに 2 μm のすきまがある．このすきまは，**ランビエ絞輪**と呼ばれる．ランビエ絞輪にはナトリウムイオンチャネルが高密度に存在する．興奮部位に流れた電流は，軸索が絶縁層に覆われていないランビエ絞輪の部分と局所回路を作って電流が流れ，そこで興奮を発生させる．これを**跳躍伝導**という．ヒトの有随神経では 100〜200 m/s で伝導する．伝導速度は軸索の直径に比例する．有随神経の例には**運動神経**がある．

4.3 視　　　覚

ヒトの五感のうちで，依存度が高いものが**視覚**である．視覚のセンサ部分は眼球である．眼球は直径が 24 mm 程度の球状の構造物である．光は角膜を通過し，前房，虹彩の内側の**瞳孔**を通り，水晶体とガラス体を経て**網膜**に到達する（**図 4.18**）．光のうち，波長が 750 nm 以上ものと 380 nm 以下のものは吸収されて網膜に届かない．光は角膜と水晶体で大きく屈折する．この屈折は屈折率，屈折面の曲率および屈折面間の距離に依存する．網膜に届く光の量は，瞳孔の大きさを変化させて調節される．明るいときには瞳孔が閉じ，暗いときに

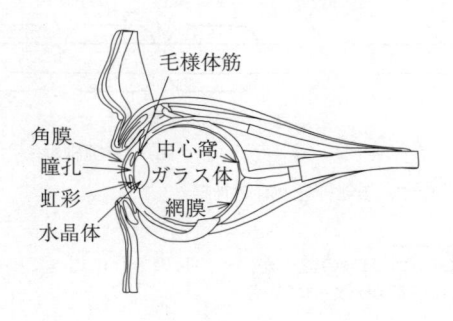

図 *4.18*　眼の構造

は瞳孔が開く。これは対光反射として知られている。瞳孔が閉じると，ピントが合う奥行方向の距離が長くなり，また，色のにじみやピントのぼけの原因となる収差も小さくなる。映像の焦点は水晶体の厚さを変化させて調節される。最も近くで焦点を合わせることができる距離は，年齢とともに長くなる。子どもでは 7〜8 cm の近距離でも焦点を合わせることができるが，高齢になると数十 cm 以上の距離でなければ焦点を合わせることができない。網膜は光情報を検出し，その情報を処理する。本節では，瞳孔の調節機構と網膜の特性について説明する。

4.3.1 瞳孔の調節機構

瞳孔は直径が 2〜8 mm の光の通り道である。瞳孔は虹彩の内側の境界によって形成されている。虹彩の色は，含まれる色素（メラニン）の量と光の干渉によって決まる。色素の量が多いと濃い褐色から黒になり，少ないと青や緑になる。瞳孔の形状は動物によって異なる。ヒトでは円形であるが，ネコでは縦長であるし，ウマでは横長である。縦長の瞳孔は，瞳孔の運動が速く，光を遮る効果も高い。夜行性の動物に多く見られる。横長の瞳孔は，体の前後方向に広い視野を確保することができ，草食動物に見られる。

瞳孔が小さくなることを**縮瞳**という。縮瞳を直接引き起こすものは，**瞳孔括約筋**である。瞳孔括約筋は，虹彩の内側の縁を取り巻く円形の平滑筋で，その幅

コーヒーブレイク

乱視・近視・遠視・老視

乱視は角膜が完全な球ではなく，方向によって曲率が異なることによる。近視には，眼球の奥行方向の長さが長い軸性のものと，角膜や水晶体の曲率が大きい屈折性のものがある。いずれも像をより後方で結ばせるために凹レンズで矯正する。遠視にも，同様に軸性（奥行方向が短い）と屈折性がある。いずれも像を前方で結ばせるために凸レンズで矯正する。老眼（老視）は，水晶体の弾力性が失われた状態である。正常視の人が老眼になった場合，近くのものに焦点を合わせることができなくなるので，近くのものを見るときに凸レンズで矯正する。

は 0.7〜1.0 mm である。収縮すると瞳孔は小さくなる。また筋の長さに対して収縮量が大きい。瞳孔が 8 mm から 2 mm に収縮するとき，筋の長さは 1/4 になる。瞳孔括約筋の起始核は，動眼神経主核の最上部小神経細胞群（Edinger-Westphal 核，EW 核）である。瞳孔括約筋は，**副交感神経**の影響も受け，副交感神経の活動が高まると収縮して縮瞳を引き起こす。

瞳孔が大きくなることを**散瞳**という。散瞳を直接引き起こすものは，**瞳孔散大筋**である。瞳孔散大筋は，放射状に配列した $2\,\mu m$ の長さの薄い平滑筋である。収縮すると瞳孔が大きくなる瞳孔散大筋は，視床下部に起源がある**交感神経**に支配されている。交感神経は，瞳孔散大筋を収縮させるとともに，抑制性のインパルスで EW 核の活動を抑制して瞳孔括約筋を弛緩させる。

網膜に届く光の量と瞳孔の面積の関係は，Stark[28] によって先駆的な研究が行われた。光の強度が強くなると，瞳孔が小さくなるために網膜に届く光量は減少する。Stark は，光を瞳孔のサイズよりも小さく絞って，光の強度が変化しても瞳孔によって光が遮られることなく網膜に届くようにした。つまり，対光反射のループを開いたことになる。

瞳孔の面積を A とするとき，光の強度 I が ΔI 変化すると，網膜に到達する光量の変化は $A\Delta I$ である。一方，一定の強度の光 I を眼に照射しているときに，瞳孔の面積が ΔA 変化すると，瞳孔を通過する光量の変化は $I\Delta A$ である。したがって

$$\frac{I\Delta A}{A\Delta I} = \frac{\Delta A/A}{\Delta I/I} \tag{4.81}$$

のように，光の強度の変化率に対する瞳孔の面積の変化率の伝達関数を得ることができる。

Stark は，光の強度をさまざまな周波数で変化させて瞳孔の応答を計測した。その周波数特性から，光の強度を入力，瞳孔の面積を出力とする伝達関数を

$$G(s) = \frac{0.16\,e^{-0.18s}}{(1+0.1s)^3} \tag{4.82}$$

とした。3 次遅れ系で，ゲイン特性からその時定数は 0.1 s と見積もられた。3

次遅れ系では位相は最大で 270° 遅れるが，実験ではそれより大きく位相が遅れたことから，むだ時間が 0.18 s と見積もられた．Stark のモデルの周波数特性を図 **4.19** に示す．

(a) ゲイン特性　　(b) 位相特性

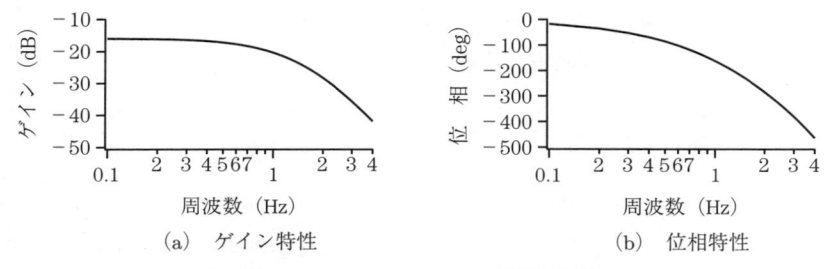

図 **4.19**　Stark のモデルの周波数特性

この伝達関数は，対光反射のループを開いて同定されたものであるから，図 **4.20** に示す閉ループの伝達関数は

$$H(s) = \frac{\Delta A(s)}{\Delta I(s)} = \frac{A_{\text{ref}} G(s)}{1 + I_{\text{ref}} G(s)} \tag{4.83}$$

となる．

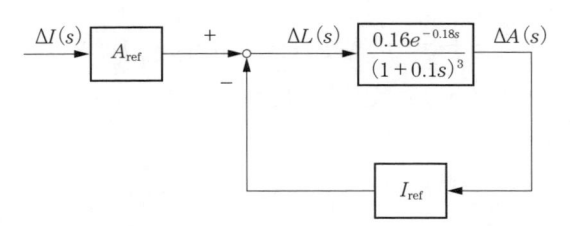

図 **4.20**　Stark のモデルのブロック線図

Stark のモデルは，光の強度と瞳孔の面積の関係を表すマクロ的なモデルで，瞳孔の調節に関わる瞳孔括約筋と瞳孔散大筋の特性や，自律神経系の特性は組み込まれていない．Fan ら[29]は，瞳孔括約筋と瞳孔散大筋をモデル化し，フラッシュ光によって引き起こされる瞳孔の反射をモデル化した．

瞳孔括約筋の半径を r_c とすると周囲長は $2\pi r_c$ である．瞳孔括約筋の運動方程式は

$$m_c \frac{d^2 r_c}{dt^2} = -2\pi P_{ec} + P_{vc} - \frac{F_p(t)}{2\pi} \tag{4.84}$$

である．ここで，m_c は瞳孔括約筋の質量，P_{ec} は弾性による力，P_{vc} は粘性による抵抗力，$F_p(t)$ は副交感神経による筋の力である．

同様に瞳孔散大筋の運動方程式は

$$m_d \frac{d^2 r_d}{dt^2} = -P_{ed} + P_{vd} - F_s(t) \tag{4.85}$$

である．ここで，m_d は瞳孔括約筋の質量，r_d は瞳孔散大筋の長さ，P_{ed} は弾性による力，P_{vd} は粘性による抵抗力，$F_s(t)$ は交感神経による筋の力である．

弾性による力は，筋長に対して非線形に変化する．Fan らはこれを r_c または r_d に関する2次式で

$$P_{ec} = \begin{cases} k_c (r_c - l_{0c})^2 & (r_c \geq l_{0c}) \\ 0 & (r_c < l_{0c}) \end{cases} \tag{4.86}$$

$$P_{dc} = \begin{cases} k_d (r_d - l_{0d})^2 & (r_d \geq l_{0d}) \\ 0 & (r_d < l_{0d}) \end{cases} \tag{4.87}$$

のように近似した．ここで，k_c と k_d は弾性の定数，l_{0c} と l_{0d} はそれぞれ安静時の瞳孔括約筋の半径と瞳孔散大筋の長さである．

粘性による抵抗力は

$$P_{vc} = -D_c \frac{dr_c}{dt} \tag{4.88}$$

$$P_{vd} = -D_d \frac{dr_d}{dt} \tag{4.89}$$

である．ここで，D_c と D_d は粘性の定数である．

副交感神経と交感神経による筋の力は，短いパルス光では力が発揮されるまでの遅れ時間（むだ時間）が異なる．力は矩形波で近似できると仮定して

$$F_p(t) = \begin{cases} f_p + f_{p0} & (\tau_p \leq t \leq \tau_p + \Delta t_p) \\ f_{p0} & (t < \tau_p,\ t > \tau_p + \Delta t_p) \end{cases} \quad (4.90)$$

$$F_s(t) = \begin{cases} f_s + f_{s0} & (\tau_s \leq t \leq \tau_s + \Delta t_s) \\ f_{s0} & (t < \tau_s,\ t > \tau_s + \Delta t_s) \end{cases} \quad (4.91)$$

で表される．ここで，τ_p と τ_s はそれぞれ副交感神経と交感神経の遅れ時間，Δt_p と Δt_s はそれぞれ副交感神経と交感神経による力の持続時間，f_p と f_s は神経の活動による力の増加分，f_{p0} と f_{s0} は神経が活動していないときの力である．

瞳孔の半径 r が $r = r_c$ の場合を考える．瞳孔括約筋については

$$m_c \frac{d^2 r}{dt^2} = -2\pi k_c (l_{0c} - r)^2 - D_c \frac{dr}{dt} - \frac{F_p(t)}{2\pi} \quad (4.92)$$

となる．瞳孔散大筋については，瞳孔の半径 r と瞳孔散大筋の長さ r_d の和が虹彩の半径 r_0 なので，$r_d = r_0 - r$ の関係を用いて

$$m_d \frac{d^2 r}{dt^2} = k_d (L_{0d} - r)^2 - D_d \frac{dr}{dt} + F_s(t) \quad (4.93)$$

になる．ここで，$L_{0d} = r_0 - l_{0d}$ である．

二つの運動方程式を足すと

$$(m_c + m_d) \frac{d^2 r}{dt^2} = -2\pi k_c (l_{0c} - r)^2 + k_d (L_d - r)^2 - D_c \frac{dt}{dt} - D_d \frac{dr}{dt}$$
$$- \frac{F_p(t)}{2\pi} + F_s(t) \quad (4.94)$$

となる．整理して

$$\frac{d^2 r}{dt^2} = -K_c (l_{0c} - r)^2 + K_d (L_{0d} - r)^2 - D \frac{dr}{dt} - f_p{}'(t) + f_s(t) + P_0 \quad (4.95)$$

となる．ここで，$m = m_c + m_d$ として $K_c = 2\pi k_c/m$, $K_d = k_d/m$, $D = (D_c + D_d)/m$, $f_p{}'(t) = f_p/(2\pi m)$, $f_s(t) = f_s/m$, $P_0 = [f_{s0} - f_{p0}/(2\pi)]/m$ である．この微分方程式 (4.95) は，r に関する 2 次微分方程式ではあるが，弾性による力が r の 2 乗の項を含む**非線形微分方程式**である．

Fan らは,さまざまなフラッシュ光強度の実験データにモデルを適合させて,例えば $L_{0d} = 3.57\,\mathrm{mm}$, $l_{0c} = 0.93\,\mathrm{mm}$, $K_d = 1.24\,\mathrm{mN/g \cdot mm^2}$, $K_c = 0.047\,\mathrm{mN/g \cdot mm^2}$, $D = 3.78\,\mathrm{mN \cdot s/g \cdot mm}$, $f_p' = 32.25\,\mathrm{mN/g}$, $f_s = 9.43\,\mathrm{mN/g}$, $P_0 = -1.007\,\mathrm{mN/g}$, $\tau_p = 0.22\,\mathrm{s}$, $\tau_s = 0.77\,\mathrm{s}$ を得ている。図 **4.21** は,これらのパラメータを用いて,光刺激を 1 s から 1.1 s まで与えたときの瞳孔の半径の応答を計算したものである。

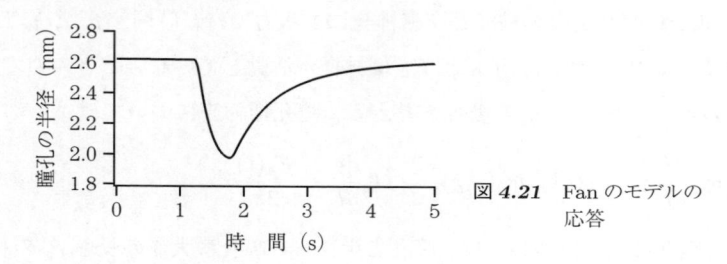

図 4.21 Fan のモデルの応答

4.3.2 網 膜

光を受容するセンサの役割を担うのが**網膜**である。網膜は,厚さが 0.2 mm 程度で,大きく 3 層のニューロン層で構成される。これらの層は,網膜の最外層から眼球の内部に向かって,外顆粒層,内顆粒層および神経節細胞層と呼ばれる。

外顆粒層には**視細胞**がある。視細胞には**錐体細胞**と**桿体細胞**がある。錐体細胞は,明るいときに細かな対象を見ることができる。また,RGB に分けられ,

---

コーヒーブレイク

瞳孔が大きい条件

注意集中,精神的緊張や筋活動に伴う痛みなどがあると,散瞳することが知られている。一方,退屈していたり,疲れていると,覚醒あるいは興奮しているときに比べて瞳孔は小さい。また,年齢によっても瞳孔の大きさは異なり,新生児や高齢者では小さく,10 代では大きい。

それらの感度の中心波長はそれぞれ 570 nm, 540 nm および 430 nm 程度である. 錐体細胞の分布は, **中心窩**とその周辺である. 中心窩は, 双極細胞や神経節細胞がかき分けられたくぼみ (直径約 0.33 mm) で, 中心窩では光が視細胞に効率よく届く. 桿体細胞は, 色を区別することはできないが, 1 個の光子に反応することができる. また, 明暗や時間的情報を処理することができる. 桿体視は錐体視と比較すると, 短波長では 100 倍以上高感度である. 桿体視の感度のピークは 510 nm 付近にあるので, 夜が近づいて暗くなると, 相対的に青系統の色を明るさを増して感じるようになる. この現象は, プルキニエ現象と呼ばれる. 桿体細胞の分布は, 錐体細胞が分布している領域の周辺部である.

内顆粒層には双極細胞, 水平細胞およびアマクリン細胞がある. 双極細胞は, 入力側である樹状突起が視細胞層に, 出力側である神経突起を神経節細胞層に接続している. 双極細胞の入力側では水平細胞が, 出力側ではアマクリン細胞が存在し, 視細胞から神経節細胞への情報の流れに対して横方向の情報の伝達を行う. 神経節細胞層には神経節細胞があり, 神経節細胞は軸索を脳へ伸ばしており, 網膜の情報を視覚中枢へ伝達する.

神経節細胞は, 網膜のある領域の刺激に対して応答する. この応答がある領域のことを**受容野**と呼ぶ. 1950 年代に, Kuffler[30]がネコの神経節細胞について, 光刺激によって中心部では活動が促進され, それを取り囲む領域では抑制される **on 中心 off 周辺型細胞** (図 **4.22**(a)) と, 領域が入れ替わった **off 中心 on 周辺型細胞** ((b)) の受容野を報告した. 受容野のモデルは, 1965 年に Rodieck[31] によって, 二つの 2 次元ガウス関数の差

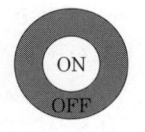

(a) on 中心 off 周辺型細胞 (b) off 中心 on 周辺型細胞

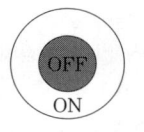

図 **4.22** 神経節細胞の受容野の模式図

$$f(x,y) = \frac{g_1}{\sigma_1^2 \pi} \exp\left(\frac{-(x^2+y^2)}{\sigma_1^2}\right) - \frac{g_2}{\sigma_2^2 \pi} \exp\left(\frac{-(x^2+y^2)}{\sigma_2^2}\right) \quad (4.96)$$

として報告された．式 (4.96) において $g_1 = 1$, $g_2 = 0.8g_1$, $\sigma_1 = 0.59$ および $\sigma_2 = 3\sigma_1$ として $y = 0$ の位置での計算例（太い実線）を図 **4.23** に示す．中心部を表すガウス関数（細い実線）は分散が小さく，周辺部を表すガウス関数（点線）は分散が大きい．受容野に入力される光の強弱のパターン（空間周波数）に依存して，神経節細胞の応答は変化する．

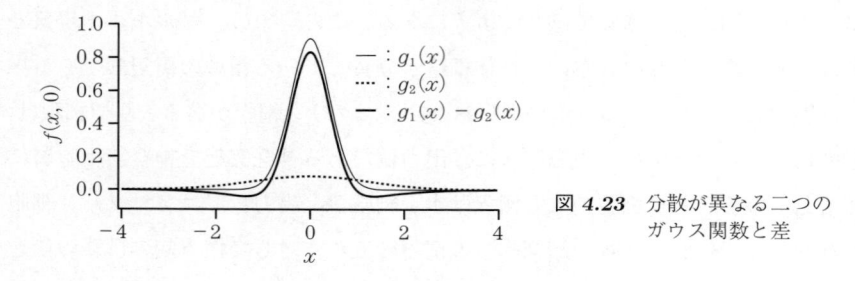

図 **4.23** 分散が異なる二つのガウス関数と差

神経節細胞には，受容野の光に対して線形的に応答する X 細胞と，非線形的に応答する Y 細胞がある．Y 細胞は，二つのガウス関数の差で表されるモデルに，狭い領域で光に応答するサブユニットを多数並べたモデルで表される

コーヒーブレイク

タコやイカの眼

視細胞への光の到達の観点からは，視細胞の上に双極細胞と神経節細胞が載っているのは，光の通り道に障害物があることになり，効率が悪い．また，視神経が眼球を貫通する必要があり，視細胞が存在しない領域（盲点）が存在する．

脊椎動物とは進化の過程が大きく異なるタコやイカも大きな眼球を有している．視細胞の層が眼球の内側に，情報を伝える神経細胞が眼球の外側にある構造であり，盲点も存在しない．

カメラの撮像素子でいえば，受光部の上に A–D 変換などの回路が載っている一般的な CMOS センサがヒトの網膜で，CMOS センサを裏返しにして，受光部の裏側から直接光を受けるようにした裏面照射型 CMOS センサがタコやイカの眼球といえよう．

(Hochstein[32])のモデル）。このため，光刺激が低い空間周波数をもつ場合には，二つのガウス関数の差で表され，光刺激の強さに対して線形的な性質を強く示す。一方，光刺激が高い空間周波数をもつ場合には，サブユニットの応答が支配的になり，非線形な応答を示す。

神経節細胞には，X細胞ともY細胞とも異なる性質をもつものがあり，W細胞と呼ばれる。W細胞には，色の情報を取得するもの（中心部が青色光に，周辺部が緑色光に反応する），反応が遅く持続した応答を示すもの，反応が遅いが過渡的な応答を示すもの，受容野に対して特定の方向の光刺激に強く反応する方位選択性を示すもの，光が照射されたときあるいは消されたときに活動が高くなるもの，反対に低くなるものなどがある。

Rodieckのモデルでは，受容野の中心部と周辺部の応答の時間発展は同じである。しかし，1980年代にこれらの時間発展が異なることが示された。周辺部の潜時は中心部より長いけれども，中心部より時間に対して広い周波数範囲で応答する。空間的に広ければ，高い時間分解能をもつことになる。時間発展を含むモデルは，Victor[33])によって定式化された。

VictorのX細胞の中心部の応答のモデルは，ローパス（低域通過）フィルタ，ハイパス（高域通過）フィルタおよびパルス生成部で構成される（**図 4.24**）。

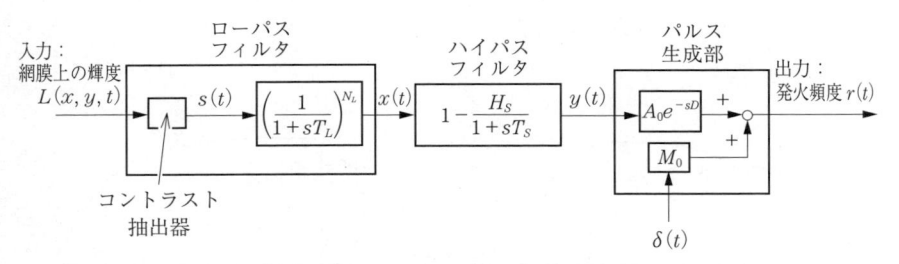

図 4.24 VictorのX細胞中心部のモデル

網膜での輝度の刺激（空間と時間の関数）から，時間の関数であるコントラスト $s(t)$ が抽出され，時定数 T_L の N_L 次ローパスフィルタを経て $x(t)$ が得られる。つぎに $x(t)$ に時定数 T_S ハイパスフィルタを経て $y(t)$ が得られる。パル

ス生成部で $y(t)$ から $r(t)$ が得られる。T_S は $y(t)$ によって変化するので定数ではないが，定数と仮定すると周波数領域では

$$X(\omega) = \pm \left(\frac{1}{1+j\omega T_L}\right)^{N_L} S(\omega) \qquad (4.97)$$

$$Y(\omega) = \left(1 - \frac{H_S}{1+j\omega T_S}\right) X(\omega) \qquad (4.98)$$

$$R(\omega) = A_0 \exp(-j\omega D) Y(\omega) + M_0 \delta(0) \qquad (4.99)$$

の関係を得る。ここで，$S(\omega)$，$X(\omega)$，$Y(\omega)$ および $R(\omega)$ は，$s(t)$，$x(t)$，$y(t)$ および $r(t)$ を周波数領域で表したものである。ここで，「＋」は on 中心型，「－」は off 中心型である。D は遅れ時間，H_S はハイパスフィルタの遮断周波数より低い周波数のゲインに関わる定数，A_0 は発火頻度のゲインで M_0 は静止時の発火頻度を表す。

単位コントラスト当り $A_0 = 152$ パルス/s，$D = 3\,\mathrm{ms}$，$N_L = 16$，$T_L = 2.02\,\mathrm{ms}$，$T_S = 0.175\,\mathrm{s}$ および $H_S = 0.716$ として計算すると，周波数特性は図 **4.25** になる。1 Hz 程度まではハイパス（高域通過）フィルタによるゲインの増加と位相進みがあり，遮断周波数で急速にゲインが低下し，位相が遅れる。また，ステップ応答は図 **4.26** になる。発火し始めるまでの遅れの後，急速に増加し，ゆっくりと減少して定常値に近づく。

時間領域では

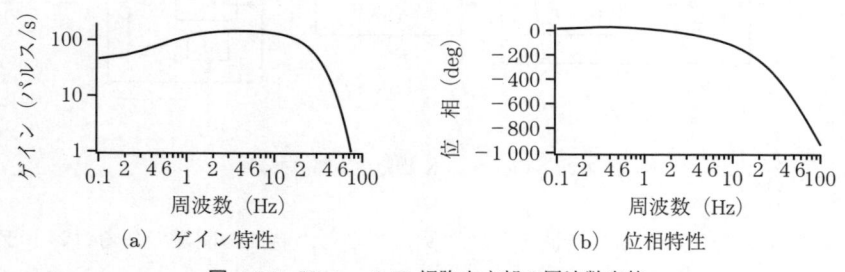

(a) ゲイン特性　　　　　　　　(b) 位相特性

図 **4.25** Victor の X 細胞中心部の周波数応答

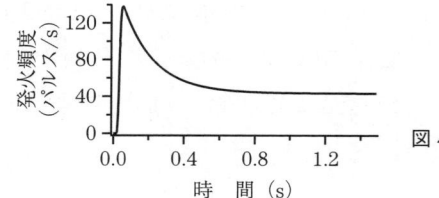

図 **4.26** Victor のモデルのステップ応答

$$x(t) = \pm \int_0^\infty s(t-\tau) \frac{1}{N_L!} \left(\frac{\tau}{T_L}\right)^{N_L} \exp\left(-\frac{\tau}{T_L}\right) d\tau \qquad (4.100)$$

$$T_S(t)\frac{dy(t)}{dt} = -y(t) + T_S(t)\frac{dx(t)}{dt} + (1-H_S)x(t) \qquad (4.101)$$

$$T_S(t) = \frac{T_0}{1 + c(t)/c_{1/2}} \qquad (4.102)$$

$$T_C \frac{dc(t)}{dt} = |y(t)| - c(t) \qquad (4.103)$$

$$r(t) = \max\left[A_0 y(t-D) + M_0,\ 0\right] \qquad (4.104)$$

と表される。ここで，T_C は $y(t)$ の絶対値に対するローパスフィルタの**時定数**である。式 (4.102) のように $T_S(t)$ はコントラスト $c(t)$ の関数であり，$c(t)$ が式 (4.103) のように $|y(t)|$ を含むので非線形である。

神経節細胞の軸索は，外側膝状体へ接続している。外側膝状体は，脳の視床領域の一部である。外側膝状体から一次視覚野へ情報が送られる。

4.4 聴　　　覚

聴覚は，餌が発生する音を検出して餌を見つける，あるいは敵が発生する音を検出して敵から逃げることに関わる感覚であり，空気の振動を検出するセンサである。本節では，空気の振動を周波数に分けて検出する仕組みについて述べる。

空気の機械的な振動が音であり，空気中の分子密度の疎密が伝わる縦波を音として聴いている。ヒトが聴くことができる周波数は 20～20 000 Hz といわれ

ている。帯域幅と音の弁別力には，トレードオフの関係があると考えられており，ヒトの可聴域は他の哺乳類に比べて狭いが，帯域内の二つの音を弁別する能力は高い。また，ヒトが聴くことができる音の強さは 10^{12} の幅をもつ。この幅は単一の機械では実現できない。

4.4.1 耳の構造

耳（図 **4.27**）は，外側から**外耳**，**中耳**と**内耳**の三つに分けられる。外耳は耳介から外耳道まで，中耳は鼓膜，耳腔，耳小骨および耳管，内耳は三半規管，前庭および蝸牛である。外耳は音の通路である。**外耳道**を通った空気の振動が**鼓膜**を振動させる。外耳道は，閉管と考えることができ，その長さが 2.5～3 cm であるので基本振動の波長は 10～12 cm である。空気の音速を 340 m/s とする

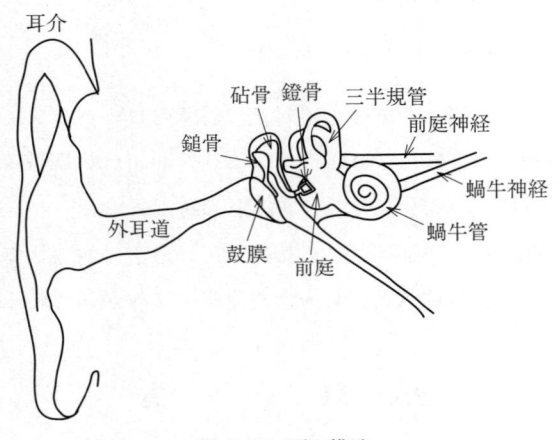

図 **4.27** 耳の構造

コーヒーブレイク

モスキート音

高い周波数は年齢とともに聞こえにくくなる。17 kHz 程度の高い音のブザー音を発生するセキュリティシステムや，大人には聞こえない携帯電話の着信音などとして用いられた例がある。

と，3～4 kHz の共鳴周波数に対応する。この周波数の感度がヒトでは高いことが知られている。

中耳は空気で満たされた空間（耳腔）に骨がある構造である。耳腔内の圧力は，鼻腔につながっており，耳管が開くと外気圧と等しくなる。中耳は空気の振動を液体に効率よく変換する働きをもつ。空気と水（液体）では**機械（音響）インピーダンス**が異なるため，空気の振動のほとんどは空気と水の境界で反射し，わずかしか水には伝わらない[†1]。空気の振動を膜の振動に変換し，それを**耳小骨**（槌骨（つちこつ），砧骨（きぬたこつ），鐙骨（あぶみこつ）の三つ）を介して，**蝸牛管**の前庭窓を通じて蝸牛管内のリンパ液を振動させる。これにより，機械インピーダンスの変換が行われ，空気の振動を効率よくリンパ液の振動に変換することができる。蝸牛管内のリンパ液の振動は基底膜の振動に変換される。効率よく振動を伝えることができる周波数は，400～4 000 Hz 程度である。400 Hz 以下の振動に対しては中耳の構造は硬すぎ，4 000 Hz 以上の振動に対しては重すぎて，効率よく振動を伝えることができない。また，耳小骨は大きな音が**蝸牛**に伝わることを防ぐといった感度調節の役割ももつ。

内耳には，振動を検出する細胞がある蝸牛管と**平衡感覚**に関わる**三半規管**と**前庭**がある。蝸牛管は，カタツムリ状で 2 回転半している閉じた管であり，伸ばすと長さは 30 mm 程度である。内部は前庭階，中央階および鼓室階の三つに分かれている。前庭階と中央階は前庭膜で区切られている。中央階と鼓室階は**基底膜**で区切られている。前庭膜は基底膜の 1/10 程度の厚さで張力が加わっておらず，流体力学的にはないものと見なすことができる。したがって，蝸牛管は基底膜で二つに仕切られた管と考えることができる[†2]。前庭階と鼓室階は外リンパ液で満たされており，中央階は内リンパ液で満たされている。前庭階と鼓室階は蝸牛管の先端（蝸牛頂）でつながっている（蝸牛孔）。前庭窓から入ってきた振動はリンパ液に流れを作り，前庭窓から先端に向かって伝わる。このとき，リンパ液の流れが基底膜を歪める。蝸牛管は硬い殻で覆われており硬く

[†1] プールで水中に潜っていると，水上の音はほとんど聞こえない。
[†2] 後述するモデルでは二つに仕切られた管を考える。

変形せず，また，リンパ液は非圧縮性であるから，リンパ液の逃げ場が必要である。それは鼓室階の正円窓である。

基底膜は直径 $1〜2\,\mu m$ の線維を含んでおり，基部ではその長さは $75\,\mu m$ 程度である。一方，先端部では $475\,\mu m$ である。基底膜は基部では幅が狭く厚くて硬いが，先端部では幅が広く薄くて柔らかい。これにより，図 **4.28** に示すように基部の固有周波数は高く，先端部の固有周波数は低くなる。基底膜の中央階側には，**コルチ器官**がある。コルチ器官は機械的信号を電的信号に変換する働きをもつ。コルチ器官には4列の**有毛細胞**（3列の外有毛細胞と1列の内有毛細胞）が並んでいる。有毛細胞は振動を電気パルスを変換する。有毛細胞の不動毛（直径 $8〜12\,\mu m$）は，蓋膜につながっており，基底膜が振動すると不動毛が曲げられて電気パルスを発生する。

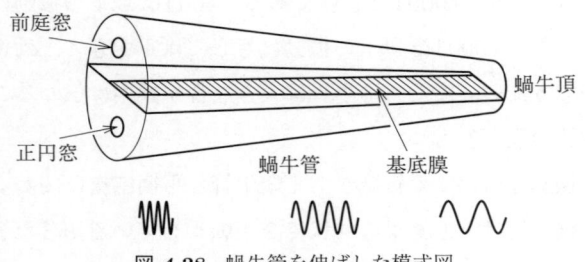

図 **4.28** 蝸牛管を伸ばした模式図

コーヒーブレイク

サラウンドシステムの端数

サラウンドシステムには 5.1 チャネルや 7.1 チャネルのように 0.1 チャネルの端数がある。この 0.1 チャネルに対応するものは低音用のスピーカである。1 チャネルをヒトの可聴帯域の 20 000 Hz として，0.1 チャネルは 2 000 Hz までに対応する。実際には低音用のスピーカは 200 Hz 以下であることが多い。低い周波数の音は障害物を回り込むことができ，また，ヒトの頭の直径は 18 cm 程度であることもあって，ヒトにとって低音の定位は難しい。低音用のスピーカが一つで済むのは，このようなヒトの特性によるところが大きい。

4.4.2 基底膜の振動

基底膜は線維を含んでいることから，ピアノの弦のように長い線維は低い周波数で共鳴し，短い線維は高い周波数で共鳴する共鳴説が Helmholtz によって提唱された。しかし，共鳴では，いったん共鳴した線維は振動源からの振動がなくなってもしばらくの間は振動し続けるが，実際にはそのような現象は観測されない。現在，周波数を分けて聴く機構を説明するモデルとして広く受け入れられているものは，Békésy[34] によって提案された**進行波**のモデルである。基底膜の振動は前庭窓から遠ざかる波で表される。基底膜の振動の振幅は，基部からの距離に依存して変化し，振幅が最大になる距離は周波数に依存する。低い周波数（25 Hz）では，膜全体が振動し，振幅は基底膜の先端部で大きくなる。高い周波数（3 000 Hz）では，振幅は基底の基部の近くで大きくなる。進行波であるので，振幅が大きい時間も短時間である。このモデルでは，大きく振動する場所から音の周波数を知ることができ，また有毛細胞の発火頻度から音の強さを知ることができる。

基底膜の場所によって振動する周波数が異なることは，つぎのように説明される。蝸牛管のモデルでは，基底膜で仕切られた前庭階と鼓室階からなる**図 4.29** のモデルを考える。蝸牛管の基部を原点として，x の位置の前庭階の断面積を S_1，鼓室階の断面積を S_2 とおく。x の位置の前庭階のリンパ液の速度を u_1，

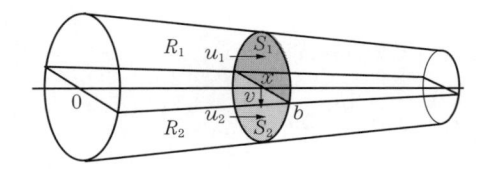

図 **4.29** 蝸牛管のモデル

> **コーヒーブレイク**
>
> **ノーベル賞**
>
> Békésy は，蝸牛における刺激の物理機構の発見で 1961 年にノーベル生理学・医学賞を受賞した。

鼓室階のリンパ液の速度を u_2 とおく．前庭階および鼓室階のリンパ液の密度を ρ_0 とする．前庭階および鼓室階のリンパ液の単位体積当りの粘性抵抗の係数を，それぞれ R_1 および R_2 とする．x の位置で基底膜は幅が b で，速度 v で図の矢印の方向に変化するとする．

リンパ液の質量の保存から，前庭階では x の位置に微小な幅 Δx の微小体積を考えて

$$\Delta x S_1 \frac{\partial \rho_1}{\partial t} = -v \Delta x b \rho_0 - \rho_0 \frac{\partial (u_1 S_i)}{\partial x} \Delta x \tag{4.105}$$

である．ここで，ρ_1 は密度である．左辺は，密度の変化による質量の変化分を表す．右辺第1項は，基底膜が v の速度で変化して増加した体積の部分の質量であり，第2項は微小な体積に流入する質量である．

両辺を Δx で割って

$$S_1 \frac{\partial \rho_1}{\partial t} + v b \rho_0 + \rho_0 \frac{\partial (u_1 S_1)}{\partial x} = 0 \tag{4.106}$$

を得る．

鼓室階は v の符号が反対であることに注意して，同様に

$$S_2 \frac{\partial \rho_2}{\partial t} - v b \rho_0 + \rho_0 \frac{\partial (u_2 S_2)}{\partial x} = 0 \tag{4.107}$$

を得る．

つぎに前庭階において x の位置の運動方程式は

$$\Delta x S_1 \rho_0 \frac{\partial u_1}{\partial t} + \Delta x S_1 R_1 u_1 = -S \frac{\partial p_1}{\partial x} \Delta x \tag{4.108}$$

となる．ここで，p_1 は前庭階の圧力である．右辺は，微小な体積に働く圧力の勾配による力である．左辺第1項は，微小な体積の質量と加速度による力で，第2項は粘性による力である．両辺を $\Delta x S_1$ で割って

$$\rho_0 \frac{\partial u_1}{\partial t} + R_1 u_1 = -\frac{\partial p_1}{\partial x} \tag{4.109}$$

を得る．

鼓室階も同様にして

$$\rho_0 \frac{\partial u_2}{\partial t} + R_2 u_2 = -\frac{\partial p_2}{\partial x} \tag{4.110}$$

となる。ここで，p_2 は鼓室階の圧力である。

式 (4.106)，(4.107)，(4.109)，および式 (4.110) からそれぞれ u_1 と u_2 を消去する。

式 (4.109) と式 (4.110) を x について偏微分すると

$$\rho_0 \frac{\partial^2 u_1}{\partial x \partial t} + R_1 \frac{\partial u_1}{\partial x} = -\frac{\partial^2 p_1}{\partial x^2} \tag{4.111}$$

$$\rho_0 \frac{\partial^2 u_2}{\partial x \partial t} + R_2 \frac{\partial u_2}{\partial x} = -\frac{\partial^2 p_2}{\partial x^2} \tag{4.112}$$

となる。

つぎに式 (4.106) と式 (4.107) を t について偏微分して

$$\frac{\partial^2 u_1}{\partial t \partial x} = -\frac{1}{S_1} \frac{\partial v}{\partial t} b - \frac{1}{\rho_0} \frac{\partial^2 \rho_1}{\partial t^2} \tag{4.113}$$

$$\frac{\partial^2 u_2}{\partial t \partial x} = \frac{1}{S_2} \frac{\partial v}{\partial t} b - \frac{1}{\rho_0} \frac{\partial^2 \rho_2}{\partial t^2} \tag{4.114}$$

を得る。ここで，$\partial S_1/\partial x = \partial S_2/\partial x = 0$ と仮定した。

式 (4.111) と式 (4.112) の差を求め，式 (4.113) と式 (4.114) を用いて $\partial^2 u_1/(\partial t \partial x)$ と $\partial^2 u_2/(\partial t \partial x)$ を消去して

$$-\frac{\rho_0}{S_1} \frac{\partial v}{\partial t} b - \frac{\partial^2 \rho_1}{\partial t^2} + R_1 \frac{\partial u_1}{\partial x} - \frac{\rho_0}{S_2} \frac{\partial v}{\partial t} b + \frac{\partial^2 \rho_2}{\partial t^2} - R_2 \frac{\partial u_2}{\partial x} = -\frac{\partial^2 p_1}{\partial x^2} + \frac{\partial^2 p_2}{\partial x^2} \tag{4.115}$$

となる。

ここで，リンパ液の音速を c とすると，p と ρ が微小な変化量であることに注意して $c^2 = p/\rho$ の関係を用い，さらに $p = p_1 - p_2$，$R = R_1 = R_2$，および $1/S = 1/S_1 + 1/S_2$ とおくと

$$\frac{1}{c^2} \frac{\partial^2 p}{\partial t^2} - R \frac{\partial u_1}{\partial x} + R \frac{\partial u_2}{\partial x} + \frac{\rho_0 b}{S} \frac{\partial v}{\partial t} = \frac{\partial^2 p}{\partial x^2} \tag{4.116}$$

となる。

左辺第2項と第3項については，式 (4.106) と式 (4.107) から $\partial S_1/\partial x = \partial S_2/\partial x = 0$ の仮定のもとでは

$$\frac{\partial u_1}{\partial x} = -\frac{1}{\rho_0 c^2}\frac{\partial p_1}{\partial t} - \frac{vb}{S_1} \tag{4.117}$$

$$\frac{\partial u_1}{\partial x} = -\frac{1}{\rho_0 c^2}\frac{\partial p_2}{\partial t} + \frac{vb}{S_2} \tag{4.118}$$

の関係を得るので，これらを代入して

$$\frac{1}{c^2}\frac{\partial^2 p}{\partial t^2} + \frac{R}{\rho_0 c^2}\frac{\partial p}{\partial t} + \frac{Rb}{S}v + \frac{\rho_0 b}{S}\frac{\partial v}{\partial t} = \frac{\partial^2 p}{\partial x^2} \tag{4.119}$$

を得る。

基底膜のインピーダンス $Z = p/(bv)$ を用いると

$$\frac{1}{c^2}\frac{\partial^2 p}{\partial t^2} + \left(\frac{R}{\rho_0 c^2} + \frac{\rho_0}{SZ}\right)\frac{\partial p}{\partial t} + \frac{R}{ZS}p = \frac{\partial^2 p}{\partial x^2} \tag{4.120}$$

となる。式 (4.120) は2階の非線形偏微分方程式であり，波動や信号の伝搬を記述する**電信方程式**と呼ばれる。

また，基底膜の振動の速度 v についても $p = Zbv$ の関係から

$$\frac{1}{c^2}\frac{\partial^2 v}{\partial t^2} + \left(\frac{R}{\rho_0 c^2} + \frac{\rho_0}{SZ}\right)\frac{\partial v}{\partial t} + \frac{R}{ZS}v = \frac{\partial^2 v}{\partial x^2} \tag{4.121}$$

を得る。これらの偏微分方程式は解析的には解けないので，数値計算を行うことになる。図 **4.30** は，前庭窓の位置を $x = 0$ とし，基底膜の終端を $x = 1\,000$ として計算した基底膜の振動である。$x = 0$ の位置で $t = 0$ から正弦波状の力を1波長分加えたときの振動（基底膜の変位）の伝搬である。(a) と (b) では，加えた正弦波の周波数が5倍異なる。(a) は100ステップ目の波形，(b) は500ステップ目の波形である。(c) と (d) は1 500ステップ目の波形である。(d) では $x = 500$ 付近に幅の広い大きな変位がある。一方，(c) では振幅の減衰が (d) より大きい。

(a) 100 ステップ目の波形

(b) 500 ステップ目の波形

(c) 1 500 ステップ目の波形

(d) 1 500 ステップ目の波形

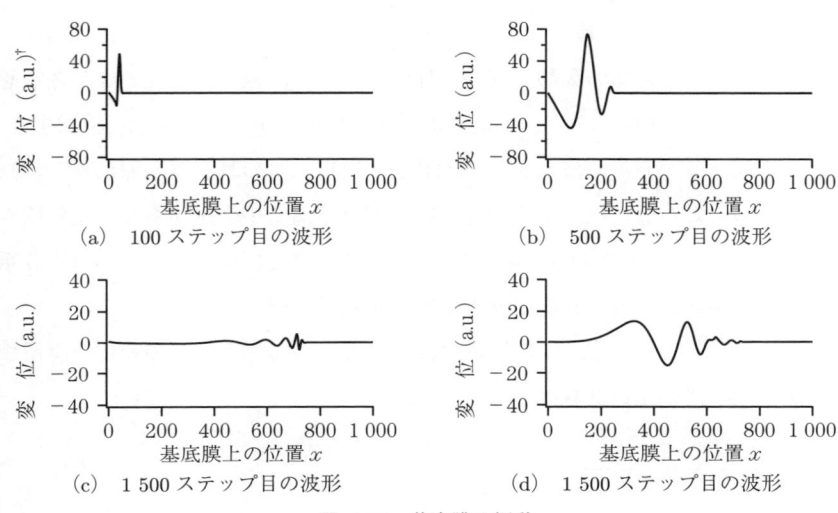

図 **4.30** 基底膜の振動

4.5 平 衡 感 覚

　子どものときに，掌(てのひら)の上に箒(ほうき)を立てる遊びをしたことがある読者も多いのではないだろうか。棒を直立させたもの，つまり**倒立振り子**は不安定で容易に倒れる。そこで箒の傾きや手に加わる力をたよりに手を前後左右に動かして箒を立てていたはずである。

　ヒトの**直立姿勢**は，**足関節**を回転軸とする倒立振り子と見なすことができる。したがって，何もしなければ容易に倒れるはずである。ところが，直立姿勢を長く安定に保つことができる。このように直立姿勢を保つ感覚を**平衡感覚**という。直立姿勢を保つためには傾きを検出し，傾きを修正するように足関節周りの筋に力を発揮する必要がある。このために，ヒトは**視覚**，**前庭**，および**体性感覚**を利用している。ここでは，傾きを検出する前庭と，回転を検出する半器官について述べる。

---

† a.u. は arbitrary unit（任意単位）。

4.5.1 前庭

先に述べたように体の姿勢を安定に保つためには，視覚，前庭および体性感覚を利用する．これらのうち，前庭は傾斜あるいは水平方向の加速度検出する．前庭の内部はリンパ液で満たされており，内壁に二つの**耳石器**（卵形嚢と球形嚢）をもつ．耳石器には，前庭神経の終末器官である平衡斑があり有毛細胞が並んでいる．有毛細胞の上に耳石が載っている．耳石は周囲のリンパ液より重いので，体が傾斜すると耳石が有毛細胞の感覚毛を屈曲させる．

Youngら[35]によると，体の傾斜角度（側方への力）と耳石の変位（有毛細胞の出力）の間の伝達関数は

$$\frac{1.5}{(s+0.19)(s+1.5)} \quad (4.122)$$

で表せる．この伝達関数のゲイン特性と位相特性を図 **4.31** に示す．角周波数が 0.19 rad/s を超えるとゲインはおよそ -20 dB/dec で減少し，1.5 rad/s を超えると -40 dB/dec で減少する．位相は2次遅れ系であるので $-180°$ まで遅れる．

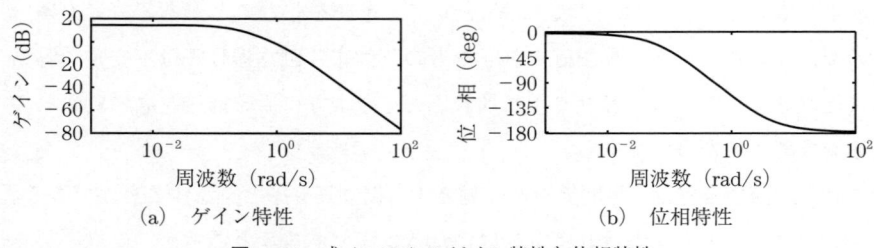

図 **4.31** 式 (4.122) のゲイン特性と位相特性

これに，側方への加速度に対する閾値の要素と，神経細胞での1次進み要素 $(s+0.076)$ を加える．ネコでは，前庭の神経細胞について発火頻度を出力とする伝達関数に高い周波数で位相進みがあることが知られている[36]†．

閾値の要素は非線形であるのでここでは考えないことにして，中枢での1次

---

† 耳石器に，変位に対して応答するものに加えて，速度に対して応答するものがあるとする考え方もある．

進み要素を加えた伝達関数

$$\frac{1.5(s+0.076)}{(s+0.19)(s+1.5)} \tag{4.123}$$

の特性は，図 **4.32** になる．角周波数の増加とともにゲインが増加し，位相も増加する**微分特性**を示す帯域がある．

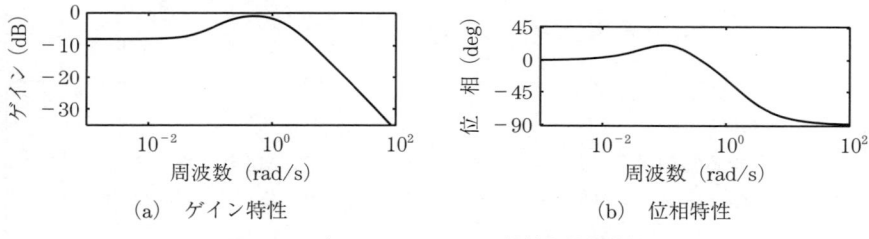

(a) ゲイン特性　　(b) 位相特性

図 **4.32**　式 (4.123) のゲイン特性と位相特性

微分特性を示す帯域では，変位の情報は微分されて速度の情報になる．速度の情報を得ることができれば，現在の速度に定数（時間に相当する）を乗じて未来の変位を予測することができる．倒立振り子では，速度の情報をフィードバックしないと立てることができないことが知られており，まさにヒトの姿勢制御のシステムにも速度を検出する機構が含まれている．

4.5.2　半　規　管

回転は**三半規管**で検出される．三半規管は前半規管，後半規管，および水平半規管で構成され，それぞれ異なる回転軸の回転を検出する．三半規管の内部はリンパ液で満たされており，管の付け根の膨大部に有毛細胞がある．有毛細胞の感覚毛は，ゲル状のクプラで束ねられている．頭部が回転するとき，半規管内のリンパ液は慣性によって静止したままであるので，図 **4.33** に示すように相対的に半規管内でリンパ液が流動することになり，クプラが動く．この現象は，2 階の線形微分方程式

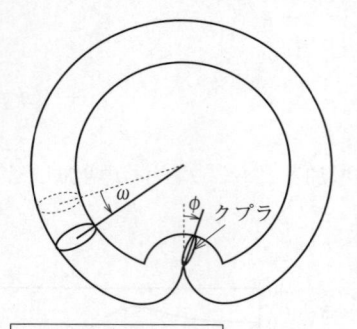

図 **4.33** 半規管内のリンパ液の流れとクプラの動きの模式図

コーヒーブレイク

デシベル

基準となる物理量との比の常用対数を求めたものの単位をベル（B）と呼ぶ。デシベルの「デシ」は単位の接頭語で 1/10 倍を意味する。比の常用対数なので

$$10 \log \frac{A}{A_0} \tag{4.124}$$

である。A がパワーの次元をもてば式 (4.124) であるが，振幅の場合には 2 乗してパワーの次元をもたせる。2 乗を対数の前に出して

$$20 \log \frac{A}{A_0} \tag{4.125}$$

となる。式 (4.125) は，A が 10 倍変化すると 20 dB 変化することを表している。

フィルタの帯域は，パワーの 1/2（振幅では $1/\sqrt{2}$）になる周波数で表されることが多く，

$$-3 \mathrm{dB} \cong 20 \log \frac{1}{\sqrt{2}} \tag{4.126}$$

である。

ところで，音の強さを表すときにも dB が使われる。このとき，音の強さ I_0 あるいは音圧 p_0 を基準として

$$10 \log \frac{I}{I_0} = 20 \log \frac{p}{p_0} \tag{4.127}$$

で表される。$I_0 = 10^{-12}\,\mathrm{Wm^2}$ で $p_0 = 20\,\mu\mathrm{Pa}$ であり，1 000 Hz の正弦波の最小可聴値にほぼ対応する。

4.5 平衡感覚

$$J\frac{d^2\phi}{dt^2} + b\frac{d\phi}{dt} + k\phi = \alpha J\frac{d\omega}{dt} \tag{4.128}$$

で表される.ここで,ϕ はクプラの角度,J は半規管内のリンパ液の慣性モーメント,b はリンパ液の単位角速度当りの粘性による抵抗の係数,k はクプラの弾性係数,α はクプラの角度と半規管内を流れるリンパ液(流体体積)の変位を半規管の角度に換算したものとの比†,ω は頭の角速度である.

頭の角速度とクプラの角度の間の伝達関数は,ϕ と ω のラプラス変換を $\Phi(s)$ と $\Omega(s)$ とすると

$$G(s) = \frac{\Phi(s)}{\Omega(s)} = \frac{\alpha T_1 T_2 s}{(T_1 s + 1)(T_2 s + 1)} \tag{4.129}$$

になる.ここで $k/J = 1/(T_1 T_2)$,$b/J = (T_1 + T_2)/(T_1 T_2)$ である.このシステムは,過減衰であるので,伝達関数は二つの実数の極($-1/T_1$ と $-1/T_2$)をもつ.長い時定数を T_1,短い時定数を T_2 とおくと,$b/k \cong T_1$,$J/b \cong T_2$ になる.

このシステムは 2 次系のバンドパス(帯域通過)フィルタである.図 **4.34**

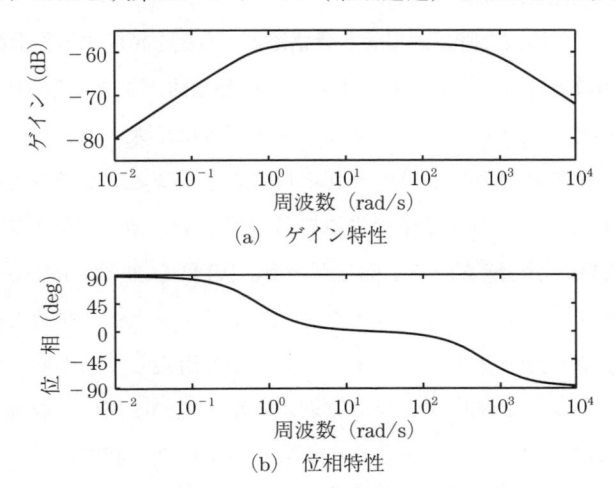

(a) ゲイン特性

(b) 位相特性

図 **4.34** 式 (4.129) のゲイン特性と位相特性

---

† Oman[37] らによって,頭の角速度がリンパ液の(流体体積の)変位(角度)に一致することが示されている.

に，$T_1 = 4\text{ s}$ および $T_2 = 1/657\text{ s}$ のとき（簡単のため $\alpha = 1$ とした）のゲイン特性と位相特性を示す．頭の角速度の周波数帯域[†1]は，このバンドパスフィルタのゲインがフラットな帯域にある．

4.6 筋骨格系

4.5節までは情報を入力する，つまりセンサとして振る舞うヒトの器官のモデルを扱った．本節では，動作を行う，つまり**アクチュエータ**として振る舞う筋のモデルについて述べる．

ヒトは米粒に文字を書いたり，ピアノの演奏のように素早く巧みな動作を行うことができるばかりでなく，重量挙げのように強大な力を発揮することができる．ヒトが作った単一の機械で，このように幅広い運動を行うことができるものはまだ開発されていない．

4.6.1 筋の構造と機能

筋には一般的に筋肉と呼ばれている**骨格筋**と，内蔵を構成する**平滑筋**がある[†2]．骨格筋には横紋と呼ばれる縞模様がある．筋は**筋線維**が集まったものであり，筋線維は**筋原線維**が集まったものである．筋原線維は，太いフィラメントと細いフィラメントで構成されており，それぞれに**ミオシン**と**アクチン**と呼ばれるタンパク質がある．ミオシン分子の先端には，アクチン結合部位と**アデノシン3リン酸（ATP）**分解酵素がある部分がある．ATPを加水分解するときに生じるエネルギーで，ミオシン分子はアクチンフィラメントへの結合と解離を繰り返し，ミオシン分子がアクチンフィラメント上を滑走して筋が収縮する．

太いフィラメントと細いフィラメントが重なっている部分で収縮力を発揮する．したがって，フィラメントどうしが重なっていない状態から，重なりを大きくすると，ある重なりまでは収縮力が増加する．重なりを大きくすることは

[†1] 頭の角速度がある周波数で変化するときの特性であることに注意する．
[†2] 心臓の筋肉，心筋の構造は骨格筋に類似する．

筋節を十分伸ばした状態から，筋節を縮めることに対応する．筋節をさらに縮めると，重なりの量が変化しなくなり，収縮力も一定になる．さらに筋節を縮めると，重なりの量が少なくなって収縮力が減少する．この過程を反対にして十分に縮んだ筋節を伸ばす過程で考えると，長くなるにつれて収縮力が大きくなり，一定になった後，減少することになる．つまり長くなるにつれて力が大きくなるバネに類似する性質をもつ．

ATP は，グルコースから無酸素で解糖系と，酸素を必要とする酸化的リン酸化で生成される．筋線維には酸化的リン酸化を行うミトコンドリアが多いものと少ないものがある．前者は酸素を消費しながらの持久的な運動に適する**遅筋線維**である．Type 1 線維と呼ばれる．また筋肉の赤い色素であるミオグロビンが多い．ミオグロビンは酸素分子を蓄える．酸素を筋に運ぶために毛細血管が発達している．ミオグロビンが多く赤筋と呼ばれる．ATP の加水分解速度は遅く，ゆっくりした収縮を行う．

ミトコンドリアが少ない筋は，瞬発力を発揮することに適する**速筋線維**である．Type 2a および Type 2b 線維と呼ばれる．Type 2a 線維は Type 2b 線維より持久力に優れる．ミオグロビンが少なく，白筋と呼ばれる．グリコーゲンを多く蓄えており，解糖系で無酸素的に分解して ATP を生成する．解糖系では乳酸が生成され，ATP 生成の効率は低い．ATP の加水分解速度が速く，速い収縮を行うことができる．

筋の滑らかな運動としなやかな特性は，筋が力を発生するだけではなく，バネとしての性質ももち合わせているからである．この性質は，Hill[38] によってモデル化されている．

4.6.2　Hill 型の筋モデル

Hill 型の筋モデル（図 **4.35**）は，収縮要素（力発生要素 f とそれに並列な粘性要素 d で構成される）と，それに直列に接続されている**弾性要素**（直列弾性要素）k で構成される．力発生要素は，上述のミオシンとアクチンによって発生する収縮力を現象論的にモデル化したものである．直列弾性要素は，筋に

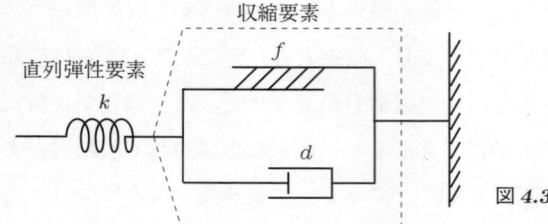

図 4.35 Hill 型の筋モデル

おもりを付けて固定して電気刺激によって収縮力を発生させている状態で，固定を外すと瞬時にある長さ縮む現象を説明する要素である．粘性要素は，上述の瞬時の収縮の後に，おもりの重さに反比例する速度でゆっくり収縮する現象を説明する要素である．

Hill 型の筋モデルについて，**図 4.36** に示す**等尺性収縮**（筋の長さが変化しない収縮）を考える．筋の両端が固定されており，力発生要素 f が力発揮するときの節点 A の運動を求める．節点 A において，**運動方程式は**

$$d\frac{dx(t)}{dt} + kx = f(t) \tag{4.130}$$

となる．

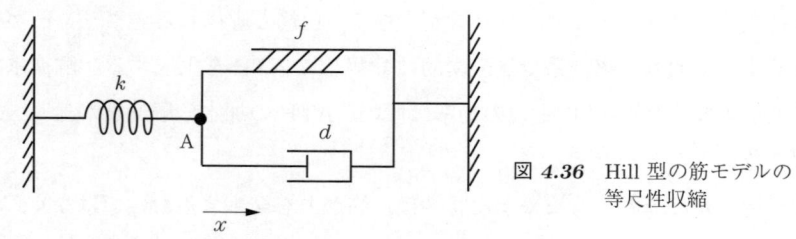

図 4.36 Hill 型の筋モデルの等尺性収縮

例 4.7 力発生要素 $f(t)$ を

$$f(t) = \begin{cases} 1 & (t \geq 0) \\ 0 & (t < 0) \end{cases} \tag{4.131}$$

とするときの節点 A の変位 $x(t)$ を求める．初期条件は $x(0) = 0$ とする．

$f(t) = 0$ とおいて同次形微分方程式の解を求めると

$$x(t) = c_1 e^{-(k/d)t} \tag{4.132}$$

となる．特解は定数 c と仮定して未定係数法を用いて求めると

$$c = \frac{1}{k} \tag{4.133}$$

になるので，非同次形微分方程式の一般解は

$$x(t) = \frac{1}{k} + c_1 e^{-(k/d)t} \tag{4.134}$$

となる．初期条件 $x(0) = 0$ より $c_1 = -1/k$ になるので

$$x(t) = \frac{1}{k} - \frac{1}{k} e^{-(k/d)t} \tag{4.135}$$

となる．

この問題をラプラス変換（**3.4.1**項参照）を用いて解く．微分方程式をラプラス変換して

$$dsX(s) + kX(s) = \frac{1}{s} \tag{4.136}$$

となる．ここで $\mathcal{L}\{x(t)\} = X(s)$ である．これから $X(s)$ を求めると

$$X(s) = \frac{1}{k}\left(\frac{1}{s} - \frac{1}{s + k/d}\right) \tag{4.137}$$

となり，逆ラプラス変換して

$$x(t) = \frac{1}{k} u(t) - \frac{1}{k} e^{-(k/d)t} \tag{4.138}$$

を得る．ここで，$u(t)$ は単位ステップ関数である．

このモデルは1次遅れ系であり，バネとダッシュポットによってローパス（低域通過）フィルタが構成されている．

Hill 型の筋モデルには，筋の質量が含まれていない．筋の質量 m を無視できない場合について等尺性収縮を考える．図 **4.37** のモデルで質量 m について運動方程式を求めると

$$m \frac{d^2 x(t)}{st^2} = f(t) - d \frac{dx(t)}{dt} - kx(t) \tag{4.139}$$

となる．これは，**バネ–マス–ダンパモデル**である．

この微分方程式を整理すると

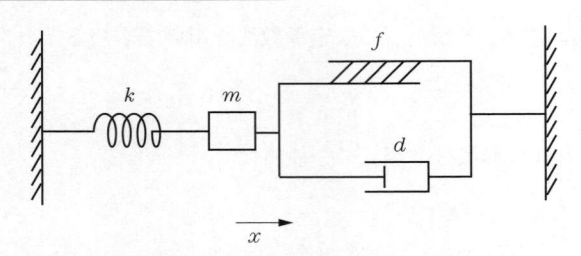

図 4.37 筋の質量を無視しない Hill 型の筋モデルの
等尺性収縮

$$m\frac{d^2x(t)}{dt} + d\frac{dx(t)}{dt} + kx(t) = f(t) \tag{4.140}$$

となる。一般解は，$d^2 - 4km$ に依存して 3 通りに分かれる。

〔**1**〕 **$d^2 > 4km$ の場合**　　微分方程式の特性根は異なる実数二つである。特性根を λ_1 および λ_2 とすると，$f(t) = 0$ とした同次形微分方程式の一般解は

$$x(t) = c_1 e^{\lambda_1 t} + c_2 e^{\lambda_2 t} \tag{4.141}$$

である（c_1 と c_2 は初期条件で決まる定数）。$f(t)$ が単位ステップ関数の場合，非同次微分方程式の特解は定数と仮定して，未定係数法で求めると $1/k$ になるので，一般解は

$$x(t) = \frac{1}{k} + c_1 e^{\lambda_1 t} + c_2 e^{\lambda_2 t} \tag{4.142}$$

となる。ここで

$$\lambda_{1,2} = \frac{-d \pm \sqrt{d^2 - 4km}}{2m} \tag{4.143}$$

である。

コーヒーブレイク

非同次形微分方程式の特解

　非同次形微分方程式の特解を求めるとき，$f(t)$ が多項式（定数を含む），指数関数，および三角関数のように，微分を繰り返しても複雑な関数にならないものは，特解の関数を仮定して未定係数法で求めることができることが多い。任意の関数を入力とするときの特解を求めるためには，定数変化法を用いる。

〔2〕 $d^2 = 4km$ の場合　　微分方程式の特性根は重根である。特性根を λ とすると，$f(t) = 0$ とした同次形微分方程式の一般解は

$$x(t) = c_1 e^{\lambda t} + c_2 t e^{\lambda t} \tag{4.144}$$

となる。したがって，$f(t)$ が単位ステップ関数の場合，非同次形微分方程式の一般解は

$$x(t) = \frac{1}{k} + c_1 e^{\lambda t} + c_2 t e^{\lambda t} \tag{4.145}$$

となる。

〔3〕 $d^2 < 4km$ の場合　　特性根は複素共役である。特性根を

$$\lambda_{1,2} = \alpha \pm j\beta \tag{4.146}$$

とおくと，$f(t) = 0$ とした同次形微分方程式の一般解は

$$x(t) = c_1 e^{(\alpha+j\beta)t} + c_2 e^{(\alpha-j\beta)t} \tag{4.147}$$

になる。実係数の微分方程式の解は，実関数で表すことができる。**オイラーの公式**（**1.2.3**項参照）を用いて基底関数を作り直すと

$$x(t) = e^{\alpha t}(c_3 \cos(\beta t) + c_4 \sin(\beta t)) \tag{4.148}$$

を得る。したがって，$f(t)$ が単位ステップ関数の場合，非同次形微分方程式の一般解は

$$x(t) = \frac{1}{k} + e^{\alpha t}(c_3 \cos(\beta t) + c_4 \sin(\beta t)) \tag{4.149}$$

となる。

例 4.8 $d^2 > 4km$ の場合について，$f(t)$ を単位ステップ関数，初期条件を $x(0) = 0$ および $v(0) = 0$ として $x(t)$ を求める。ここで，$v(t) = dx(t)/dt$ である。

一般解は

$$x(t) = \frac{1}{k} + c_1 e^{\lambda_1 t} + c_2 e^{\lambda_2 t} \tag{4.150}$$

である。ここで，c_1 と c_2 は初期条件によって決まる定数である。

$x(0) = 0$ より

$$\frac{1}{k} + c_1 + c_2 = 0 \tag{4.151}$$

また

$$\frac{dx(t)}{dt} = c_1 \lambda_1 e^{\lambda_1 t} + c_2 \lambda_2 e^{\lambda_2 t} \tag{4.152}$$

であるので

$$c_1 \lambda_1 + c_2 \lambda_2 = 0 \tag{4.153}$$

である。これらの初期条件の連立方程式から，初期条件によって決まる係数 c_1 と c_2 は

$$c_1 = \frac{-\lambda_2/k}{\lambda_2 - \lambda_1} \tag{4.154}$$

$$c_2 = \frac{\lambda_1/k}{\lambda_2 - \lambda_1} \tag{4.155}$$

と求められる。

等尺性収縮は，モデルの解析を行いやすく，実験も容易であることが多い。しかし，ヒトの運動では物をもち上げるなどのように筋の長さが変化することが多い。そこで簡単な例として，**等張性収縮**について考える。

筋の質量を無視できる図 **4.38** に示す場合を考える。おもりの質量を m とし，その変位を $x_1(t)$ とする。また節点 A の変位を $x_2(t)$ とすると，運動方程式は

$$f(t) = d\frac{dx_2(t)}{dt} + k\bigl(x_2(t) - x_1(t)\bigr) \tag{4.156}$$

$$m\frac{d^2 x_1(t)}{dt^2} = k\bigl(x_2(t) - x_1(t)\bigr) \tag{4.157}$$

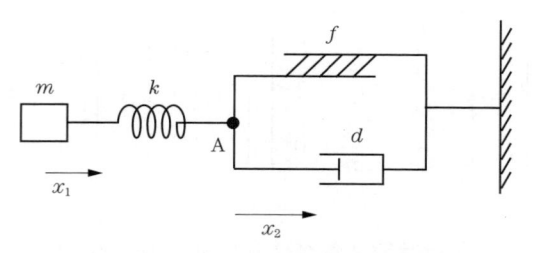

図 **4.38** Hill 型の筋モデルの等張性収縮

となる。式 (4.156), (4.157) から $x_1(t)$ を消去して整理すると

$$\frac{md}{k}\frac{d^3x_2(t)}{dt^3} + m\frac{d^2x_2(t)}{dt^2} + d\frac{dx_2(t)}{dt} = f(t) + \frac{1}{k}\frac{d^2f(t)}{dt^2} \qquad (4.158)$$

となる。

式 (4.158) は $f(t)$ に関する 2 次微分を含んでいるし,$x_2(t)$ に関しては 3 次微分を含む。$f(t)$ に単位ステップ関数のように簡単な関数を仮定しても,解析的にも数値的にも解きにくい。また,得たい情報はおもりの変位 $x_1(t)$ であるから,解析的には,まず $x_2(t)$ を求めてから $x_1(t)$ を求めることになり,非常に煩雑である。このような場合には,**状態変数**を用いて**状態微分方程式**で表すと解析しやすい。

機械系において状態方程式を立てるためには,状態変数を変位と速度にする。節点 A の変位を $y_1(t)$, おもりの変位を $y_2(t)$ とする。節点では変位のみを状態変数にとり,$y_1(t) = x_1(t)$ とする。おもりの変位を状態変数 $x_2(t)$ とする[†]。また,その速度 $dy_2(t)/dt$ を状態変数 $x_3(t)$ とする。運動方程式は状態変数を用いて

$$\frac{dx_3(t)}{dt} = \frac{k}{m}x_1(t) - \frac{k}{m}x_2(t) \qquad (4.159)$$

$$\frac{dx_1(t)}{dt} = -\frac{k}{d}x_1(t) + \frac{k}{d}x_2(t) + \frac{1}{d}f(t) \qquad (4.160)$$

$$\frac{dx_2(t)}{dt} = x_3(t) \qquad (4.161)$$

と表すことができる。したがって,状態微分方程式は

---

† 図 **4.38** の $x_1(t)$ と $x_2(t)$ とは異なることに注意する。

$$\frac{d}{dt}\begin{bmatrix} x_1(t) \\ x_2(t) \\ x_3(t) \end{bmatrix} = \begin{bmatrix} -\dfrac{k}{d} & \dfrac{k}{d} & 0 \\ 0 & 0 & 1 \\ \dfrac{k}{m} & -\dfrac{k}{m} & 0 \end{bmatrix} \begin{bmatrix} x_1(t) \\ x_2(t) \\ x_3(t) \end{bmatrix} + \begin{bmatrix} \dfrac{1}{d} \\ 0 \\ 0 \end{bmatrix} f(t) \quad (4.162)$$

となる。

また，おもりの変位は**状態変数ベクトル** $\boldsymbol{x}(t) = [x_1(t), x_2(t), x_3(t)]^T$ を用いて

$$y(t) = [0, 1, 0]\boldsymbol{x}(t) \quad (4.163)$$

と求められる。ここで，$y(t)$ はおもりの変位である。式 (4.163) は**出力方程式**と呼ばれる。

Hill 型の筋モデルに，さらに腱の弾性 k_t を並列に追加したモデル（図 **4.39** (a)）や，並列に接続された力発生要素と粘性要素にさらに並列に弾性要素 k_p を追加したモデル（図 **4.39** (b)）が提案されている。後者のモデルは，活動中

┤コーヒーブレイク├

状態微分方程式の解

1 入力 1 出力の状態微分方程式と出力方程式を一般的に

$$\frac{d\boldsymbol{x}(t)}{dt} = \boldsymbol{A}\boldsymbol{x}(t) + \boldsymbol{b}u(t) \quad (4.164)$$

$$y(t) = \boldsymbol{c}^T\boldsymbol{x}(t) + du(t) \quad (4.165)$$

とおくと，状態微分方程式の解は，初期値を $\boldsymbol{x}(0)$ とおいて

$$\boldsymbol{x}(t) = e^{\boldsymbol{A}t}\boldsymbol{x}(0) + \int_0^t e^{\boldsymbol{A}(t-\tau)}\boldsymbol{b}u(\tau)d\tau \quad (4.166)$$

で求められる。

右辺第 1 項は初期値に依存する項である。通常のシステムではエネルギーを失うので，この項は時間とともに減衰して 0 になる。

右辺第 2 項は入力 $u(t)$ に依存する項である。時間差 $t-\tau$ が大きくなるほど，指数関数の重みが小さな値になりその影響が小さくなる。時間 0 から t までの畳込み積分で，システムへの過去の入力が影響することを表している。

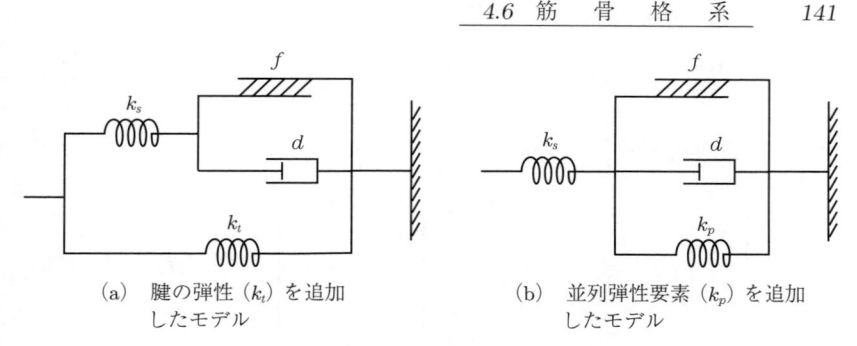

4.6 筋骨格系

(a) 腱の弾性 (k_t) を追加したモデル

(b) 並列弾性要素 (k_p) を追加したモデル

図 **4.39** Hill 型の筋モデルの拡張

の筋を伸展するときの力は，活動していない筋を，最初から伸展後の長さに維持しておいて活動させたときの力より大きいことを説明するために追加されたものである。

例 4.9 図 **4.40** のモデルにおいて，力発生要素が $f(t) = u(t)$ で力を発生するとき，おもりの変位 $y(t)$ を求める。おもり m の変位を $x_1(t)$ とし，直列弾性要素 k_s と収縮要素の節点の変位を $x_2(t)$ とおくと，二つの運動方程式

$$m\frac{d^2 x_1}{dt^2} - k_s(x_2 - x_1) + k_t x_1 = 0 \tag{4.167}$$

$$d\frac{dx_2}{dt} + k_s(x_2 - x_1) = f(t) \tag{4.168}$$

を得る。ここで

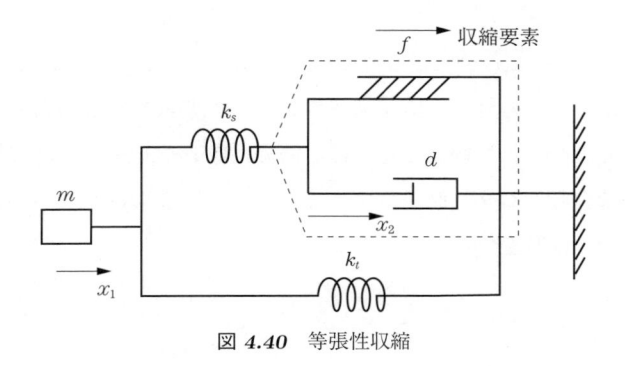

図 **4.40** 等張性収縮

$$x_3 = \frac{dx_1}{dt} \tag{4.169}$$

とおくと，状態方程式

$$\frac{d}{dt}\begin{bmatrix} x_1 \\ x_2 \\ x_3 \end{bmatrix} = \begin{bmatrix} 0 & 0 & 1 \\ \dfrac{k_s}{d} & -\dfrac{k_s}{d} & 0 \\ -\dfrac{k_s + k_t}{m} & \dfrac{k_s}{m} & 0 \end{bmatrix} \begin{bmatrix} x_1 \\ x_2 \\ x_3 \end{bmatrix} + \begin{bmatrix} 0 \\ \dfrac{1}{d} \\ 0 \end{bmatrix} f(t) \tag{4.170}$$

と出力方程式

$$y(t) = \begin{bmatrix} 1 & 0 & 0 \end{bmatrix} \begin{bmatrix} x_1 \\ x_2 \\ x_3 \end{bmatrix} \tag{4.171}$$

を得る．例えば，$k_s = 100\,\mathrm{N/m}$，$k_t = 50\,\mathrm{N/m}$，$d = 2\,\mathrm{Ns/m}$，$m = 0.1\,\mathrm{kg}$ とおくと，**図 4.41** に示す応答になる．

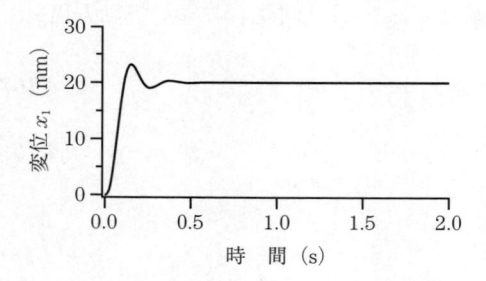

図 4.41 ステップ応答の例

筋のモデルでは，力発生要素 f のほかに，弾性要素や粘性要素も中枢からの指令によって調節されていると考える．筋の活動レベルを一定に維持していれば，これらは定数，つまり**時不変**である．しかし，筋の活動レベルが時々刻々変化する場合には**時変**である．

4.6.3 筋活動電位

神経細胞が活動すると活動電位が観測されるのと同様に，筋線維が活動するときにも活動電位が観測される．このときの電位を**筋活動電位**（electromyogram, **EMG**）と呼ぶ．筋の活動度が高いときには筋活動電位の振幅が大きく，活動度が低いときには活動電位の振幅は小さい．このため，筋活動電位は筋活動の指標としてしばしば計測される．本項では，筋活動電位の発生メカニズムとそのモデルについて述べる．

大脳運動野から発生された**運動指令**は，電気パルスとして脊髄の中のα**運動神経**に伝えられる（**図 4.42**）．α運動神経の軸索は筋線維につながっている．つまり，筋線維を直接収縮させる神経細胞はα運動神経である．

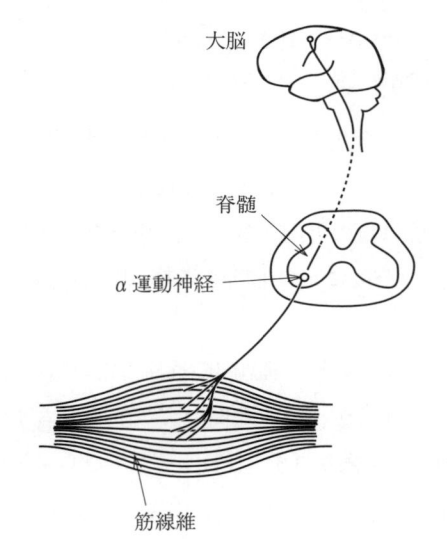

図 4.42 運動指令の伝達経路

α運動神経の軸索の先端からはアセチルコリンが放出される（**図 4.43**(a)）．これにより，筋線維の細胞膜のナトリウムイオンチャネルが開く．開いたナトリウムイオンチャネルを，細胞の外から内へナトリウムイオンが移動し，細胞が脱分極する（(b)）．脱分極によりさらにナトリウムイオンチャネルが開いて大量のナトリウムイオンが流入し，膜電位が急速に正の方向へ変化する．これ

144   4. システムとしての生体

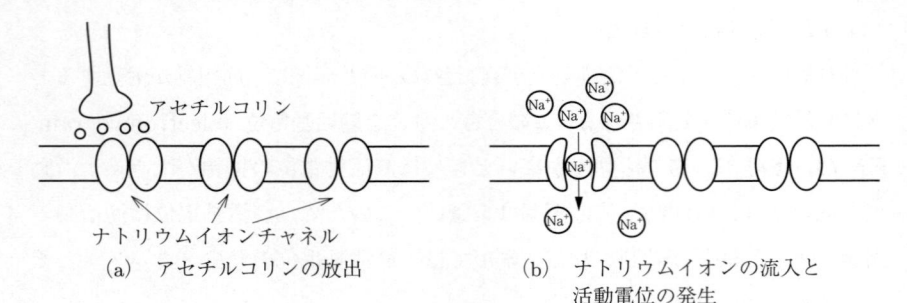

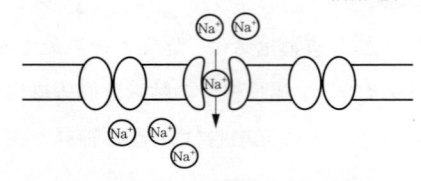

(a) アセチルコリンの放出

(b) ナトリウムイオンの流入と活動電位の発生

(c) 近傍の脱分極と活動電位の発生

図 4.43 筋活動電位の発生メカニズム

はポジティブフィードバックによる変化である．ナトリウムイオンチャネルはやがて閉じ，またナトリウムイオンチャネルにやや遅れてカリウムイオンチャネルが開く．これにより，膜電位は負の方向へ変化し，静止電位より少し過分極（after hyper polarization）した後に元の電位に戻る．以上が活動電位の発生のメカニズムである．

ナトリウムイオンが細胞内に流入すると，細胞内の近傍の電位も脱分極する．これにより，近傍のナトリウムイオンチャネルが開いてナトリウムイオンが流入し，上述の活動電位の発生の過程を繰り返す（(c)）．そしてさらに近傍のナトリウムイオンチャネルで活動電位が発生し，パルス状の電位が筋線維を伝わる．

筋活動電位（EMG）の計測方法は，用いる電極によって二つに大別できる．一つは針電極を筋に刺入する方法である．この方法では，筋線維にフック状の電極を引っ掛けることによって筋線維を伝わる活動電位を直接計測したり，針電極の先端部が多極のものを用いて電極先端部近傍の筋線維を伝わる活動電位を計測することができる．もう一つは，皮膚表面上に電極を貼る方法である．この方法で計測される筋活動電位は，針電極に比べて広い領域からの信号であ

る．そのために信号波形は，針電極で計測した波形に比べて鈍ったものになる．つまり，周波数が低下する．図 **4.44** は，自転車エルゴメータを漕いでいるときに表面電極で計測した外側広筋の EMG の例である．(a) に示す膝関節角度が $80°$ 程度のときにペダルを踏み込む力が大きく，(b) に示す EMG が大きい．

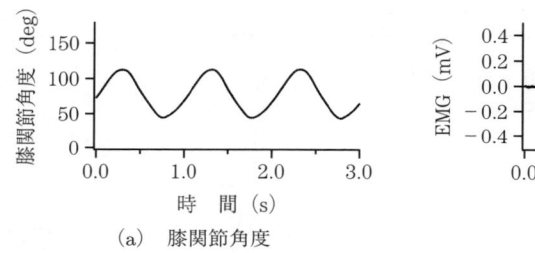

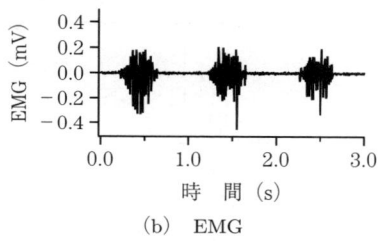

図 4.44 自転車エルゴメータを漕いでいるときの膝関節の角度と EMG

筋活動電位の振幅は，$1\,\mathrm{mV}$ 程度からそれ以下である．計測時には，ノイズの影響を受けやすいため，双極誘導で計測されることが多い．また表面電極では，電極と皮膚の間のインピーダンスを低くするため，アルコールによって皮脂を，研磨剤によって角質を除去し，導電性のゲルを用いることが多い．また，電極近くにインピーダンス変換回路を設けた**能動電極**もしばしば用いられる．筋活動電位の周波数は，表面電極では $5 \sim 500\,\mathrm{Hz}$ 程度である．針電極では $5\,000\,\mathrm{Hz}$ 程度までの成分を含んでいる．伝導速度は $2 \sim 6\,\mathrm{m/s}$ 程度である．伝導速度は太い筋線維では速く，細い筋線維では遅い．

〔1〕 **双極子モデル**　　表面電極で計測される EMG は，筋線維上を移動する電気双極子や三極子で良好に近似できる．図 **4.45** に示す 2 次元の簡単なモデルを考える．筋線維の走行方向に x 軸をとる．神経筋接合部から距離 x_0 の位置で上方向 y に電極がある．活動電位を近似する双極子の長さを a とし，x_0 からの位置を x_d とする．双極子は x_0 に近い側に I，遠い側に $-I$ の電流源とする．

電流源 I を中心に半径 r の球を考える．その球の表面積は $4\pi r^2$ であるから，球の表面での電流密度は

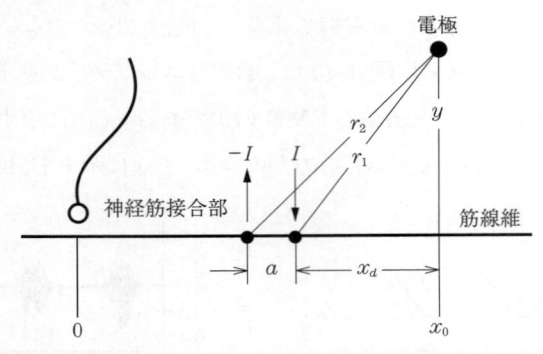

図 4.45 電気双極子による EMG のモデル

$$\frac{I}{4\pi r^2} \tag{4.172}$$

になる。半径 r から微小な厚さ $r+\Delta r$ までの電位差 ΔV は，媒質の抵抗率 ρ を用いて

$$\Delta V = \frac{I\rho}{4\pi r^2}\Delta r \tag{4.173}$$

である。

$\Delta r \to 0$ の極限をとって積分する。無限遠の電位を 0 として，任意の半径 r の電位 $\phi(r)$ は

$$\phi(r) = I\int_r^\infty \frac{\rho}{4\pi r^2}dr = \frac{I\rho}{4\pi r} \tag{4.174}$$

になる。

抵抗率 ρ は，導電率 σ の逆数であることに注意して

$$\phi = \frac{I}{4\pi\sigma}\frac{1}{r} \tag{4.175}$$

である。

I の電流源からの距離を r_1，$-I$ の電流源からの距離を r_2 とすると，二つの電流源によるポテンシャルは

$$\phi = \frac{I}{4\pi\sigma}\left(\frac{1}{r_1} - \frac{1}{r_2}\right) \tag{4.176}$$

である.

$r_1 = \sqrt{y^2 + x_d^2}$ と $r_2 = \sqrt{y^2 + (x_d + a)^2}$ を代入して

$$\phi = \frac{I}{4\pi\sigma}\left(\frac{1}{\sqrt{y^2+x_d^2}} - \frac{1}{\sqrt{y^2+(x_d+a)^2}}\right) \qquad (4.177)$$

となる.

双極子の移動速度を一定として v とおくと,双極子の x_0 からの距離は $x_0 - vt$ であるから

$$\phi(t) = \frac{I}{4\pi\sigma}\left(\frac{1}{\sqrt{y^2+(x_0-vt)^2}} - \frac{1}{\sqrt{y^2+(x_0-vt+a)^2}}\right) \qquad (4.178)$$

である.

筋の導電率には異方性があり,筋線維の走行方向の導電率はそれに垂直な方向の導電率より5倍程度大きい.筋線維の走行方向の導電率を σ_x,それに垂直な方向の導電率を σ_y として補正すると

$$\phi(t) = \frac{I}{4\pi\sigma_y}\left(\frac{1}{\sqrt{y^2\sigma_x/\sigma_y+(x_0-vt)^2}} - \frac{1}{\sqrt{y^2\sigma_x/\sigma_y+(x_0-vt+a)^2}}\right) \qquad (4.179)$$

となる.

以上は皮膚表面に点電極を貼付したときのポテンシャルである.電極が有限の面積をもつ場合には,点電極を短い距離でアレイ状に配置して考え,それらの電極で計測されるポテンシャルの平均で近似できる.また,複数の筋線維からの電位は,個々の筋線維上の双極子が作る電位の和として求められる.さらに,双極誘導で計測されるEMGは,二つの電極で計測される電位の差として求められる.

二つの電極(電極1と電極2)で双極誘導することを考える.筋の導電率を $1\,\mathrm{S/m}$,電気双極子の速度を $4\,\mathrm{m/s}$,電気双極子の電流源間距離を $0.05\,\mathrm{mm}$,双極子の電流を $0.2\,\mathrm{mA}$,電極の下 $2\,\mathrm{cm}$ に筋線維があるとする.電極1と神経・筋接合部の距離は $10\,\mathrm{cm}$ であるとし,電極2と神経・筋接合部の距離は $13\,\mathrm{cm}$

148   4. システムとしての生体

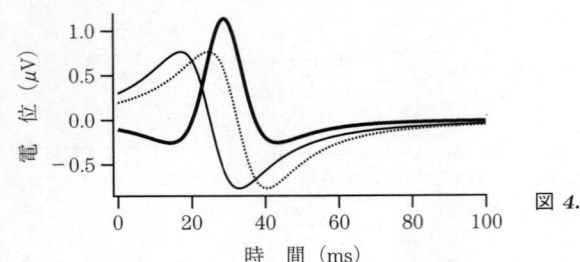

図 4.46 筋線維を伝わる電気双極子による電位

であるとする。図 4.46 の細い実線は電極 1 で計測される電位である。点線は電極 2 で計測される電位である。両者の差が太い実線である。

〔2〕 **細胞内電位を用いたモデル**[39)]　電気双極子よりもう少し厳密に電位を計算する。細胞内の活動電位 $e(x)$（単位を mV とする）は x を位置（単位を mm とする）として

$$e(x) = 768x^3 \exp(-2x) - 90 \qquad (4.180)$$

で表される（図 4.47(a)）。

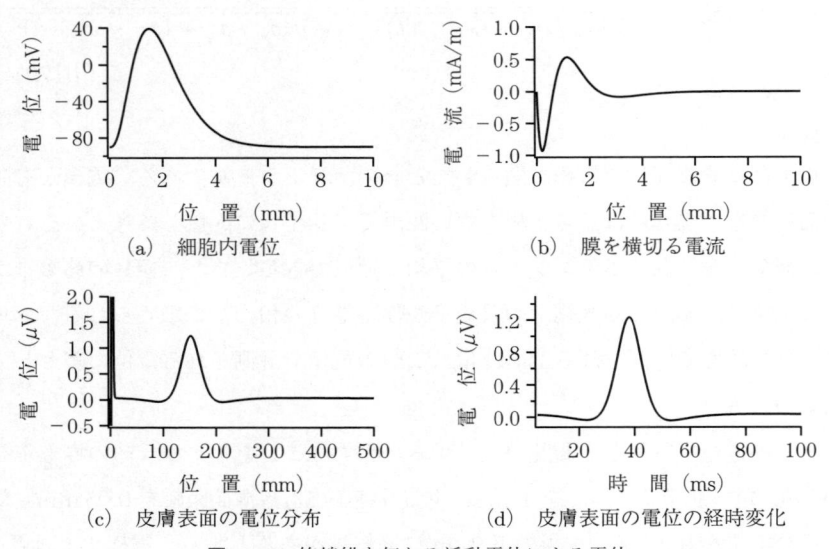

(a) 細胞内電位

(b) 膜を横切る電流

(c) 皮膚表面の電位分布

(d) 皮膚表面の電位の経時変化

図 4.47 筋線維を伝わる活動電位による電位

軸索内部の電界 $\boldsymbol{E}$ は

$$\nabla e(x) = -\boldsymbol{E} \tag{4.181}$$

であり，軸索の軸方向に流れる電流 $i_i(x)$ は，電界に軸索の断面積と導電率を乗じて

$$i_i(x) = -\frac{\pi d^2}{4}\sigma_i \frac{\partial e(x)}{\partial x} \tag{4.182}$$

である．

軸索内の x の位置から微小な長さ Δx を考える．Δx の距離を流れる間に減少する電流が膜を横切って流れる電流であるので，位置 x での電流 $i_i(x)$ の勾配に微小な長さ Δx を乗じて

$$\Delta i_i(x) = -\frac{\pi d^2 \sigma_i}{4}\frac{\partial^2 e(x)}{\partial x^2}\Delta x \tag{4.183}$$

と表せる．両辺を Δx で割ると単位長さ当りの膜を横切る電流になり，$\Delta x \to 0$ の極限を求めて，位置 x で膜を横切る電流 $i(x)$ は

$$i(x) = -\frac{\pi d^2 \sigma_i}{4}\frac{\partial^2 e(x)}{\partial x^2} \tag{4.184}$$

になる．ここで，d は筋線維の直径，σ_i は細胞内の導電率である．(b) に，d を $55\,\mu\mathrm{m}$，σ_i を $1.01\,\mathrm{Sm}^{-1}$ として計算した例を示す．

1点の電流源から筋線維の方向に x 離れている場所では，筋線維の深さを y_0 とすると，[1] と同様に距離に反比例する項 $w(x)$

$$w(x) = \frac{1}{4\pi\sigma_y}\frac{1}{\sqrt{(x_0-x)^2 + (\sigma_x/\sigma_y)y_0^2}} \tag{4.185}$$

が乗じられる．ここで，σ_y は半径方向の導電率，σ_x は線維方向の導電率である．

位置 x で観測される電位 $\phi(x)$ は，$i(x)$ と $w(x)$ の畳込み積分を求めればよい．そこで，$I(x)$ と $w(x)$ をフーリエ変換して $I(k)$ と $W(k)$ を求め，これらを乗算したものを逆フーリエ変換して

$$\phi(x) = \mathcal{F}^{-1}\{I(k)W(k)\} \tag{4.186}$$

のように計算することができる。(c) に, $w(x)$ を x_0 を 150 mm, y_0 を 20 mm とし，導電率の比を 5 倍と仮定して計算した電位を示す。ここで, $x = 0$ 付近のパルスは計算上のアーティファクトである。さらに，活動電位の伝導速度を 4 m/s と仮定すると (d) の電位の時間変化を得る[†]。

〔1〕のモデルでは，1 点で計測される電位はプラス側に振れた後，マイナス側に同じように振れた。これは，電気双極子を仮定しているからであり，式 (4.184) に示した電流分布のかわりに，電気双極子の位置に振幅が同じで符号が異なるデルタ関数（δ関数）状の電流を仮定することによって得られる。

4.6.4 運 動 単 位

α 運動神経は，図 **4.48** に示すように複数の筋線維につながっている。つまり，ある α 運動神経が発火するとそれにつながっている筋線維はすべて収縮する。したがって，α 運動神経とそれに支配されている筋線維が筋収縮の最小単

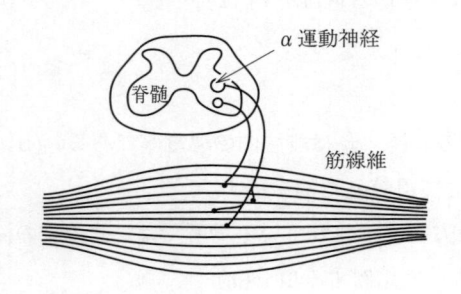

図 **4.48** 運動単位

コーヒーブレイク

筋活動電位から推定する運動単位

筋活動電位のシミュレーションは，皮膚表面で計測された筋電から，運動単位の深さ，大きさや分布を推定することなどに応用されている。**逆問題**であるので難しい課題である。

[†] 一定の伝導速度なので，空間軸上の波形と時間軸上の波形は同じ形である。

位であり，**運動単位**と呼ばれる．

α 運動神経の細胞体の大きさは一様ではなく，さまざまな大きさのものがある．発揮する力を徐々に大きくするとき，小さな運動単位から活動し，やがて大きな運動単位が活動することが知られている．これは Henneman の**サイズの原理**と呼ばれている．小さな運動単位は，一度興奮したときの収縮（単収縮）で発揮する力は小さく，収縮の持続時間は長い．また長時間収縮し続けることができる（S タイプ）．一方，大きな運動単位は，単収縮で発揮する力が大きく，持続時間は短い．容易に疲労し，長時間収縮し続けることはできない（FF タイプ）．S タイプと FF タイプの中間的な性質をもつ FR タイプも知られている．FR タイプは，FF タイプほど大きな力を発揮することはできないが，S タイプより大きな力を発揮することができる．また FF タイプよりは疲労耐性がある．**表 4.2** に三つの運動単位の特性を示す．

表 4.2 運動単位の特性

特 性	FF	FR	S
α 運動神経の細胞膜の時定数 (ms)	5.9	8.0	10.4
α 運動神経の AHP の持続時間 (ms)	65	78	161
Ia による α 運動神経の EPSP (mV)	1.3	1.8	3.2
単収縮の収縮時間 (ms)	24	15	63
単収縮力 (N)	0.066	0.003	0.004

細胞膜を抵抗とコンデンサで近似した簡単なモデルで考えると，小さな細胞体は早く閾値電位に達して発火するのに対して，大きな細胞体は十分な量の入力があるまで閾値電位に達せず，なかなか発火しない．上位中枢からの入力を受けたときの**興奮性シナプス後電位**（excitatory postsynaptic potential, EPSP）は，1981 年に Harrison ら[40]によって

$$v(t) = v_0 \left(\exp\left(-\frac{t}{T_1}\right) - \exp\left(-\frac{t}{T_2}\right) \right) \qquad (4.187)$$

で近似できることが報告されている．ここで，T_2 は膜電位が脱分極するときの時定数，T_1 は静止電位へ戻るときの時定数である．

図 **4.49** に，FF，FR および S タイプの EPSP のモデル波形を示す。S タイプの運動単位では，α 運動神経の細胞体が小さく，キャパシタンスが小さいために，同じ電流が流れ込んでも細胞体が大きい FF や FR より電位が大きく変化しやすい。

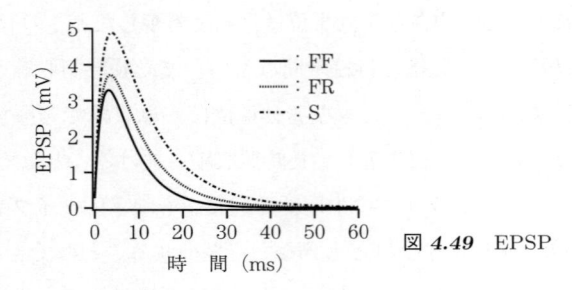

図 **4.49**　EPSP

力を調節するためには，運動単位を活動に参画させること（リクルートメント）のほかに，運動単位の発火頻度を高くすること（レートコーディング）でも実現できる。筋によって，小さな運動単位が多いものと大きな運動単位が多いものがある。

4.6.5　筋　紡　錘

筋はアクチュエータであるが，内部にセンサをもっている。そのセンサでは筋の長さや伸展速度を検出する。つまり，筋が収縮力を発揮して何らかの運動を行っているとき，筋の長さや伸展速度などの情報が中枢にフィードバックされる。例えば，図 **4.50** に示すように，膝の下部の腱（膝外腱）をたたくと大腿の筋が伸ばされ，その情報が脊髄の α 運動神経に戻されて大腿の筋を収縮させる。**伸張反射**と呼ばれる。これは，筋が伸ばされると元の長さを維持しようとする反射である。このとき，筋の伸張を計測するセンサが**筋紡錘**である。

筋紡錘は，図 **4.51** に示すように核袋線維と核鎖線維と呼ばれる 2 種類の錐内筋線維で構成されており，その両端は錐外筋線維に接合している。

核袋線維は，中央部に核が集まっているため膨らんだ形状である。膨らんでいる領域を赤道部，両端を極部と呼ぶ。赤道部の周囲に Ia 線維の末端が巻き付

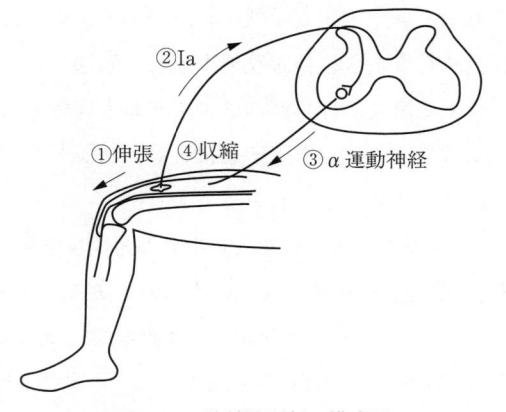

図 **4.50**　膝外腱反射の模式図

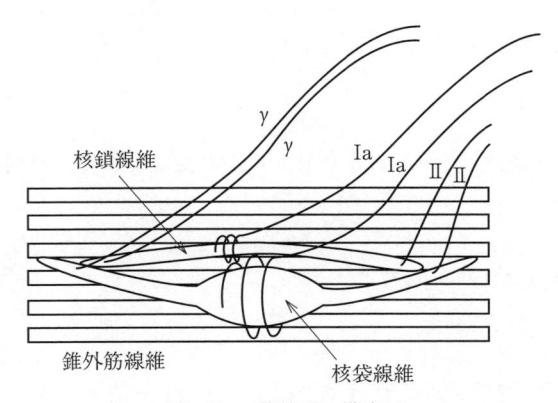

図 **4.51**　筋紡錘の模式図

いている．核鎖線維は，核袋線維より短い．文字どおり核が鎖状に並んでいるが，Ia 線維の末端が巻き付いている部分は核の密度が高い．通常，核鎖線維の両端は核袋線維に接続している．

　筋紡錘から，速度が Ia 線維によって，変位が II 線維によって中枢にフィードバックされる．錐内筋線維は，γ 運動神経によって収縮させられる．γ 運動神経の活動度が高いと錐内筋線維が収縮し，筋の伸張量が少なくても筋紡錘の活動度が高くなる．つまり，センサの感度が高い状態である．一方，γ 運動神経の活動度が低いと錐内筋線維は緩んでおり，筋の伸張量が多くないと筋紡錘

は活動しない。これはセンサの感度が低い状態である。筋紡錘の感度がつねに高いと，所望の運動を行うときに伸張反射が現れ，意図しない動作になる。

筋紡錘をモデル化する場合，Hill 型の筋のモデルと同様の収縮をつかさどる部分とセンサとして機能する部分を考えればよい。センサの部分は，最も簡単なモデルでは一つの弾性要素で表される。

図 **4.52** に示すモデルを考える。極部は右半分の力発生要素 γ，粘性要素 d および並列弾性要素 k_p が並列に接続されている部分である。センサ部分は直列弾性要素 k_s である。γ は一定であると仮定し，平衡状態にある筋紡錘が x_1 伸展される場合を考える。筋紡錘の先端の変位を $x_1(t)$，センサ部と極部の接点の変位を $x_2(t)$ とすると，平衡状態からの変位であるので γ を考える必要はなく

$$k_s(x_1(t) - x_2(t)) = d\frac{dx_2(t)}{dt} + k_p x_2(t) \tag{4.188}$$

となる。

筋紡錘の発火頻度を $y(t)$ とおき，センサ部の長さの変化に比例すると考えると，比例定数を a として

$$y(t) = a(x_1(t) - x_2(t)) \tag{4.189}$$

である。

$x_1(t)$ と $y(t)$ の関係を求めればよいので，$x_2(t)$ を消去してラプラス変換すると

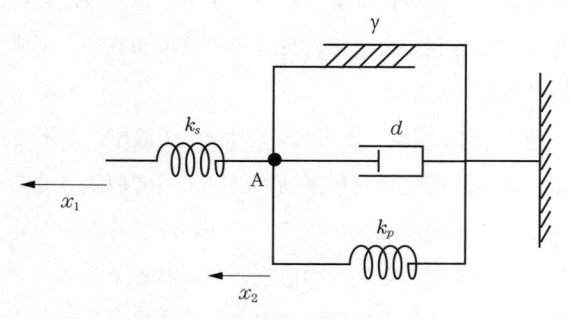

図 **4.52** 筋紡錘のモデル

$$Y(s) = a\frac{s + k_p/d}{s + (k_s + k_p)/d}X_1(s) \tag{4.190}$$

となる.

式 (4.190) は，筋紡錘のセンサ部の変位と発火頻度の間の伝達関数が1次進み1次遅れ系であることを示す．k_s と k_p は正であるから，k_s が k_p に比べて十分小さい場合には，筋紡錘の発火頻度はセンサ部の長さに比例し，k_s が k_p に比べて大きい場合には，筋紡錘の発火頻度はセンサ部の長さの変化速度に比例することを示す．

伸張反射は，筋が伸ばされたときに元の長さに戻るフィードバック系，つまり**ネガティブフィードバック系**を構成している．しかし，工学のネガティブフィードバックには，目標値が入力され，それに合わせるように動作することに対して（図 **4.53**(a)），生体では目標値の入力なく，フィードバック系自体にネガティブフィードバックの機構が組み込まれている（(b)）．伸張反射系では，筋への入力と筋の長さの関係が負のゲインで表されており，それがネガティブフィー

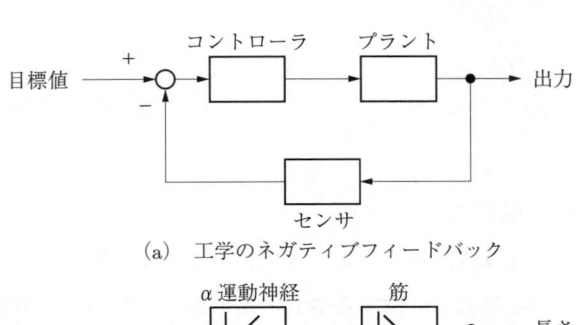

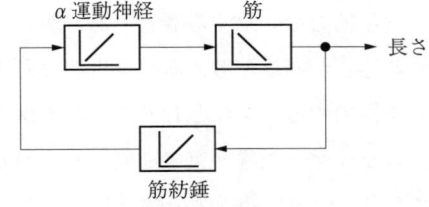

(a) 工学のネガティブフィードバック

(b) 伸張反射系のネガティブ
　　フィードバック

図 **4.53** 工学と伸張反射系のネガティブ
　　　　　フィードバック比較

ドバックの効果を生む．

　伸張反射系のモデルを構築する場合には，これに筋紡錘が発火してから α 運動神経に到達するまでの**遅れ時間**を考慮する必要がある．また，筋紡錘のセンサ部の長さと筋の長さの間には非線形な関係が知られている．

　さらに主働筋に伸張反射が起こっているときには，**図 4.54** に示すように Ia 線維から抑制性介在ニューロン（黒丸）を介して拮抗筋の活動が抑制される．これにより，主働筋の収縮を拮抗筋が妨げることがない．これを**相反神経支配**という．

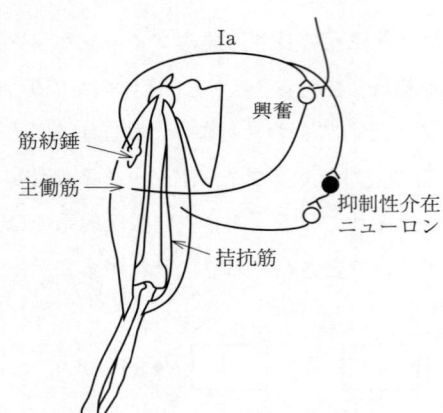

図 4.54　相反抑制

4.6.6　ゴルジ腱器官

　筋の長さや伸展速度は，筋紡錘によって検出されて中枢にフィードバックされる．一方，筋は収縮力を発生する器官であるから，収縮力を調整するためには，力を検出する器官があると考えるのは自然であろう．

　腱には，張力を検出するセンサとしての役割を担う**ゴルジ腱器官**がある．ゴルジ腱器官は，コラーゲン線維の束で構成されており，一方の端が腱あるいは腱膜に付着しており，他端は筋線維に融合している．コラーゲン線維の束に Ib 神経線維の端が分布している．Ib 線維はいくつかの運動単位の収縮によって発火する．運動単位の筋線維のうち，1, 2 本が受容器のコラーゲン線維の束につながっている．

4.6 筋骨格系　157

運動単位が強縮するとき，Ib線維の発火頻度は最初高く，つぎに減衰して，収縮力が一定に保たれている間は一定である。最初の高い発火頻度は，収縮力の増加速度に関係しており，ゴルジ腱器官の動特性を反映している。

ゴルジ腱器官が興奮すると，Ib線維を経由して主働筋の活動は抑制され，拮抗筋の活動が強められる。過剰な力によって腱や筋が損傷することを防いでいる。

4.6.7 筋の形状

筋には，長さが大きく変化する必要があるものと，大きな力を発揮する必要があるものがある。筋線維はいずれの場合でも同じものであるから，構造を工夫することによってこれらを実現している。

筋は，筋線維の方向と筋の長軸方向の関係から大きく2種類に分類される。一つは，図 4.55(a) に示すように筋線維の方向と筋の長軸の方向が平行な筋で，**平行筋**と呼ばれる。平行筋では長さの変化が大きく，縫工筋や腹直筋が代表例である。もう一つは，(b) に示すように筋線維の方向が筋の長軸に対して傾斜している筋で，**羽状筋**と呼ばれる。羽状筋では斜面の原理によって筋全体の短縮量が少ないかわりに大きな力を発生する。起立筋のように大きな力を発揮する筋に多く，ふくらはぎの筋である腓腹筋が代表例である。

羽状筋では，筋の長さの変化に伴って羽状角が変化する。羽状角が変化すると，同じ筋線維の収縮量に対して筋の収縮量が変化し，筋全体の収縮力の計算が複雑になる。

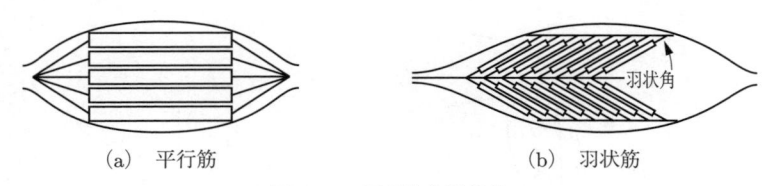

(a) 平行筋　　　　　(b) 羽状筋

図 **4.55**　平行筋と羽状筋

4.6.8 筋骨格系の剛体リンクモデル

ヒトの運動のモデルを考えるとき，体節を剛体とする**剛体リンクモデル**を考えればよい．例えば，前腕の運動は肘関節を回転中心とする剛体を考える．座位で下腿を振らせるペンドラムテストであれば，膝関節を回転中心とする剛体を考える．立位姿勢の維持を考えるときには，最も簡単には，脚と体幹を一つの剛体を考えて，足関節を回転中心とする倒立振り子を考えればよい．剛体であるのでその**慣性モーメント** I とし，関節周りの弾性や粘性を付加する．1自由度の回転運動の例を示す．

例 4.10 図 4.56 に示すペンドラムテストを考える．ペンドラムテストは，膝関節における伸張反射の定量化や，脳血管障害で麻痺した下肢の痙縮の評価に応用されている．下腿の慣性モーメントを I，膝関節周りの弾性を k，粘性力の比例係数を d，膝関節から下腿の重心まで長さを l とする．膝関節角度 θ は鉛直を $0°$ とする．

$$I\frac{d^2\theta}{dt^2} + d\frac{d\theta}{dt} + k\theta = -mgl\sin\theta \tag{4.191}$$

θ が小さい場合には，$\sin\theta \cong \theta$ と近似して

$$I\frac{d^2\theta}{dt^2} + d\frac{d\theta}{dt} + (k+mgl)\theta = 0 \tag{4.192}$$

の同次形微分方程式の解を求める問題になる．

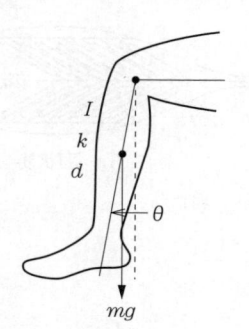

図 4.56 ペンドラムテスト

1リンクであれば，ニュートンの運動方程式を求めて解析することは容易である．2リンク以上の場合には，手先部から順番に解く方法もあるが，**ラグランジュの運動方程式**を用いるほうが計算が容易である．

ラグランジュの運動方程式は，運動エネルギーの総和を K，ポテンシャルエネルギーの総和を U とするとき，ラグランジュ関数 L を

$$L = K - U \tag{4.193}$$

とし

$$\frac{d}{dt}\left(\frac{\partial L}{\partial \dot{q}_i}\right) - \frac{\partial L}{\partial q_i} = u_i \qquad (i = 1, 2, \cdots, n) \tag{4.194}$$

である．ここで，n は運動の自由度，q_i は変位や角度，$\dot{q}_i = dq_i/dt$，u_i は外力である．

図 **4.57** に示す水平面内の2リンクの運動について，ラグランジュの運動方

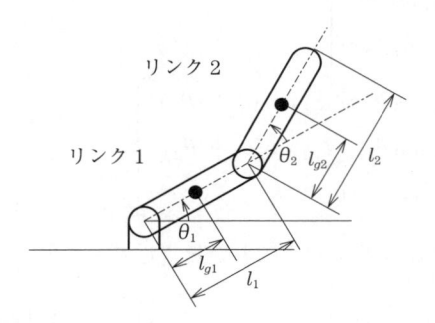

図 **4.57** 2リンク

コーヒーブレイク

伸張反射と腱反射

正常な四肢では，他動的に関節を屈曲・伸展しても抵抗力がなくスムーズであるが，痙縮がある場合には，速度に比例する抵抗力を感じる．これは伸張反射が強くなっている状態であり，脳血管障害によってフィードバックループが正常に機能しなくなっている．筋の収縮力が強くなると，ゴルジ腱器官の反射によって筋が弛緩し，収縮と弛緩を繰り返すことがある．二つのフィードバック制御系の異常による振動と考えることができる．

程式を用いて解析する。水平面内なので重力による位置エネルギーを考慮する必要はなく，$U=0$ である。リンク 1 の質量を m_1，慣性モーメントを I_1，長さを l_i，回転軸から重心までの長さを l_{g1} とする。リンク 2 についても，同様に質量を m_2，慣性モーメントを I_2，長さを l_2，回転軸から重心までの長さを l_{g2} とする。

リンク 1 とリンク 2 の運動エネルギー K は $\phi_1=\theta_1$，$\phi_2=\theta_1+\theta_2$ として

$$K = \frac{1}{2}m_1 v_1^2 + \frac{1}{2}I_1 \dot{\phi}_1^2 + \frac{1}{2}m_2 v_2^2 + \frac{1}{2}I_2 \dot{\phi}_2^2 \qquad (4.195)$$

である。したがって，リンクの重心の速度と角速度を求めればよい。

リンク 1 とリンク 2 の重心の位置 (x_i, y_i) と角度 ϕ_i を，ベクトル $\boldsymbol{x}_1$ と $\boldsymbol{x}_2$ で表すと

$$\boldsymbol{x}_1 = \begin{bmatrix} x_1 \\ y_1 \\ \phi_1 \end{bmatrix} = \begin{bmatrix} l_{g1} \cos\theta_1 \\ l_{g1} \sin\theta_1 \\ \theta_1 \end{bmatrix} \qquad (4.196)$$

$$\boldsymbol{x}_2 = \begin{bmatrix} x_2 \\ y_2 \\ \phi_2 \end{bmatrix} = \begin{bmatrix} l_1 \cos\theta_1 + l_{g2}\cos(\theta_1+\theta_2) \\ l_2 \sin\theta_1 + l_{g2}\sin(\theta_1+\theta_2) \\ \theta_1+\theta_2 \end{bmatrix} \qquad (4.197)$$

となる。したがって，重心の速度と角速度は t で微分して

$$\dot{\boldsymbol{x}}_1 = \begin{bmatrix} \dot{x}_1 \\ \dot{y}_1 \\ \dot{\phi}_1 \end{bmatrix} = \begin{bmatrix} -l_{g1}\dot{\theta}_1\sin\theta_1 \\ l_{g1}\dot{\theta}_1\cos\theta_1 \\ \dot{\theta}_1 \end{bmatrix} = \begin{bmatrix} -l_{g1}\sin\theta_1 & 0 \\ l_{g1}\cos\theta_1 & 0 \\ 1 & 0 \end{bmatrix} \begin{bmatrix} \dot{\theta}_1 \\ \dot{\theta}_2 \end{bmatrix}$$

$$\qquad (4.198)$$

$$= \boldsymbol{J}_1 \dot{\boldsymbol{\theta}} \qquad (4.199)$$

$$\dot{\boldsymbol{x}}_2 = \begin{bmatrix} \dot{x}_2 \\ \dot{y}_2 \\ \dot{\phi}_2 \end{bmatrix} = \begin{bmatrix} -l_1\dot{\theta}_1\sin\theta_1 - l_{g2}(\dot{\theta}_1+\dot{\theta}_2)\sin(\theta_1+\theta_2) \\ l_1\dot{\theta}_1\cos\theta_1 + l_{g2}(\dot{\theta}_1+\dot{\theta}_2)\cos(\theta_1+\theta_2) \\ \dot{\theta}_1 + \dot{\theta}_2 \end{bmatrix}$$
(4.200)

$$= \begin{bmatrix} -l_1\sin\theta_1 - l_{g1}\sin(\theta_1+\theta_2) & -l_{g2}\sin(\theta_1+\theta_2) \\ l_2\cos\theta_1 + l_{g1}\cos(\theta_1+\theta_2) & l_{g2}\cos(\theta_1+\theta_2) \\ 1 & 1 \end{bmatrix} \begin{bmatrix} \dot{\theta}_1 \\ \dot{\theta}_2 \end{bmatrix}$$
(4.201)

$$= \boldsymbol{J}_2\dot{\boldsymbol{\theta}} \tag{4.202}$$

となる．ここで，式 (4.198) と式 (4.201) の行列を $\boldsymbol{J}_1$ と $\boldsymbol{J}_2$ とし，$\boldsymbol{\theta}=[\theta_1,\theta_2]^T$ である．$\boldsymbol{J}_1$ と $\boldsymbol{J}_2$ は，それぞれ $\boldsymbol{x}_1$ と $\boldsymbol{x}_2$ を $\boldsymbol{\theta}$ で微分したヤコビ行列（**3.1.4**項参照）である．

運動エネルギー K は $v_i^2 = \dot{x}_i^2 + \dot{y}_i^2$ であるから

$$K = \sum_{i=1}^{2}\left(\frac{1}{2}m_i(\dot{x}_i^2+\dot{y}_i^2) + \frac{1}{2}I_i\dot{\phi}_i^{\,2}\right) \tag{4.203}$$

となる．行列で

$$K = \frac{1}{2}\sum_{i=1}^{2} \begin{bmatrix} \dot{x}_i \\ \dot{y}_i \\ \dot{\phi}_i \end{bmatrix}^T \begin{bmatrix} m_i & 0 & 0 \\ 0 & m_i & 0 \\ 0 & 0 & I_i \end{bmatrix} \begin{bmatrix} \dot{x}_i \\ \dot{y}_i \\ \dot{\phi}_i \end{bmatrix} \tag{4.204}$$

$$= \frac{1}{2}\sum_{i=1}^{2} \dot{\boldsymbol{x}}_i^T \boldsymbol{M}_i \dot{\boldsymbol{x}}_i \tag{4.205}$$

$$= \frac{1}{2}\sum_{i=1}^{2} \dot{\boldsymbol{\theta}}^T \boldsymbol{J}_i^T \boldsymbol{M}_i \boldsymbol{J}_i \dot{\boldsymbol{\theta}} = \frac{1}{2}\dot{\boldsymbol{\theta}}^T \boldsymbol{M} \dot{\boldsymbol{\theta}} \tag{4.206}$$

と表すことができる．ここで，$\boldsymbol{M} = \boldsymbol{J}_1^T \boldsymbol{M}_1 \boldsymbol{J}_1 + \boldsymbol{J}_2^T \boldsymbol{M}_2 \boldsymbol{J}_2$ である．$\boldsymbol{M}$ は慣性行列と呼ばれる．重心の座標 (x_i, y_i) とリンクの角度 ϕ_i で表されていた運動エネルギーを関節角度 θ_i の式で表すことができた．

つぎに M を求める。まずリンク 1 については

$$J_1^T M_1 J_1 = \begin{bmatrix} m_1 l_{g1}^2 + I_1 & 0 \\ 0 & 0 \end{bmatrix} \quad (4.207)$$

である。

リンク 2 については，$J_2^T M_2 J_2$ の (i,j) 成分を $J_2^T M_2 J_2(i,j)$ で表すと

$$J_2^T M_2 J_2(1,1) = m_2 l_1^2 + m_2 l_{g2}^2 + I_2 + 2m_2 l_1 l_{g2} \cos\theta_2 \quad (4.208)$$

$$J_2^T M_2 J_2(1,2) = m_s l_{g2}^2 + I_2 + m_2 l_1 l_{g2} \cos\theta_2 \quad (4.209)$$

$$J_2^T M_2 J_2(2,1) = m_2 l_{g2}^2 + I_2 + m_2 l_1 l_{g2} \cos\theta_2 \quad (4.210)$$

$$J_2^T M_2 J_2(2,2) = m_s l_{g2}^2 + I_2 \quad (4.211)$$

であるので

$$M(1,1) = m_1 l_{g1}^2 + I_1 + m_2 l_1^2 + m_2 l_{g2}^2 + I_2 + 2m_2 l_1 l_{g2} \cos\theta_2 \quad (4.212)$$

$$M(1,2) = m_s l_{g2}^2 + I_2 + m_2 l_1 l_{g2} \cos\theta_2 \quad (4.213)$$

$$M(2,1) = m_2 l_{g2}^2 + I_2 + m_2 l_1 l_{g2} \cos\theta_2 \quad (4.214)$$

$$M(2,2) = m_s l_{g2}^2 + I_2 \quad (4.215)$$

となる。

ラグランジュの運動方程式は

$$\frac{d}{dt}\left(\frac{\partial L}{\partial \dot{\boldsymbol{\theta}}}\right) - \frac{\partial L}{\partial \boldsymbol{\theta}} = \frac{d}{dt}(M\dot{\boldsymbol{\theta}}) - \frac{\partial L}{\partial \boldsymbol{\theta}} = M\ddot{\boldsymbol{\theta}} + \dot{M}\dot{\boldsymbol{\theta}} - \frac{\partial L}{\partial \boldsymbol{\theta}} = \boldsymbol{u} \quad (4.216)$$

となる。ここで，$\boldsymbol{u} = [u_1, u_2]^T$ はリンク i の回転軸に外力として加えられるトルクである。なお

$$\dot{M} = \begin{bmatrix} -2m_2 l_1 l_{g2} \dot{\theta}_2 \sin\theta_2 & -m_2 l_1 l_{g2} \dot{\theta}_2 \sin\theta_2 \\ -m_1 l_1 l_{g2} \dot{\theta}_2 \sin\theta_2 & 0 \end{bmatrix} \quad (4.217)$$

$$\frac{\partial L}{\partial \boldsymbol{\theta}} = \begin{bmatrix} 0 \\ -m_2 l_1 l_{g2} \dot{\theta}_1^2 \sin\theta_2 - m_2 l_1 l_{g2} \dot{\theta}_1 \dot{\theta}_2 \sin\theta_2 \end{bmatrix} \quad (4.218)$$

である．

一般に n 自由度のリンク系の運動方程式は

$$M(\boldsymbol{\theta})\ddot{\boldsymbol{\theta}} + h(\boldsymbol{\theta},\dot{\boldsymbol{\theta}}) + g(\boldsymbol{\theta}) = \boldsymbol{\tau} \qquad (4.219)$$

で表される．$\boldsymbol{\tau}$ は関節に外部から作用するトルクである．式 (4.216) では，$\boldsymbol{u} = \boldsymbol{\tau}$ であり，$\dot{M}\dot{\boldsymbol{\theta}} - \partial L/\partial \boldsymbol{\theta}$ が $h(\boldsymbol{\theta},\dot{\boldsymbol{\theta}})$ である．この項は遠心力・コリオリ力によるものである．$g(\boldsymbol{\theta})$ の項は，重力によるものであり，水平面内の運動であったので 0 である．

ヒトの運動の多くは，多関節で複数の自由度をもつ運動である．しかも，運動の自由度と関節や筋の自由度が異なっている．例えば，手先の運動を考える場合，上肢の関節の自由度は手関節に 3，肘関節に 1，肩関節に 3 を考える（7 自由度）．しかし，手先の運動は並進 3 と回転 3 の 6 自由度で記述できる．関節の自由度が高い冗長な系である．筋の自由度にいたっては，各関節の動作には複数の筋が関わっており，関節の自由度よりはるかに多い．したがって，何らかの規範のもとで運動を行っているはずである．

4.6.9 躍度最小モデル

4.6.8 項で述べた何らかの規範の一つが，躍度最小モデルである．躍度最小モデルについて本項で述べる．

テーブルの上にあるカップをつかむために手を動かすとき，カップの位置へ軌道は無限通りあるにもかかわらず，ほぼ一定の軌道を描く．このリーチング動作の軌道を 1985 年に Flash と Hogan[41] が理論的・実験的に明らかにした．一定の軌道は何らかの規範に従って生成されるものであり，彼らは加速度の時間微分である躍度を最小化するモデルを提案した．

水平面内（x–y 平面）のリーチング動作を考える．平面内の座標を (x,y) とする．動作の開始を $t=0$，終わりを $t=t_f$ とする．最小にすべき評価関数 C は

$$C = \frac{1}{2} \int_0^{t_f} \left((x''')^2 + (y''')^2\right) dt \tag{4.220}$$

である．ここで，$x''' = d^3x/dt^3$，$y''' = d^3y/dt^3$ である．これは，高階の導関数を含む汎関数の極値問題であるので，**変分**[†]で考えればよい．

一般に

$$C(x(t)) = \int_0^{t_f} L(t, x', x'', \ldots, x^{(n)}) dt \tag{4.221}$$

の極値は，オイラー–ポアソンの方程式

$$\frac{\partial L}{\partial x} - \frac{d}{dt}\frac{\partial L}{\partial x'} + \frac{d^2}{dt^2}\frac{\partial L}{\partial x''} \cdots (-1)^n \frac{d^n}{dt^n}\frac{\partial L}{\partial x^{(n)}} = 0 \tag{4.222}$$

で与えられる．

躍度最小モデルでは

$$L = \frac{1}{2}\left((x''')^2 + (y''')^2\right) \tag{4.223}$$

であるので

$$\frac{\partial L}{\partial x} = 0, \quad \frac{\partial L}{\partial x'} = 0, \quad \frac{\partial L}{\partial x''} = 0, \quad \frac{\partial L}{\partial x'''} = x''' \tag{4.224}$$

となり，式 (4.222) に代入すると

$$\frac{d^6 x}{dt^6} = 0 \tag{4.225}$$

を得る．また，同様に

$$\frac{d^6 y}{dt^6} = 0 \tag{4.226}$$

である．これは，$x(t)$ と $y(t)$ が時間 t に関する 5 次の多項式で表されることを示す．そして，動作の開始点と終点の条件のみを与えれば**軌道**が一意に定まる．その軌道は始点を x_0，終点を x_f とすると

[†] 汎関数の微分に関する方法．

$$x(t) = x_0 + (x_0 - x_f)(15\tau^4 - 6\tau^5 - 10\tau^3) \tag{4.227}$$

になる．ここで，$\tau = t/t_f$ である．

躍度最小モデルの速度波形は，図 **4.58** に示すようにベル型になる．ここで，始点 $x_0 = 0$ m，終点 $x_f = 1$ m，終点に達する時間 $t_f = 1$ s とした．

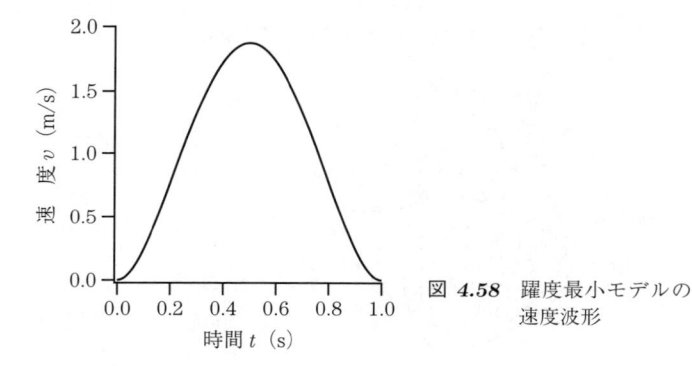

図 **4.58** 躍度最小モデルの速度波形

4.6.10 トルク変化最小モデル

躍度最小モデルでは，軌道は直線になる．しかし，実際には少しカーブする．また，躍度最小モデルでは外力が加わるときの軌道を再現できない．これを解決するモデルとして 1989 年に宇野ら[42]が**トルク変化最小モデル**を提案した．これは

$$C = \frac{1}{2} \int_0^{t_f} \sum_{i=1}^{n} \left(\frac{dz_i}{dt}\right)^2 dt \tag{4.228}$$

を最小化するモデルである．ここで z_i は i 番目の筋が関節に作用するトルクである．躍度最小モデルが運動の始点と終点の情報のみで規定されることとは異なり，トルク変化最小モデルでは，運動する腕の慣性モーメントや粘弾性も考慮される．トルク変化最小モデルは，経由点がある場合の軌道も躍度最小モデルより良好に再現できる．

4.7 循環系

循環系は，血液を送り出す**心臓**と**血管**で構成されている。心臓は胸郭のほぼ中央にあり，毎分 60～80 回の収縮と拡張を繰り返している。心臓は，成人では毎分 6 L の血液を送り出す。心臓の模式図を図 **4.59** に示す。

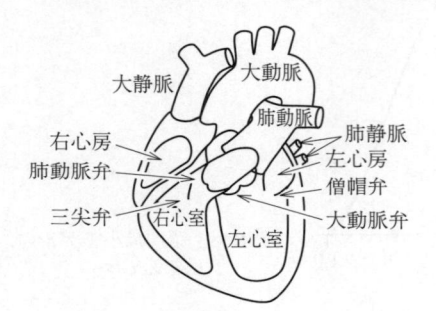

図 **4.59** 心臓の模式図

心臓（左心室）から送り出された血液は**動脈**を通って毛細血管に入り，ガスや物質の交換を行って**静脈**に集まり，再び心臓（右心房）に戻る。右心房に戻った血液は，右心室から肺動脈を経て肺に送られ，ガス交換を行った後に肺静脈を経て心臓（左心房）に戻る。

心臓の駆出力と血管の抵抗とコンプライアンスによって，流れる血液の量が決まり，また，**血圧**や血液中の**酸素濃度**によって，心臓の**駆出力**や**心拍数**が調整される複雑な**フィードバックシステム**を構成している。

4.7.1 心　　　臓

心臓の筋には骨格筋と同様に横紋がある。しかし，骨格筋とは異なり，介在板が存在し，また細胞間にネクサスがあって興奮を伝える役割を担っている。

心臓は規則的に拍動する。その拍動は，**自律神経系**と**内分泌系**によって調節されている。自律神経のうち，**交感神経**は心拍数を高くする。一方，**副交感神経**は心拍数を低くする。自律神経の活動は，呼吸による肺の伸展によって抑制

される。肺が伸展するとき，つまり吸気のときに副交感神経の活動が抑制されると，心拍は増加する。また，動脈の圧受容器からのフィードバックによって，交感神経は活動が抑制され，副交感神経は活動が高められる。交感神経が興奮しても洞結節が応答するには 1～2 s の時間遅れがある。Saul ら[43] は，図 **4.60** に示すように肺の伸展および圧受容器からの入力から交感神経および副交感神経の出力を単純な比例ゲイン（A_s と A_p）で，交感神経からの入力から洞結節の出力をむだ時間と 1 次遅れ系のローパスフィルタ

$$e^{-T_s s} \frac{K_s \omega_s}{s + \omega_s} \tag{4.229}$$

で，副交感神経からの入力から洞結節の出力を負のゲインをもつ 1 次遅れ系のローパスフィルタ

$$\frac{-K_p \omega_p}{s + \omega_p} \tag{4.230}$$

でモデル化した。ここで，T_s は交感神経が興奮してから洞結節が応答するまでのむだ時間である。

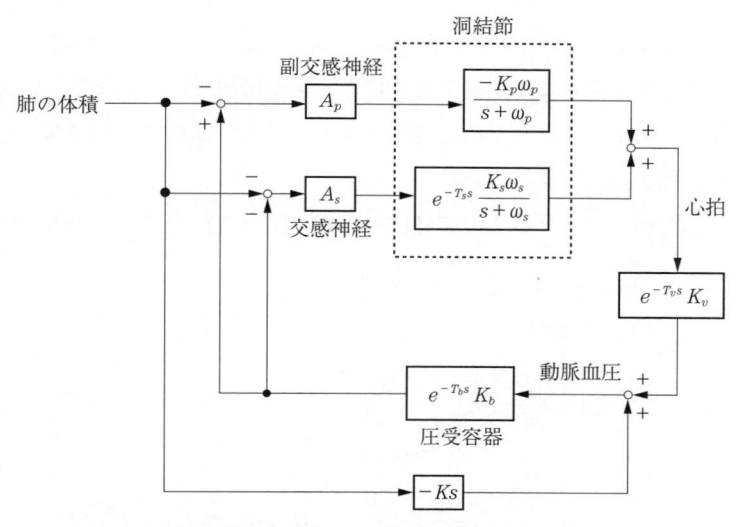

図 **4.60** 自律神経系と呼吸による心拍の調節のブロック線図

さらに，心拍の変動は T_v のむだ時間で動脈血圧を変化させる。圧受容器では，動脈血圧を瞬時に出力するので比例ゲイン（K_b）を仮定するが，自律神経の活動を変化させるのに T_b のむだ時間があると仮定する。また，呼吸は動脈血圧に直接作用し，吸気は動脈血圧を低下させ呼気は増加させる。これは，肺の体積の時間変化（微分）と負の係数（$-K$）でモデル化することができる。Saul らは，仰向けで寝ている状態では，$A_p = 2.5\,\mathrm{Hz/L}$，$A_s = 0.4\,\mathrm{Hz/L}$，$T_s = 1.7\,\mathrm{s}$，$f_s\,(=\omega_s/(2\pi)) = 0.015\,\mathrm{Hz}$，$K_s = 18\,\text{拍}\,\mathrm{min}^{-1}\,\mathrm{Hz}^{-1}$，$f_p = \omega_p/(2\pi) = 0.2\,\mathrm{Hz}$，$K_p = 6\,\text{拍}\,\mathrm{min}^{-1}\,\mathrm{Hz}^{-1}$，$T_v = 0.42\,\mathrm{s}$，$T_b = 0.3\,\mathrm{s}$ とした。

急に起立すると，上半身の血圧が急激に低下し，頸動脈などにある圧受容器がそれを検出して，交感神経を活動させて心拍を上げる。これが機能しないと，脳の血圧が下がったままになって失神する。激しい運動をするときには，筋内の血管に大量の血液が流入して血圧が低下する。圧受容器がこれを検出して心拍が増加する。内分泌系は，副腎から分泌される**アドレナリン**が血液によって運ばれることによって，心拍を高くする。ほかにも右心房内の体積センサや，血液中の酸素濃度センサなどの情報をもとに，心拍数や拍出の強度が調節されている。

交感神経が放出する**ノルアドレナリン**の受容体を，β ブロッカでふさぐと，通常であれば心拍が高くなる運動を行っても心拍が増加しにくくなる。副交感神経が放出するアセチルコリンの受容体をアトロピンでふさぐと，安静にしていても心拍は高い。

心臓の拍動のペースメーカは**洞結節**にある（**図 4.61**）。洞結節からの電気信

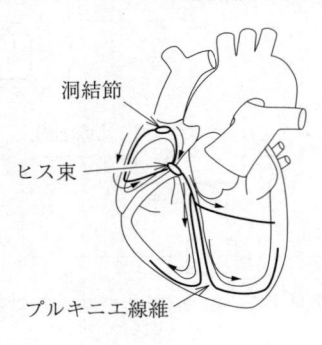

図 4.61 興奮の伝搬

号は 100 cm/s 程度の速度で右心房に広がり，右心房下部にある房室結節に集まる。房室結節からヒス束へ伝えられる。ここでは速度が 1 cm/s 程度に低下する。電気信号は，ヒス束からプルキニエ線維に伝えられ，再び 100 cm/s 程度の速度で心室に広がる。このように電気信号の伝播速度に違いがあるため，心房が先に収縮して 100 ms 程度遅れて心室が収縮する。

心筋細胞は，内側の細胞から先に興奮して外側の細胞に伝わる。興奮が醒めるときには反対に外側の細胞から醒める。このときの電気信号を計測したものが**心電図（ECG）**である。心電図の計測方法には，**四肢誘導**と**胸部誘導**の 2 通りがある。心電図は心臓ベクトルで考えればよい。心臓ベクトルは，心筋で発生している電気ベクトルの和として電気双極子で近似する。したがって，電荷の大きさと方向がわかればよい。四肢誘導で計測される前額面の心電図では，心臓を取り囲む正三角形に投影されたベクトルで表す。通常，右腕（RA），左腕（LA），左足（LL）で三角形を作る。この三角形は **Einthoven の三角形**と呼ばれる（図 *4.62*）。心臓を取り囲む胴体や手足を容積導体と考えるので，電位の計測場所は腕や足のどこでもよい。三角形の頂点に電極を考えるので，3 通りの電位がある（**表 *4.3***）。

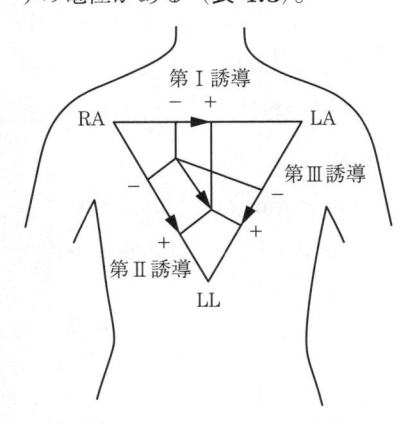

図 *4.62* Einthoven の三角形

表 *4.3* 心電図の電極位置と誘導

誘導	陽極	陰極
第 I 誘導	LA	RA
第 II 誘導	LL	RA
第 III 誘導	LL	LA

心電図の波形は，P 波，QRS 波，T 波に大別できる（**図 *4.63***）。P 波は洞房結節の脱分極に始まり，脱分極の時間は 30 ms 程度で房室結節に達する。QRS

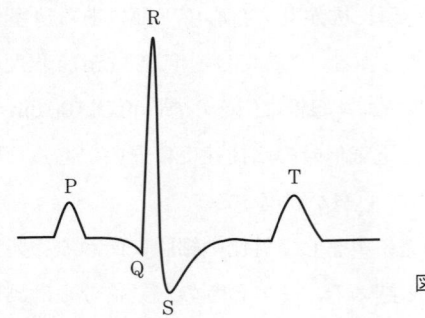

図 *4.63* 心臓図の模式図

波は心室の収縮に対応する．つぎに心室が再分極する．この過程はゆっくりで，収縮とは異なる過程を経るので，T波は振幅が小さく，QRS波より持続時間が長い．

　心筋細胞は，それぞれが自発的な収縮周期をもっている．ところが，細胞が集まってたがいに結合すると，いっせいに同じ周期で振動を始める．この同期現象は，**非線形振動子**において観察される現象である．線形振動子を結合すると，周波数の差がうなりとして観察される．また，線形振動子に外部から振動を加えると，外部から加えた振動の周波数で振動する．一方，非線形振動子では，その固有周波数とは大きく違う周波数で振動を加えると，外部からの振動の周波数と非線形振動子の固有周波数の振動が混合した複雑な振動を示す．外部から加える周波数が固有周波数に近いと，ある周波数範囲では外部から加えられた振動の周波数で振動する位相ロックを示す．

　心臓の拍動のモデルは，1928年に van der Pol と van der Mark[44] によって提案された．このモデルは，式 (*3.59*) で紹介した非線形の2階の微分方程式

$$\frac{d^2x}{dt^2} - c(1-x^2)\frac{dx}{dt} + x = 0 \qquad (4.231)$$

である．ここで，$c > 0$ である．式 (*4.231*) は，Liénard 変換

$$y = \frac{1}{c}\frac{dx}{dt} + \frac{x^3}{3} - x \qquad (4.232)$$

を用いて，位相空間の式

$$\frac{dy}{dt} = -\frac{x}{c} \tag{4.233}$$

$$\frac{dx}{dt} = c\left(y - \frac{x^3}{3} + x\right) \tag{4.234}$$

と変形できる．式 (4.233) と式 (4.234) は，任意の初期値について，つねにある一定の軌道を描くように推移する．この一定の軌道のことを，**リミットサイクル**と呼ぶ（**3.6.1** 項参照）．

図 **4.64** は，異なる四つの初期値 (a: $(0.5, 0.5)$, b: $(3, 5)$, c: $(-3, -3)$, d: $(-3, 4)$) から計算した軌道である．いずれも中央部の一定の軌道を描くように推移している（c の値によって，リミットサイクルの形状が変化するので，図 **3.9** とは異なる形状となっている）．

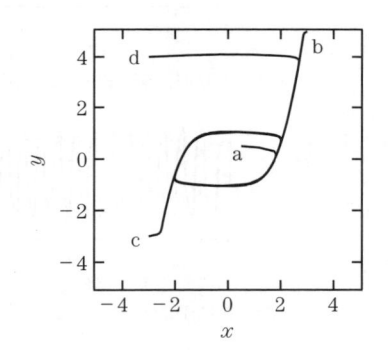

図 **4.64** 異なる初期値から計算した軌道

van der Pol のモデルに周期的に振動する外力を加える．微分方程式は

$$\frac{dy}{dt} = -\frac{x}{c} + \frac{A}{c}\sin\omega t \tag{4.235}$$

$$\frac{dx}{dt} = c\left(y - \frac{x^3}{3} + x\right) \tag{4.236}$$

になる．ここで，A は加える振動の振幅，ω は振動の角周波数である．加える振動の周波数が van der Pol のモデルの**固有周波数**に近いときには，加える振動の周波数で振動する．しかし，低い周波数あるいは高い周波数の振動を加えると，加える振動の周波数とモデルの固有の周波数が混合した複雑な振動を示す．

図 **4.65** は，(a) が外部から振動を加えない場合の x の経時変化である。(b) は 0.01 Hz の振動を加えた場合の応答で，振動は不規則である。(c) は 0.1 Hz の振動を加えた場合である。モデルの固有の周波数よりやや低いが，その周波数で周期的な振動を示している。(d) は 0.15 Hz の振動を加えた場合である。モデルの固有の周波数よりやや高いが，(c) と同様に周期的な振動を示している。(e) は 0.2 Hz の振動を加えた場合である。0.2 Hz で振動することはなく，モデルの固有の周波数と混合した複雑な振動を示している。

(a) 振動を加えない場合

(b) 0.01 Hz の振動を加えた場合

(c) 0.1 Hz の振動を加えた場合

(d) 0.15 Hz の振動を加えた場合

(e) 0.2 Hz の振動を加えた場合

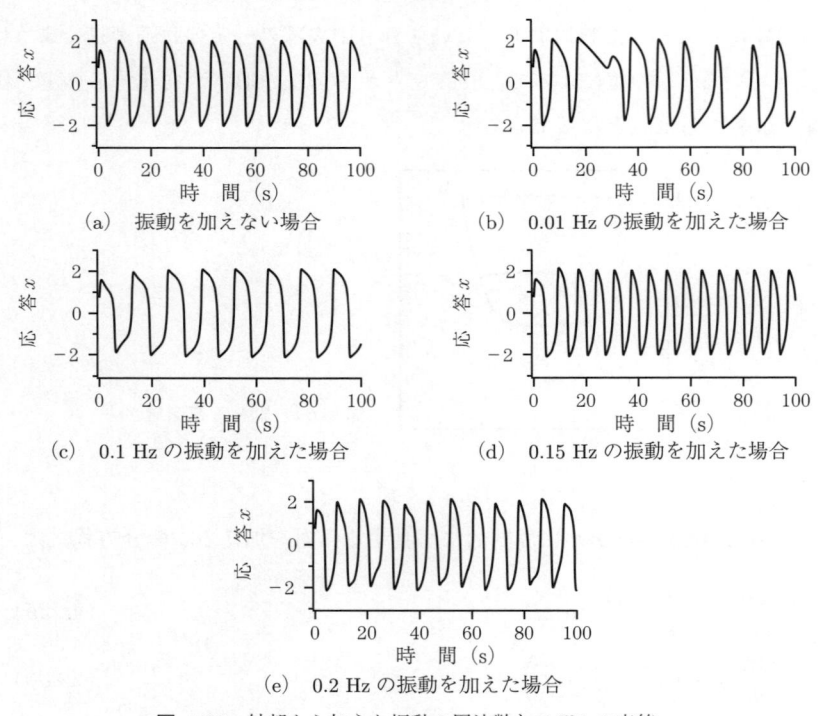

図 **4.65** 外部から加えた振動の周波数とモデルの応答 x

4.7.2 血　管　系

左心室から拍出された血液は，大動脈，動脈，細動脈，毛細血管へと流れる。大動脈は直径 3 cm 程度で，血管壁の内弾性板の外側を平滑筋が多重に覆ってい

る。動脈では平滑筋が平行にすきまなく巻き付いている。細動脈は直径が $50\,\mu m$ 程度で平滑筋の層が 1～3 層である。毛細血管では，平滑筋細胞の間にすきまがあり，内皮細胞が血管外部に接する。内皮細胞が血管の外部に接触しているので，酸素や栄養分が血管の外部の間質液に出る。また，二酸化炭素や老廃物が間質液を介して血液に取り込まれる。これらの輸送には，最初に内皮細胞に取り込まれるものと，内皮細胞には取り込まれず細胞間隙を通るものがある。

　血管を血液が流れる，つまり管の中を液体が流れるのであるから，抵抗があることは容易に想像できるであろう。また，動脈瘤などの例をあげるまでもなく，血管が血液によって膨らむことも理解できるであろう。これらのことから，等価回路で血管を表す場合には，抵抗とコンデンサが必要である。抵抗とコンデンサを組み合わせる血管系の等価回路としては，**windkessel** モデルが知られている。

　windkessel モデルには，素子の数が二つの簡単なモデルから 5 つの複雑なモデルがある。モデルが簡単であれはモデルによる近似は粗くなる。一方，モデルが複雑になると，精度よく近似できるようになる。

　2 要素の windkessel モデルは，抵抗一つとコンデンサ一つで構成される。図 **4.66** (a) のように抵抗とコンデンサを並列に接続したものである。$v(t)$ は心臓の駆動力であり，$i(t)$ は血流（体積流量）である。抵抗は R，末梢の血管の抵抗を表し，コンデンサの静電容量 C は血管のコンプライアンスを表す。この等価回路において定常状態を考えると，$v(t)$ が直流の場合には，コンデンサには電流は流れず，抵抗にのみ電流が流れる。一方，$v(t)$ が交流の場合には，その周波数が高いとコンデンサのインピーダンス（$1/(j\omega C)$）は小さくなり，きわめて大きな電流が流れる。実際には，末梢の血管以外にも抵抗を生じる場所が

コーヒーブレイク

windkessel
　windkessel とは，ドイツ語で昔の消防車に搭載されていたピストン型のポンプの空気室のこと。

174   4. システムとしての生体

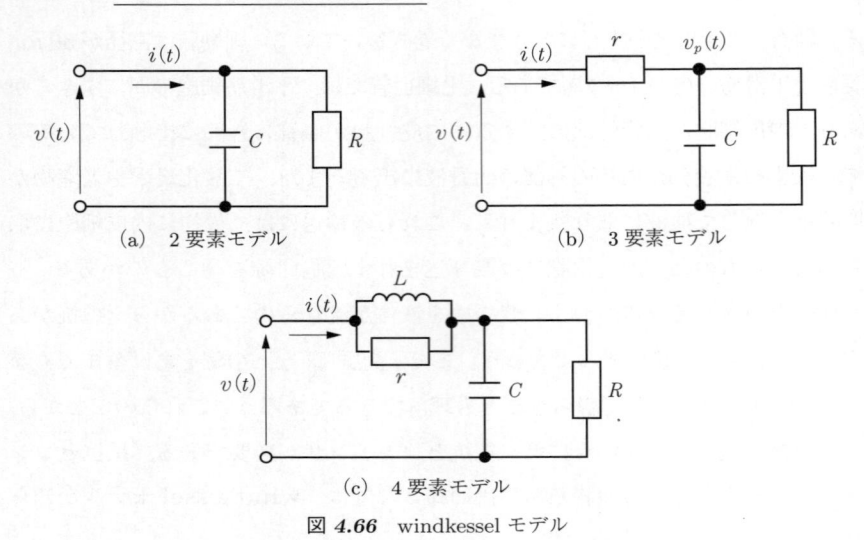

(a) 2要素モデル

(b) 3要素モデル

(c) 4要素モデル

図 *4.66* windkessel モデル

ある．また，心臓の拍動は 1 min に 60〜80 拍であるから，高い周波数を考慮する必要はない．

$v(t)$ と $i(t)$ の関係は，キルヒホッフの第 1 法則から

$$i(t) = \frac{v(t)}{R} + C\frac{dv(t)}{dt} \tag{4.237}$$

になる．

3要素の windkessel モデルには，(b) に示すように抵抗 r が追加されている．この抵抗 r は，大動脈あるいは肺動脈への弁による抵抗を示す．抵抗 R とコンデンサ C の並列接続で表される末梢の血管の入り口の電圧を $v_p(t)$ とおくと

$$v(t) = ri(t) + v_p(t) \tag{4.238}$$

$$i(t) = \frac{v_p(t)}{R} + C\frac{dv_p(t)}{dt} \tag{4.239}$$

と表せる．式 (4.238) と式 (4.239) から $i(t)$ を消去して $v_p(t)$ の微分方程式にすると，$v_p(t)$ に関する 1 階微分の微分方程式（非同次）になる．

一方，式 (4.238) と式 (4.239) から $v_p(t)$ を消去すると

$$Cr\frac{di(t)}{dt} + \left(1 + \frac{r}{R}\right)i(t) = C\frac{dv(t)}{dt} + \frac{1}{R}v(t) \tag{4.240}$$

を得る。ラプラス変換して伝達関数 $G(s)$ を求めると

$$G(s) = \frac{I(s)}{V(s)} = \frac{1}{r}\frac{s + 1/(CR)}{s + (1/C)(1/r + 1/R)} \tag{4.241}$$

となる。これは 1 次進み 1 次遅れ系である。$R = 0.900\,\mathrm{mmHg\,s\,mL^{-1}}$，$r = 0.039\,\mathrm{mmHg\,s\,mL^{-1}}$，$C = 1.333\,\mathrm{mL\,mmHg^{-1}}$ とすると，ゲイン特性と位相特性は図 **4.67** になる。心拍数は 1 min に 60～80 拍であるので，周波数ではおよそ 1～1.3 Hz となり，位相特性のピーク付近に対応する。

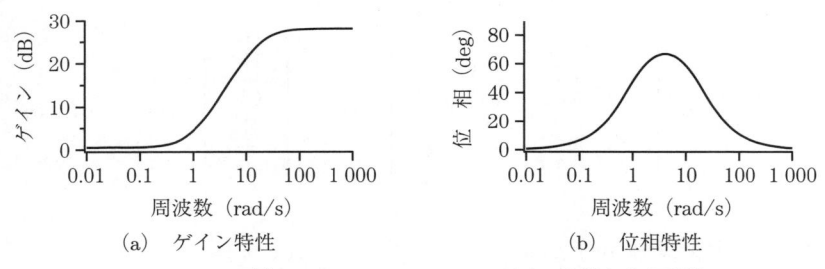

図 **4.67** 3 要素の windkessel モデルのゲイン特性と位相特性

4 要素の windkessel モデルでは，図 **4.66** (c) に示したように抵抗 r に並列にインダクタンス L が追加されている。インダクタンス L は血液のイナータンス（慣性）に対応する。素子の数が多いモデルでは，**状態方程式**で表すと解析しやすい。状態変数には，コンデンサの電圧とインダクタンスを流れる電流をとる。これは，状態微分方程式で表すことができるからである。

コンデンサの電圧を $x_1(t)$ とおくと，コンデンサに流れ込む電流は $Cdx_1(t)/dt$ と表すことができる。また，インダクタンスを流れる電流を $x_2(t)$ とおくと，インダクタンスの両端の電圧は $Ldx_2(t)/dt$ と表される。

キルヒホッフの第 2 法則から

$$v(t) = L\frac{dx_2(t)}{dt} + x_1(t) \tag{4.242}$$

を得る．また，キルヒホッフの第1法則から

$$x_2(t) + \frac{1}{r}L\frac{dx_2(t)}{dt} = C\frac{dx_1(t)}{dt} + \frac{x_1(t)}{R} \tag{4.243}$$

を得る．

式 (4.242) と式 (4.243) を整理すると

$$\frac{dx_1(t)}{dt} = -\frac{1}{C}\left(\frac{1}{R} + \frac{1}{r}\right)x_1(t) + \frac{1}{C}x_2(t) + \frac{1}{Cr}v(t) \tag{4.244}$$

$$\frac{dx_2(t)}{dt} = -\frac{1}{L}x_1(t) + \frac{1}{L}v(t) \tag{4.245}$$

なる．式 (4.244), (4.245) を $\boldsymbol{x}(t) = [x_1(t), x_2(t)]^T$ とおいて状態方程式で表すと

$$\frac{d\boldsymbol{x}(t)}{dt} = \begin{bmatrix} -\dfrac{1}{C}\left(\dfrac{1}{R} + \dfrac{1}{r}\right) & \dfrac{1}{C} \\ -\dfrac{1}{L} & 0 \end{bmatrix}\boldsymbol{x}(t) + \begin{bmatrix} \dfrac{1}{Cr} \\ \dfrac{1}{L} \end{bmatrix}v(t) \tag{4.246}$$

になる．

求めるものは電流 $i(t)$ であり

$$i(t) = \left[-\frac{1}{r}, 1\right]\boldsymbol{x}(t) + \frac{1}{r}v(t) \tag{4.247}$$

となる．式 (4.247) は出力方程式と呼ばれる．

4.8 代　　　謝

4.7節までは，組織や器官といった比較的大きなスケールのモデルについて述べた．本節では，スケールを小さくしてそれらを構成している細胞のモデルと**代謝**について述べる．ここでは，細胞の活動を表す膜電位，生化学反応，および血液中のブドウ糖濃度，解糖系の振動および遺伝子発現の調節機構を取り上げる．

血液中のブドウ糖の濃度が高くなると，膵臓から**インスリン**が分泌される．血液中のインスリン濃度が高くなると，ブドウ糖の組織への取込みが増えて，血

液中のブドウ糖濃度が低下する。血液中のブドウ糖濃度が低下すると，インスリンの分泌も低下する。このモデルとして，**4.8.2**項では Tolić のモデルを説明する。

4.8.1 生化学反応

細胞の中ではさまざまな物質が酵素によって別の物質に変えられる。例えば，食べ物を消化して吸収できる小さな分子にすること，吸収した分子を分解してATP（アデノシン3リン酸）を生成する，ATP を分解するときのエネルギーを用いて筋収縮を行うこと，体に有害な物質を無害な物質に変換することなど，さまざまな場面で酵素が働いている。

酵素と基質の反応のモデルとしてよく知られているものに，ミカエリス–メンテンの式

$$v = \frac{d\,[\text{P}]}{dt} = \frac{V_{\max}\,[\text{S}]}{K_m + [\text{S}]} \tag{4.248}$$

がある。ここで，[P] は酵素反応による生成物の濃度，[S] は基質の濃度，$V_{\max}$ は最大の反応速度で K_m は，最大の反応速度の 1/2 の速度になるときの基質の濃度である。

基質濃度が高い場合には，反応速度は基質濃度に依存しにくくなり，ほぼ $V_{\max}$ になる。反対に基質濃度が低い場合には，基質濃度に比例する。図 **4.68** に，$V_{\max}$ を 4，K_m を 0.5 として計算したミカエリス–メンテンの式の反応速

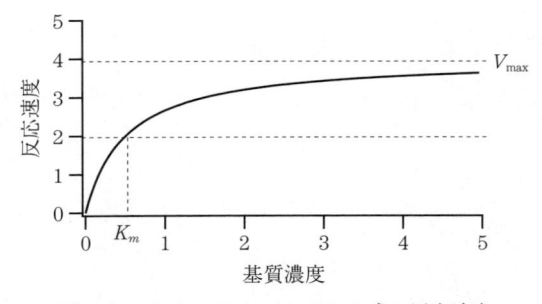

図 **4.68** ミカエリス–メンテンの式の反応速度

度を示す。

酵素反応では，まず酵素 E に基質 S が結合する。つぎに結合したものから生成物 P ができ，酵素と分離する。式で表せば

$$E + S \underset{k_r}{\overset{k_f}{\rightleftarrows}} ES \overset{k_c}{\to} P + E \tag{4.249}$$

となる。ここで，k_f，k_r および k_c は，それぞれの反応の速度定数である。

基質と酵素の親和性が高いと定数 K_m は小さく，反応速度は基質濃度が低くても $V_{\max}$ に近づく。また，定数 K_m は，基質と酵素の親和性のほかに，細胞内の pH や温度に依存する。

式 (4.248) は，定常状態においてつぎのように導かれる。基質，酵素，基質と酵素が結合したもの，および生成物の濃度については

$$\frac{d[E]}{dt} = -k_f[E][S] + k_r[ES] + k_c[ES] \tag{4.250}$$

$$\frac{d[S]}{dt} = -k_f[E][S] + k_r[ES] \tag{4.251}$$

$$\frac{d[ES]}{dt} = k_f[E][S] - k_r[ES] - k_c[ES] \tag{4.252}$$

$$\frac{d[P]}{dt} = k_c[ES] \tag{4.253}$$

が成り立つ。

この反応では，遊離している酵素と結合している酵素を足した濃度は一定なので

$$[E] + [ES] = [E]_0 \tag{4.254}$$

が成り立つ。定常状態では

$$\frac{d\,[E]}{dt} = 0 \tag{4.255}$$

$$\frac{d\,[ES]}{dt} = 0 \tag{4.256}$$

である。式 (4.254) を代入して [E] を消去して [ES] について解くと

$$[\text{ES}] = \frac{k_f[\text{E}]_0[\text{S}]}{k_r + k_c + k_f[\text{S}]} \tag{4.257}$$

となる。生成速度の式

$$v = \frac{d[\text{P}]}{dt} = k_c[\text{ES}] \tag{4.258}$$

に代入すると

$$v = \frac{k_c[\text{E}]_0[\text{S}]}{(k_r + k_c)/k_f + [\text{S}]} \tag{4.259}$$

を得る。

$k_c[\text{E}]_0 = V_{\max}$ および $(k_r + k_c)/k_f = K_m$ とおけば式 (4.248) となる。

式 (4.250)〜(4.253) を, $t = 0$ において $[\text{S}] = 1\,\text{M}$, $[\text{ES}] = 0\,\text{M}$, $[\text{E}] = 0\,\text{M}$, $[\text{P}] = 0\,\text{M}$, $k_f = 1.0\,\text{s}^{-1}$, $k_r = 0.01\,\text{s}^{-1}$, $k_c = 0.5\,\text{s}^{-1}$ として計算すると, 図 **4.69** になる。実線で示す基質の濃度は最初急激に減少する。破線で示す基質と酵素の結合物の濃度が急激に増加する。1点鎖線で示す酵素の濃度は急激に減少する。やがて基質の濃度が低下すると, 基質と酵素の結合物の濃度は減少し始める。酵素の濃度は増加し始める。基質の減少速度と生成物（点線）の増加速度もゆっくりになる。

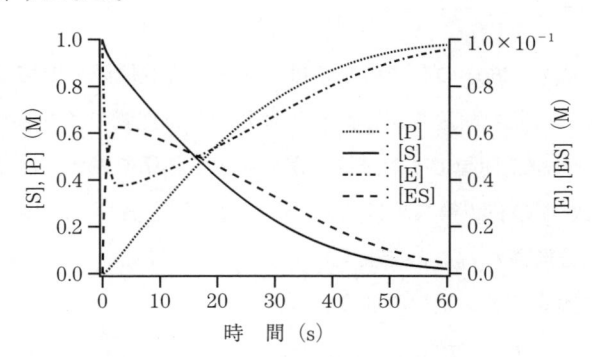

図 **4.69** 基質, 酵素, 基質と酵素の結合物および生成物の濃度の変化

4.8.2 血糖調節：Tolić のモデル[45]

Tolić のモデルでは，細胞へのブドウ糖の取込みと肝臓でのブドウ糖の生成が考慮されている．血漿中と細胞間隙のブドウ糖の量を G，血漿内のインスリンの量を I_p，細胞間隙のインスリンの量を I_i とし，血漿のインスリンの量と肝臓でのブドウ糖の生成の遅れを表すために x_1, x_2, および x_3 の三つの変数を導入する．ブドウ糖の濃度が高くなるは，膵臓でのインスリンの分泌を促進する．インスリン濃度が高くなると，ブドウ糖の取込みを促進し，また肝臓でのブドウ糖の生成を抑制する．ブドウ糖の細胞内への取込みは，細胞内のインスリンの濃度に依存するが，細胞内のインスリンの濃度は血漿内に比べるとゆっくり変化する．これが遅れの一つである．また，血漿中のインスリンの濃度の変化から遅れて肝臓でのブドウ糖の生成を抑制する効果が現れる．

血漿中のインスリン量の時間変化は

$$\frac{dI_p}{dt} = f_1(G) - E\left(\frac{I_p}{V_p} - \frac{I_i}{V_i}\right) - \frac{I_p}{t_p} \tag{4.260}$$

となる．ここで，$f_1(G)$ は膵臓でのインスリン生成で，ブドウ糖の濃度によって調節されており

$$f_1(G) = \frac{R_m}{1 + \exp((C_1 - G/V_g)/a_1)} \tag{4.261}$$

で表される．式 (4.260) の右辺第 2 項は，血漿と細胞間隙の間ではインスリンは濃度差による拡散で輸送されることを示す．V_p は血漿でインスリンが分布する体積を，V_i は細胞間隙でインスリンが分布する体積を表す．E は輸送速度である．式 (4.260) の右辺第 3 項はインスリンの分解を表しており，時定数 t_p で指数関数的に分解されることを表す．

細胞間隙のインスリン量の時間変化は

$$\frac{dI_i}{dt} = E\left(\frac{I_p}{V_p} - \frac{I_i}{V_i}\right) - \frac{I_i}{t_i} \tag{4.262}$$

で表される．右辺第 1 項は拡散による輸送を表し，第 2 項は時定数 t_i での分解を表す．

グルコースの量の時間変化は

$$\frac{dG}{dt} = G_{in} - f_2(G) - f_3(G)f_4(I_i) + f_5(x_3) \qquad (4.263)$$

$$\frac{dx_1}{dt} = \frac{3}{t_d}(I_p - x_1) \qquad (4.264)$$

$$\frac{dx_2}{dt} = \frac{3}{t_d}(x_1 - x_2) \qquad (4.265)$$

$$\frac{dx_3}{dt} = \frac{3}{t_d}(x_2 - x_3) \qquad (4.266)$$

で表される。G_{in} は外から注入されるブドウ糖の注入速度である。食物の摂取や静脈へのブドウ糖の注入を表す項である。$f_2(G)$ は，インスリンに依存しないブドウ糖の消費を表す。脳や神経細胞によるブドウ糖の取込みである。

$$f_2(G) = U_b\left(1 - \exp\left(-\frac{G}{C_2 V_g}\right)\right) \qquad (4.267)$$

で表される。

筋や脂肪細胞で消費されるブドウ糖は，ブドウ糖の濃度とインスリンの濃度の両方に依存する。ブドウ糖の濃度に依存する成分を

$$f_3(G) = \frac{G}{C_3 V_g} \qquad (4.268)$$

で表し，インスリンの濃度に依存する成分を

$$f_4(I_i) = U_0 + \frac{U_m - U_0}{1 + \exp\left(\beta \ln\left((I_i/C_4)(1/V_i + 1/(Et_i))\right)\right)} \qquad (4.269)$$

で表す。

肝臓でのブドウ糖の生成に対するインスリンの影響は

$$f_5(x_3) = \frac{R_g}{1 + \exp(\alpha(x_3/V_p - C_5))} \qquad (4.270)$$

で表される。

モデルのパラメータを $V_p = 3\,\text{L}$, $V_i = 11\,\text{L}$, $V_g = 10\,\text{L}$, $E = 0.2\,\text{L\,min}^{-1}$, $t_p = 6\,\text{min}$, $t_i = 100\,\text{min}$, $t_d = 36\,\text{min}$, $R_m = 210\,\text{mU\,min}^{-1}$, $a_1 = 300\,\text{mg\,L}^{-1}$,

$C_1 = 2\,000\,\mathrm{mg\,L^{-1}}$, $U_b = 72\,\mathrm{mg\,min^{-1}}$, $C_2 = 144\,\mathrm{mg\,L^{-1}}$, $C_3 = 1\,000\,\mathrm{mg\,L^{-1}}$, $U_0 = 40\,\mathrm{mg\,min^{-1}}$, $U_m = 940\,\mathrm{mg\,min^{-1}}$, $\beta = 1.77$, $C_4 = 80\,\mathrm{mU\,L^{-1}}$, $R_g = 180\,\mathrm{mg\,min^{-1}}$, $\alpha = 0.29\,\mathrm{L\,mU^{-1}}$, $C_5 = 26\,\mathrm{mU\,L^{-1}}$ として，一定速度（216 $\mathrm{mg\,min^{-1}}$）でブドウ糖を注入する場合を計算すると，**図 4.70** のように，ブドウ糖 (a) とインスリン (b) の濃度は初期値に依存する過渡応答を示した後に，周期 120 min 前後で振動的に変化する。

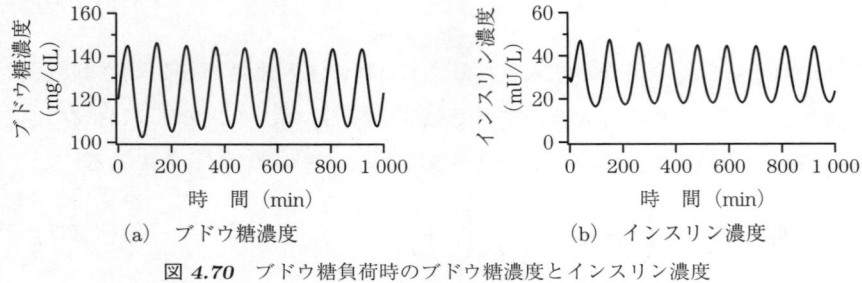

(a) ブドウ糖濃度

(b) インスリン濃度

図 **4.70** ブドウ糖負荷時のブドウ糖濃度とインスリン濃度

4.8.3 解糖系の振動

生物がエネルギーの貯蔵物質である ATP を得る方法には，酸素を必要としない**解糖系**と，それに続いて酸素を消費する TCA 回路と電子伝達系がある。解糖系ではブドウ糖（グルコース）は ATP を ADP（アデノシン 2 リン酸）に分解するときのエネルギーによってグルコース 6 リン酸に変換する。グルコース 6 リン酸は異性化されてフルクトース 6 リン酸になる。フルクトース 6 リン酸は PFK（ホスホフルクトキナーゼ）の働きによってフルクトース-1, 6-ビスリン酸に変換される。このとき ATP は ADP に分解される。この反応の酵素である PFK の働きは ATP によって抑制される。

解糖系では振動現象があることが知られている。Sel'kov[46] は 1968 年に以下に述べるモデルによって，**解糖系の振動**を説明した。このモデルでは，酵素が基質によって不活性化され，生成物によって活性化される。

つぎの反応を考える。

$$\overset{v_1}{\to} S_1 \tag{4.271}$$

$$S_1 + ES_2^\gamma \underset{k_{-1}}{\overset{k_{+1}}{\rightleftarrows}} S_1 ES_2^\gamma \overset{k_{+2}}{\to} ES_2^\gamma + S_2 \tag{4.272}$$

$$S_2 \overset{v_2}{\to} \tag{4.273}$$

$$\gamma S_2 + E \underset{k_{-3}}{\overset{k_{+3}}{\rightleftarrows}} ES_2^\gamma \tag{4.274}$$

ここで,S_1 は ATP で基質で一定速度 v_1 で入力される.S_2 は ADP で生成物であり,速度 $v_2 (= k_2[S_2])$ で不可逆的に減少する.結合していない酵素 E は不活性であるが,ES_2^γ になると活性化させる働きをもつ.濃度を $s_1 \equiv [S_1]$,$s_2 \equiv [S_2]$,$e \equiv [E]$,$x_1 \equiv [ES_2^\gamma]$,$x_2 \equiv [S_1 ES_2^\gamma]$ とおくと

$$\frac{ds_1}{dt} = v_1 - k_{+1} s_1 x_1 + k_{-1} x_2 \tag{4.275}$$

$$\frac{ds_2}{dt} = k_{+2} x_2 - k_{+3} s_2^\gamma e + k_{-3} x_1 - k_2 s_2 \tag{4.276}$$

$$\frac{dx_1}{dt} = -k_{+1} s_1 x_1 + (k_{-1} + k_{+2}) x_2 + k_{+3} s_2^\gamma e - k_{-3} x_1 \tag{4.277}$$

$$\frac{dx_2}{dt} = k_{+1} s_1 x_1 - (k_{-1} + k_{+2}) x_2 \tag{4.278}$$

を得る.

ここで,$e_0 = e + x_1 + x_2$ である.式 (4.275)〜(4.278) を

$$u_1 = \frac{x_1}{e_0}, \quad u_2 = \frac{x_2}{e_0}, \quad \sigma_1 = \frac{k_{+1} s_1}{k_{-1} + k_{+2}}, \quad \sigma_2 = \left(\frac{k_{+3}}{k_{-3}}\right)^{1/\gamma} s_2 \tag{4.279}$$

$$\tau = \frac{e_0 k_{+1} k_{+2}}{k_{-1} + k_{+2}} t, \quad u_1 + u_2 + \frac{e}{e_0} = 1 \tag{4.280}$$

を用いて無次元化する.

無次元化した式は

$$\frac{d\sigma_1}{dt} = v - \frac{k_{-1} + k_{+2}}{k_{+2}} u_1 \sigma_1 + \frac{k_{-1}}{k_{+2}} u_2 \tag{4.281}$$

$$\frac{d\sigma_2}{dt} = \alpha \left(u_2 - \frac{k_{-3}}{k_{+2}} \sigma_2^\gamma (1 - u_1 - u_2) + \frac{k_{-3}}{k_{+2}} u_1 \right) - \eta \sigma_2 \tag{4.282}$$

$$\epsilon \frac{du_1}{dt} = u_2 - \sigma_1 u_1 + \frac{k_{-3}}{k_{-1} + k_{+2}} (\sigma_2^\gamma (1 - u_1 - u_2) - u_1) \tag{4.283}$$

$$\epsilon \frac{du_2}{dt} = \sigma_1 u_1 - u_2 \tag{4.284}$$

となる。ここで

$$\epsilon = \frac{e_0 k_{+1} k_{+2}}{(k_{+1} + k_{+2})^2}, \quad v = \frac{v_1}{k_{+2} e_0}, \quad \eta = \frac{v_2(k_{-1} + k_{+2})}{e_0 k_{+1} k_{+2}},$$
$$\alpha = \frac{k_{-1} + k_{+2}}{k_{+1}} \left(\frac{k_{+3}}{k_{-3}}\right)^{1/\gamma} \tag{4.285}$$

である。

平衡に近いとき

$$\epsilon \frac{du_1}{dt} \cong 0, \quad \epsilon \frac{du_2}{dt} \cong 0 \tag{4.286}$$

であるので

$$u_2 \cong \sigma_1 u_1, \quad u_2 \cong \frac{\sigma_1 \sigma_2^\gamma}{\sigma_1 \sigma_2^\gamma + \sigma_2^\gamma + 1} \tag{4.287}$$

の関係を得る。これらの関係を用いると

$$\frac{d\sigma_1}{dt} = v - \frac{\sigma_1 \sigma_2^\gamma}{\sigma_1 \sigma_2^\gamma + \sigma_2^\gamma + 1} \tag{4.288}$$

$$\frac{d\sigma_2}{dt} = \alpha \frac{\sigma_1 \sigma_2^\gamma}{\sigma_1 \sigma_2^\gamma + \sigma_2^\gamma + 1} - \eta \sigma_2 \tag{4.289}$$

となる。

解糖系の振動の速度は遅く $v \ll 1$ である。したがって、平衡状態に近いときには

$$\frac{\sigma_1 \sigma_2^\gamma}{\sigma_1 \sigma_2^\gamma + \sigma_2^\gamma + 1} \cong \sigma_1 \sigma_2^\gamma \tag{4.290}$$

であるので

$$\frac{d\sigma_1}{dt} = v - \sigma_1 \sigma_2^\gamma \tag{4.291}$$

$$\frac{d\sigma_2}{dt} = \alpha \sigma_1 \sigma_2^\gamma - \eta \sigma_2 \tag{4.292}$$

の関係を得る。平衡点は $\sigma_1 = v/(\alpha v/\eta)^\gamma$ と $\sigma_2 = \alpha v/\eta$ である。

例 4.11 Sel'kov のモデルについて $\sigma_1 = x$, $\sigma_2 = y$ とおき, $v = 1$, $\alpha = 1$, $\gamma = 2$ および $\eta = 1$ とすると

$$\frac{dx}{dt} = 1 - xy^2 \tag{4.293}$$

$$\frac{dy}{dt} = xy^2 - y \tag{4.294}$$

となる。x **ヌルクライン**（**3.6**節参照）は

$$y = \frac{1}{\sqrt{x}} \tag{4.295}$$

であり（図 **4.71** の 1 点鎖線），y ヌルクラインは第 1 象限では

$$y = 0, \quad y = \frac{1}{x} \tag{4.296}$$

である。

$(x, y) = (2, 2)$ から計算した位相平面での軌道を図 **4.71**(a) に曲線で示す。$(1, 1)$ を中心にする**リミットサイクル**になる。x と y の時間発展を (b) と (c) にそれぞれ示す。

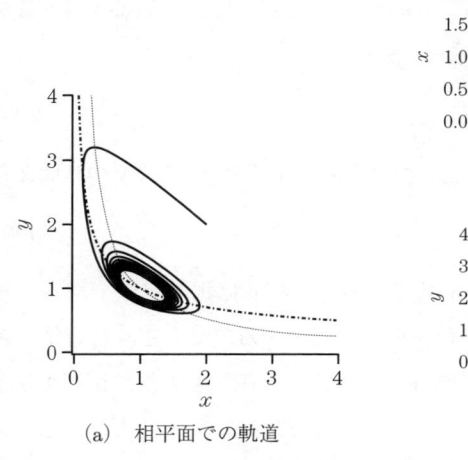

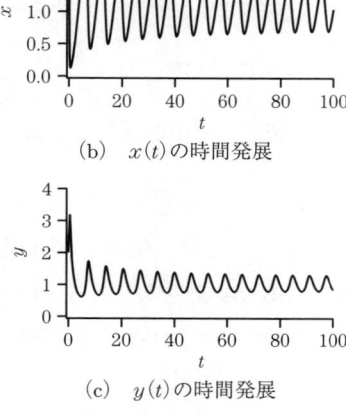

(a) 相平面での軌道

(b) $x(t)$ の時間発展

(c) $y(t)$ の時間発展

図 **4.71** 解糖系の ATP と ADP 濃度の振動

Sel'kov のモデルでは，$x \to 0$ と $y \to \infty$ ではリミットサイクルを示さなくなる．どのような状況でもリミットサイクルを示すように，Schnakenberg[47] が

$$\frac{dx}{dt} = x^2 y - x + b \tag{4.297}$$

$$\frac{dy}{dt} = -x^2 y + a \tag{4.298}$$

のモデルを提案した．ここで，Sel'kov のモデルとの対応は $\sigma_1 = y$ と $\sigma_2 = x$ である．このモデルでは平衡点は $\bar{x} = a + b$ と $\bar{y} = a/(a+b)^2$ である．

4.8.4 タンパク質の合成と mRNA による調節

DNA の情報は，**mRNA** によって転写され翻訳されてタンパク質が合成される．mRNA は一部は分解される．タンパク質も同様である．本項では，Griffith[48] の提案したモデルを説明する．一つは抑制型のモデル（ネガティブフィードバック）であり，もう一つは誘導型のモデル（ポジティブフィードバック）である．

まず抑制型のモデルを考える．一つの遺伝子 G が mRNA（その量を M とする）を生成し，この mRNA がタンパク質 E（その量を E とする）をコードしているとする．このタンパク質は，遺伝子 G に対して抑制的に作用する触媒とする．遺伝子 G にタンパク質 E が m 分子結合して

$$G + mE = GE_m \tag{4.299}$$

になると，遺伝子が mRNA を生成しなくなるとすると，mRNA の時間変化は

$$\frac{dM}{dt} = \frac{a}{1 + KE^m} - bM \tag{4.300}$$

で表される．ここで，K は平衡定数である．a と b は正の定数である．右辺第 1 項は mRNA を生成できる遺伝子の量に比例する項である．右辺第 2 項は mRNA の分解を示す．タンパク質の時間変化は，mRNA の量に比例すると仮定し

$$\frac{dE}{dt} = cM - dE \tag{4.301}$$

である。ここで，c と d は正の定数である。右辺第 2 項は，タンパク質の分解を示す。

濃度と時間の単位を変換すれば

$$\frac{dM}{dt} = \frac{1}{1+E^m} - \alpha M \qquad (4.302)$$

$$\frac{dE}{dt} = M - \beta E \qquad (4.303)$$

と表すことができる。

ヌルクラインはそれぞれ

$$E = \left(\frac{1}{K}\left(\frac{1}{\alpha M} - 1\right)\right)^{1/m} \qquad (4.304)$$

$$E = \frac{1}{\beta}M \qquad (4.305)$$

となる。

例 4.12 $\alpha = 1$，$\beta = 1$，および $m = 1$ のときのヌルクラインと初期値 $(M, E) = (10, 0)$ として軌道を求める。ヌルクラインは

$$E = \left(\frac{1}{M} - 1\right) \qquad (4.306)$$

$$E = M \qquad (4.307)$$

である。図 **4.72** に抑制型のモデルのヌルクラインをそれぞれ 1 点鎖線と点線で示す。二つの曲線の交点が定常値であり，ともに $(-1 + \sqrt{5})/2$ である。軌道を実線で示す。

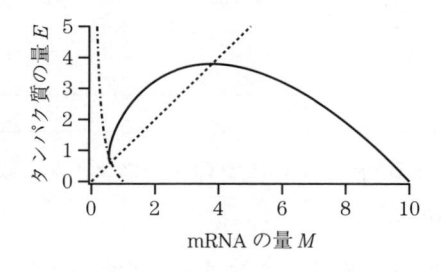

図 **4.72** 抑制型のモデルのヌルクライン

つぎに誘導型のモデルを考える。遺伝子 G にタンパク質 E が結合したものが活性をもつとする。言い換えれば，タンパク質が結合してない G は不活性である。mRNA とタンパク質の時間変化は

$$\frac{dM}{dt} = \frac{E^m}{1+E^m} - \alpha M \tag{4.308}$$

$$\frac{dE}{dt} = M - \beta E \tag{4.309}$$

と表せる。

ヌルクラインは

$$M = \frac{1}{\alpha}\frac{E^m}{1+E^m} \tag{4.310}$$

$$M = \beta E \tag{4.311}$$

である[†]。

例 4.13 $\alpha = 1$, $\beta = 1$, および $m = 2$ のときのヌルクラインと初期値 $(M, E) = (10, 0)$ として軌道を求める。

図 4.73 に誘導型のモデルのヌルクラインをそれぞれ 1 点鎖線と点線で示す。この例では，定常値は $(0, 0)$ になる。

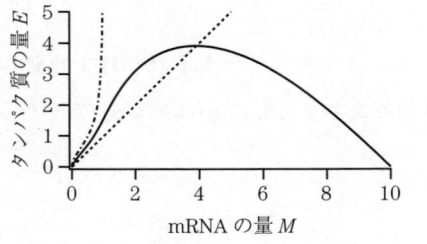

図 4.73 誘導型のモデルのヌルクライン

例 4.14 $\alpha = 0.4$, $\beta = 1$, および $m = 2$ のときのヌルクラインと初期値 $(M, E) = (10, 0)$ として軌道を求める。

[†] 抑制型では E を M の関数で表したが，誘導型では M を E の関数で表した。

4.8 代謝

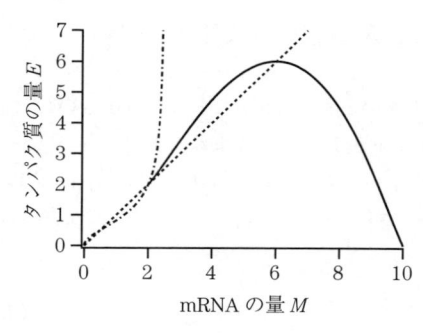

図 **4.74** 0 ではない定常値がある場合の誘導型のモデルのヌルクライン

図 **4.74** に，0 ではない定常値がある場合の誘導型のモデルのヌルクラインを，1 点鎖線と点線で示す．$m^m \alpha^m < (m-1)^{m-1}$ のときには 0 ではない安定な平衡点が存在する．この例では，定常値は $(2,2)$ になる．

問　　題

(1) シグモイド関数 $f(x) = 1/(1+\exp(x))$ の導関数 df/dx は $(1-f(x))f(x)$ になることを確かめよ．

(2) 空気中の音速を 340 m/s として波長が 18 cm（ヒトの頭の直径）になるときの周波数を求めよ．

(3) 図 **4.37** のモデルについて，$d^2 = 4$ km のとき，$f(t)$ を単位ステップ関数，$x(0) = 0$ および $v(0) = 0$ として $x(t)$ を求めよ．

(4) 図 **4.37** のモデルについて，$d^2 < 4$ km のとき，$f(t)$ を単位ステップ関数，$x(0) = 0$ および $v(0) = 0$ として $x(t)$ を求めよ．

(5) 図 **4.75** に示すモデルにおいて，節点の変位を x_1，おもりの変位を x_2 とする

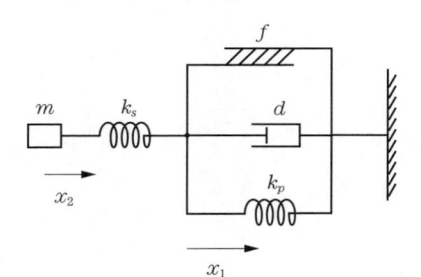

図 **4.75** 拡張された Hill 型の筋モデル

状態方程式と出力方程式を求めよ．入力を力発生要素が発生する力 f とし，出力 y をおもりの変位とする．

(6) 振り子の運動では，角度 θ が小さいときに $\sin\theta \cong \theta$ の近似が用いられる．θ と $\sin\theta$ の関係をグラフにし，それに傾き1の直線を重ねて描け．

(7) 躍度最小モデルの軌道 $x(t) = a_0 + a_1 t + a_2 t^2 + a_3 t^3 + a_4 t^4 + a_5 t^5$ は，$t=0$ のときに $x(0) = x_0$, $t = t_f$ のときに $x(t_f) = x_f$ で，速度と加速度はいずれの時間でも0として求めると

$$x(t) = x_0 + (x_0 - x_f)(15\tau^4 - 6\tau^5 - 10\tau^3) \qquad (4.312)$$

になることを示せ．ここで，$\tau = t/t_f$ である．

(8) 式 (4.233), (4.234) が0であるヌルクラインを描け．つぎにヌルクライン上の点が動く方向を矢印で示せ．また，ヌルクラインで区切られた領域の任意の点について，その移動方向を矢印で示せ．

(9) 式 (4.238), (4.239) で示された3要素の windkessel モデルについて，伝達関数 $G(s) = V_p(s)/V(s)$ を求めよ．ここで，$V_p(S)$ と $V(s)$ はそれぞれ $v_p(t)$ と $v(t)$ のラプラス変換である．

(10) 問題 (9) において $v(t)$ が単位ステップ関数であるとき，$v_p(t)$ を求め，つぎに $i(t)$ を求めよ．$v_p(0) = 0$ とする．

(11) ある細胞についてイオンの濃度は**表 4.4** のとおりで，活動電位のピークではイオンの透過率の比が $P_K : P_{Na} : P_{Cl} = 1 : 20 : 0.5$ である．20°C のときの膜電位を求めよ．

表 4.4 イオンと濃度

イオン	細胞内 (mM)	細胞外 (mM)
K^+	400	20
Na^+	50	450
Cl^-	120	550

5

微分方程式の数値積分

5.1 はじめに

本章では，微分方程式によって状態の時間発展（経時変化）が記述されるシステムを考える．標準的な微分方程式はつぎのように定式化される．

$$\frac{d\boldsymbol{x}}{dt} = f(\boldsymbol{x}), \quad \boldsymbol{x}(t_0) = \boldsymbol{x}_0 \tag{5.1}$$

ここで，t は時間を表す**独立変数**，$\boldsymbol{x} \in R^n$（x が t の関数であることを明示する場合は $\boldsymbol{x}(t) \in R^n$）は n 次元ベクトルで，時刻 t のシステムの状態を表す．$\boldsymbol{x}(t)$ は n 次元状態空間の点であり，**状態点**あるいは**状態ベクトル**と呼ばれる．関数 $\boldsymbol{f}: R^n \to R^n$ は**ベクトル場**と呼ばれ，n 次元空間内の状態点 $\boldsymbol{x}$ に対して，その点における状態の変化率，すなわち速度ベクトル（n 次元速度ベクトル）を与える．式 (5.1) のようにベクトル場 $\boldsymbol{f}$ が陽に時間 t の関数ではないシステムを n 次元**自律系**（n-dimensional autonoumous system）と呼ぶ．「陽に」とは時間の関数である $\boldsymbol{x}(t)$ を通じて $\boldsymbol{f}$ が t の関数であるのではなく，直接的に t の関数であるという意味である．

例えば，フックの法則に従わない非線形なバネにつながれ，速度に比例する摩擦力を受ける質量 m の質点の 1 次元的運動を記述する運動方程式は

$$m\frac{d^2 x}{dt^2} = -kx^3 - b\frac{dx}{dt} \tag{5.2}$$

となるが，この 2 階常微分方程式は式 (5.1) の形式に書き換えることができる．具体的には，速度を表す状態変数 v を $v \equiv dx/dt$ として導入する．すると

$d^2x/dt^2 = dv/dt$ なので,式 (5.2) は,$m(dv/dt) = -kx^3 - bv$ と書ける。これを状態ベクトル $(x,v)^T \in R^2$ が従う微分方程式としてまとめると

$$\frac{d}{dt}\begin{pmatrix} x \\ v \end{pmatrix} = \begin{pmatrix} v \\ -kx^3 - bv \end{pmatrix} \tag{5.3}$$

となる。これは式 (5.1) の形式に書かれた 2 次元自律系であり,対応するベクトル場 $\boldsymbol{f} : R^2 \to R^2$ は,$(x,v)^T \mapsto (v, -kx^3 - bv)^T$ となる[†]。

自律系とは異なり,ベクトル場 $\boldsymbol{f}$ が**陽に時間の関数**である場合の標準的な微分方程式は

$$\frac{d\boldsymbol{x}}{dt} = \boldsymbol{f}(\boldsymbol{x}, t), \quad \boldsymbol{x}(t_0) = \boldsymbol{x}_0 \tag{5.4}$$

と表される。式 (5.4) で表されるシステムは,n 次元**非自律系**(n-dimensional nonautonumous system)と呼ばれる。この場合,ベクトル場は $\boldsymbol{f} : R^n \times R \to R^n$ となり,たとえ状態点 $\boldsymbol{x}(t)$ を固定しても,ベクトル場 $\boldsymbol{f}(x,t)$ は時間とともに変化する。

例えば,式 (5.2) に時間とともに周期的に変動する強制外力を加えた場合の運動方程式は

$$m\frac{d^2x}{dt^2} = -kx^3 - b\frac{dx}{dt} + B\cos\omega t \tag{5.5}$$

となる。この微分方程式 (5.5) も上記の自律系の場合と同様に速度 v を状態変数とすることで

$$\frac{d}{dt}\begin{pmatrix} x \\ v \end{pmatrix} = \begin{pmatrix} v \\ -kx^3 - bv + B\cos\omega t \end{pmatrix} \tag{5.6}$$

と書き表せる。これは式 (5.4) の形式で表された 2 次元非自律系の例である。このとき,ベクトル場 $\boldsymbol{f} : (x,v,t) \mapsto (v, -kx^3 - bv + B\cos\omega t)^T$ は,周期外力項 $B\cos\omega t$ によって時間に陽に依存する。特に,この場合のベクトル場は周期 $T = 2\pi/\omega$ で周期的に変化する。

ベクトル場 $\boldsymbol{f}$ が $\boldsymbol{x}$ に関して線形なとき,式 (5.1) あるいは式 (5.4) は,**線形力学系(動的線形システム)**と呼ばれ,それ以外の場合は**非線形力学系(動的**

[†] → は空間から空間への写像を表し,$\mapsto$ は要素間の写像を表す。

非線形システム）と呼ばれる。式 (5.3) や式 (5.6) は，x^3 という非線形項を含むので，非線形力学系である。

微分方程式の初期値問題（initial value problem）を解く（あるいは単に微分方程式を解く）とは，初期時刻 $t = t_0$ における状態点 $\boldsymbol{x}_0$ が，時間の経過とともにどのように変化するかを求めること（$\boldsymbol{x}(t)$ を求めること）である。この目的は，形式的には式 (5.1) あるいは (5.4) の両辺を時刻 t_0 から t まで積分することで達成される。すなわち

$$\boldsymbol{x}(t) = \boldsymbol{x}_0 + \int_{t_0}^{t} \boldsymbol{f}(\boldsymbol{x}(\tau))d\tau \tag{5.7}$$

あるいは

$$\boldsymbol{x}(t) = \boldsymbol{x}_0 + \int_{t_0}^{t} \boldsymbol{f}(\boldsymbol{x}(\tau), \tau)d\tau \tag{5.8}$$

を計算することになる。右辺第 2 項の積分を数値的に近似計算することで，微分方程式の近似解を数値的に得ることを，微分方程式の**数値積分**あるいは**数値シミュレーション**と呼ぶ。最も単純な数値積分はつぎのような逐次式で表すことができる。

$$\left.\begin{aligned}
\boldsymbol{x}(t_0 + \Delta t) &\approx \boldsymbol{x}(t_0) + \boldsymbol{f}(\boldsymbol{x}(t_0))\Delta t \\
\boldsymbol{x}(t_0 + 2\Delta t) &\approx \boldsymbol{x}(t_0 + \Delta t) + \boldsymbol{f}(\boldsymbol{x}(t_0 + \Delta t))\Delta t \\
&\vdots \\
\boldsymbol{x}(t_0 + N\Delta t) &\approx \boldsymbol{x}(t_0 + (N-1)\Delta t) + \boldsymbol{f}(x(t_0 + (N-1)\Delta t))\Delta t
\end{aligned}\right\} \tag{5.9}$$

コーヒーブレイク

カオス

式 (5.5) あるいは式 (5.6) は，Duffing（ダフィング）方程式として知られている。例えば，$k = 1$, $b = 0.05$, $B = 7.5$, $\omega = 1$ とした場合，ダフィング方程式の解は非周期的で不規則に変動することが知られている。この不規則な変動はカオス的である。カオスは非線形力学系に特有のダイナミクスであり，神経細胞の興奮（活動電位生成）や，ある種の不整脈を伴う心臓拍動など，さまざまな生体ダイナミクスもカオス的な変動を示し，多くの研究者によってその特性が解析されてきた。

本章では，主として生体細胞膜の**電気的興奮現象**を定性的に記述する簡単な**微分方程式モデル**を具体例として用い，微分方程式の数値積分法について学ぶ。

5.2 オイラー法

オイラー法（Euler method）は，最も単純な微分方程式の数値積分法である。オイラー法には，**陽的オイラー法**（オイラーの前進差分法）と**陰的オイラー法**（オイラーの後退差分法）がある。

5.2.1 陽的オイラー法

式 (5.1) で表される微分方程式を考える。式 (5.1) の左辺の微分をつぎに示す有限差分で近似する。

$$\frac{d\boldsymbol{x}}{dt} \approx \frac{\boldsymbol{x}(t+h) - \boldsymbol{x}(t)}{h} \tag{5.10}$$

ここで，h は微小時間で，**時間刻み**（time step）と呼ばれる。式 (5.10) の右辺は，$h \to 0$ の極限で，時刻 t における $\boldsymbol{x}(t)$ の微分 $d\boldsymbol{x}/dt$ となる。

式 (5.1) の左辺を式 (5.10) で近似することで，つぎの式を得る。

$$\boldsymbol{x}(t+h) = \boldsymbol{x}(t) + \boldsymbol{f}(\boldsymbol{x}(t)) \cdot h \tag{5.11}$$

したがって，時刻 $t=0$ における初期条件 $\boldsymbol{x}(0) = \boldsymbol{x}_0$ に対する初期値問題のオイラー前進差分法による近似解は，つぎのような逐次式として得られる。

$$\left.\begin{aligned}
\boldsymbol{x}(0) &= \boldsymbol{x}_0 \\
\boldsymbol{x}(h) &= \boldsymbol{x}_0 + \boldsymbol{f}(x_0) \cdot h \\
\boldsymbol{x}(2h) &= \boldsymbol{x}(h) + \boldsymbol{f}(\boldsymbol{x}(h)) \cdot h \\
&\vdots \\
\boldsymbol{x}(Nh) &= \boldsymbol{x}((N-1)h) + \boldsymbol{f}(\boldsymbol{x}((N-1)h) \cdot h
\end{aligned}\right\} \tag{5.12}$$

5.2.2 陰的オイラー法

式 (5.1) の左辺の微分を式 (5.13) に示す有限差分で近似するのが，陰的オイラー法（オイラー後退差分法）である．

$$\frac{d\bm{x}}{dt} \approx \frac{\bm{x}(t) - \bm{x}(t-h)}{h} \tag{5.13}$$

したがって，微分方程式の近似解は

$$\bm{x}(t) = \bm{x}(t-h) + \bm{f}(\bm{x}(t)) \cdot h \tag{5.14}$$

のようになる．この場合

$$\frac{\bm{x}(t) - \bm{x}(t-h)}{h} = \bm{f}(\bm{x}(t-h)) \tag{5.15}$$

のように，右辺のベクトル場 $\bm{f}$ の引数を $\bm{x}(t-h)$ としてしまうようなピットフォール[†]に落ちてはならない．

式 (5.14) に従うと，時刻 $t = 0$ における初期条件 $\bm{x}(0) = \bm{x}_0$ に対する初期値問題のオイラー後退差分法による近似解は，つぎのような逐次式として得られる．

$$\left.\begin{aligned}
\bm{x}(0) &= \bm{x}_0 \\
\bm{x}(h) &= \bm{x}_0 + \bm{f}(\bm{x}(h)) \cdot h \\
\bm{x}(2h) &= \bm{x}(h) + \bm{f}(\bm{x}(2h)) \cdot h \\
&\vdots \\
\bm{x}(Nh) &= \bm{x}((N-1)h) + \bm{f}(\bm{x}(Nh)) \cdot h
\end{aligned}\right\} \tag{5.16}$$

陽的オイラー法と異なり，これらの逐次式は，そのままでは状態点 $\bm{x}$ の変化を表さない．例えば，既知である時刻 $t = (n-1)h$ の状態点 $\bm{x}((n-1)h)$ からつぎの時刻 $t = nh$ の状態点を計算する状態更新の式は

$$\bm{x}(nh) = \bm{x}((n-1)h) + \bm{f}(\bm{x}(nh)) \cdot h \tag{5.17}$$

となるが，式 (5.17) は両辺に計算したい状態点 $x(nh)$ を含んでいる．したがって，$\bm{x}(nh)$ を得るには，代数方程式

[†] 落とし穴のこと．

$$\boldsymbol{x}(nh) - \boldsymbol{f}(\boldsymbol{x}(nh)) - \boldsymbol{x}((n-1)h) = 0 \tag{5.18}$$

を，未知の状態点 $\boldsymbol{x}(nh)$ に関して解く必要がある．オイラーの後退差分法が陰的オイラー法と呼ばれるのは，更新後の状態点 $\boldsymbol{x}(nh)$ が代数方程式 (5.18) の解（0 点）として陰に与えられるからである．代数方程式 (5.18) の解は，一般的には，**ニュートン法**などの数値計算法によって得ることになる．

例 5.1 スカラ変数 $x \in R$ に関する微分方程式（1 次元自律系）として

$$\frac{dx}{dt} = -ax, \quad x(0) = x_0 \tag{5.19}$$

を考える．ここでは，$a > 0$, $x(0) > 0$ とする．この単純な線形力学系の初期値問題は，数値積分を用いることなく，以下のように解析的に解ける．

$$\int_{x_0}^{x(t)} \frac{1}{x} dx = -a \int_0^t dt, \quad \ln \frac{x(t)}{x_0} = -at, \quad x(t) = x_0 \exp(-at)$$

式 (5.19) の近似解を陽的および陰的オイラー法で求める．陽的オイラー法である式 (5.12) を用いると

$$\left.\begin{aligned}
x(0) &= x_0 \\
x(h) &= x_0 - ax_0 \cdot h = (1-ah)x_0 \\
x(2h) &= (1-ah)x_0 - a(1-ah)x_0 \cdot h = (1-ah)^2 x_0 \\
&\vdots \\
x(Nh) &= (1-ah)^{N-1} x_0 - a(1-ah)^{N-1} x_0 \cdot h = (1-ah)^N x_0
\end{aligned}\right\} \tag{5.20}$$

最終的な結果を改めて書き下すと

$$x(Nh) = (1-ah)^N x_0 \tag{5.21}$$

となる．

一方，陰的オイラー法である式 (5.16) を用いると，$x(0) = x_0$ に対して

$$x(h) = x_0 - ax(h) \cdot h \tag{5.22}$$

となる。これを $x(h)$ について解くと

$$x(h) = \frac{1}{1+ah}x_0 \tag{5.23}$$

を得る。同様に

$$x(2h) = x(h) - ax(2h) \cdot h = \frac{1}{1+ah}x_0 - ax(2h) \cdot h \tag{5.24}$$

であり，これを $x(2h)$ について解くと

$$x(2h) = \frac{1}{(1+ah)^2}x_0 \tag{5.25}$$

を得る。この計算を繰り返すと

$$x(Nh) = \frac{1}{(1+ah)^N}x_0 \tag{5.26}$$

となる。

ここで，陽的オイラー法と陰的オイラー法による数値解の振る舞いが，時間ステップ h にどのように依存するかを考察する。いま，$a>0$ としたので，式 (5.19) の真の解 $x(t)=x(0)\exp(-at)$ は $t\to\infty$ で 0 に漸近する。したがって，系のダイナミクスは安定である。

まず，陽的オイラー法である式 (5.21) の数値解の振る舞いを考えると，$0<1-ah<1$，すなわち $0<h<1/a$ であれば，$x(Nh)$ は N を大きくすると**単調に 0 に漸近する**ことがわかる。これは，少なくとも定性的に真の解と一致する振る舞いである。しかし，$1/a<h<2/a$ の範囲の比較的大きな時間ステップ h を用いた場合，$1-ah$ は負の値となる。したがって，このときに式 (5.21) で得られる数値解は，各時間ステップに対する状態更新ごとに正の値と負の値を交互にとるような**振動的な振る舞い**を示す。数値解が示すこの振動的振る舞いは，元の微分方程式の解の性質と定性的にもまったく異なる。しかし，$1-ah$ の絶対値 $|1-ah|$ は 1 より小さいので，数値解は N の増大とともに 0 に収束する。したがって，$1/a<h<2/a$ の範囲の時間ステップに対する数値解は，偽の振動的振る舞いを示すが，その安定性は真の解と一致する。さらに

$h > 2/a$ となるような大きな時間ステップ h を用いた場合，$1 - ah < -1$ となり，式 (5.21) で得られる数値解は**振動しながら発散する**（**数値解の不安定化**）．数値解のこの振る舞いは，元の微分方程式の解の性質と定性的にもまったく異なる．このように**適切に小さな時間ステップ** h **を選択**しなければ，数値シミュレーションの精度が悪化するだけでなく，安定性も含め，定性的にも真の解とまったく異なる誤った数値解が得られてしまうことがわかる．

一方，陰的オイラー法に関する式 (5.26) では，$h > 0$ の大きさにかかわらずつねに $1 + ah > 1$ （すなわち $1/(1+ah) < 1$）であり，大きな h を用いたとしても $h > 0$ の値によらず，数値解 $x(Nh)$ は N の増大とともに**単調に 0 に漸近**する．このように，陰的オイラー法の数値解である式 (5.26) は，時間ステップ h の値の大小にかかわらず，真の解 $x(t) = x(0)\exp(-at)$ と一致した定性的い振る舞いと安定性を示す．この例で考察した微分方程式に限らず，一般的に陽的オイラー法に比べ陰的オイラー法のほうが**数値計算の安定性**が高い．

例 5.2 ここでは，以下に示す細胞膜の**電気興奮**の単純な微分方程式モデルを考え，その初期値問題の数値近似解を，陽的および陰的オイラー法で求める．

$$\left.\begin{array}{l}\dfrac{dx}{dt} = c\left(x - \dfrac{1}{3}x^3 - y + I\right) \equiv f(x,y) \\ \dfrac{dy}{dt} = \dfrac{1}{c}(x - by + a) \equiv g(x,y)\end{array}\right\} \quad (5.27)$$

ここで，$a = 0.7$，$b = 0.8$，$c = 3.0$，$I = 0.2$ である．この 2 次元非線形常微分方程式は，**Bonhoeffer-van der Pol (BVP) 方程式**，あるいは **FitzHugh-Nagumo (FHN) 方程式**と呼ばれている[49]．変数 x と y は，それぞれ**膜電位**および膜の不応性を定性的に表し，**活動電位**の発生（細胞膜の興奮）は変数 x の一過性の増大として表現される．また，いったん活動電位が生成されると，その後しばらくの間は活動電位が発生しにくくなる性質（不応性）は，変数 y の増加として表現される．

式 (5.11) に従えば，時刻 $t+h$ における式 (5.27) の状態点 $(x(t+h), y(t+h))^T$

は，時刻 t の状態点 $(x(t), y(t))^T$ を用いてつぎのように表せる．

$$\left. \begin{array}{l} x(t+h) = x(t) + h \cdot f(x(t), y(t)) \\ y(t+h) = y(t) + h \cdot g(x(t), y(t)) \end{array} \right\} \quad (5.28)$$

単位時間ステップ h に対する状態更新を，与えられた初期状態 $x(0)$ および $y(0)$ から始めて，式 (5.28) に基づいて逐次計算に行うことで，陽的オイラー法を用いた FHN モデルの数値近似解が得られる．

図 5.1 (a) に，陽的オイラー法によって得られた FHN モデルの数値解を示す．図では，数値解の精度を比較する目的で，異なる二つの時間ステップ h を用いて得られた数値解を示した ($h = 0.2$ と $h = 0.01$)．時間ステップが小さい ($h = 0.01$) 場合，初期値から一過性の膜電位の上昇（活動電位の発生）に対応する変数 x の値の増大が見られ，その後過分極（膜電位 x の過剰な低下）を経て，膜電位 x が単調に静止状態（**静止電位**）に復帰していく様子が観察できる．

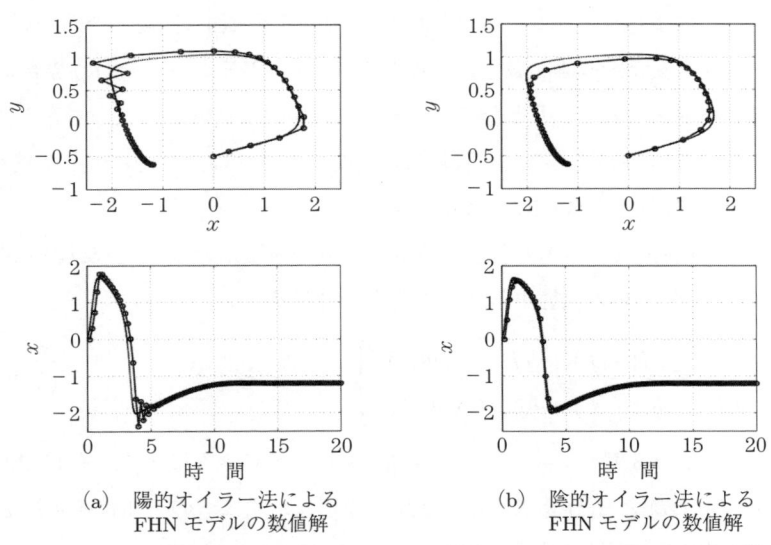

(a) 陽的オイラー法による　　(b) 陰的オイラー法による
　　FHN モデルの数値解　　　　　FHN モデルの数値解

(a), (b) とも初期値は $x(0) = 0$, $y(0) = -0.5$ とした．シミュレーションの時間ステップ h は，(a) と (b) 双方で，$h = 0.01$ に対する数値解を小さな黒点の系列として，また，$h = 0.2$ に対する解は白円を線でつないだ系列として表示した．

図 5.1 細胞膜の興奮を記述する FHN モデル（式 (5.27)）の数値解

一方，時間ステップが比較的大きな場合（$h = 0.2$）の数値解は，時間ステップが小さな場合と定性的に異なることがわかる．特に，時間ステップが大きな場合，活動電位の発生後，膜電位が過分極側から静止電位に復帰していく際に，**振動的な振る舞い**が見られる．この振動は，**数値計算の誤差**に起因する現象（エラー）であり，ここで対象としている FHN モデルの正しい解には，このような振動現象は存在しない．式 (5.10) による微分の有限差分近似の精度は，時間ステップ h を小さくすればするほど高くなる．しかし，h を小さくすると，**シミュレーションに要する時間が長くなる**（状態更新の回数が多くなる）．図 **5.1** (a) に示した例では，$t = 0 \sim t = 20$ の時間区間に対するシミュレーションを行っており，$h = 0.01$ および $h = 0.2$ の場合の状態更新の回数は，それぞれ 2 000 回と 100 回となる．したがって，前者のシミュレーションに要する時間は，後者の 20 倍となる．この例のような低次元（変数の数が少なく）でベクトル場が単純な多項式で構成されている場合は，シミュレーションの時間ステップを小さくしたことによるシミュレーションに要する時間の増加は問題にならない．しかし，より高次元で複雑な微分方程式の数値シミュレーションを行う場合には，数値解の精度を高めることとシミュレーションに要する時間を短くすることは，トレードオフの関係にあり，有限差分の時間ステップは，目的に応じて慎重に決定しなければならないことがわかる．

つぎに，FHN モデルの数値解を陰的オイラー法で求める．式 (5.14) に基づけば，FHN モデルの状態更新はつぎのように表せる．

$$\left.\begin{array}{l} x(t) = x(t-h) + hf(x(t), y(t)) \\ y(t) = y(t-h) + hg(x(t), y(t)) \end{array}\right\} \quad (5.29)$$

時刻 $t - h$ の状態 $x(t-h)$ と $y(t-h)$ がわかっている状況で，式 (5.29) を満たす状態 $x(t)$ と $y(t)$ を求めることは，つぎに示す二つの未知状態変数 $x(t)$，$y(t)$ に関する非線形代数方程式を解くことを意味する．

$$\left.\begin{array}{l} x - hf(x,y) - X \equiv F(x,y) = 0 \\ y - hg(x,y) - Y \equiv G(x,y) = 0 \end{array}\right\} \quad (5.30)$$

ここで，$x \equiv x(t)$，$y \equiv y(t)$ とした。これらは求めるべき未知数である。また $X \equiv x(t-h)$，$Y \equiv y(t-h)$ とした。これらは既知である。式 (5.30) は前述した式 (5.18) に対応する。代数方程式 (5.30) の解である x と y は，**ニュートン–ラプソン法**を用いて数値的に求めることができる。これを詳しく説明する。

ニュートン–ラプソン法では，非線形代数方程式 (5.30) の解を，つぎの式に示す繰返し計算の収束点として求める。

$$\begin{pmatrix} x^{(i+1)} \\ y^{(i+1)} \end{pmatrix} = \begin{pmatrix} x^{(i)} \\ y^{(i)} \end{pmatrix} - \boldsymbol{J}^{-1}(x^{(i)}, y^{(i)}) \begin{pmatrix} F(x^{(i)}, y^{(i)}) \\ G(x^{(i)}, y^{(i)}) \end{pmatrix} \quad (5.31)$$

ここで，$\boldsymbol{J}(x^{(i)}, y^{(i)})$ は，関数 $(F, G)^T$ の**ヤコビ行列**（**3.1.4**項参照）を $(x^{(i)}, y^{(i)})$ で評価したもので

$$\boldsymbol{J}(x^{(i)}, y^{(i)}) = \begin{pmatrix} \dfrac{\partial F}{\partial x}(x^{(i)}, y^{(i)}) & \dfrac{\partial F}{\partial y}(x^{(i)}, y^{(i)}) \\ \dfrac{\partial G}{\partial x}(x^{(i)}, y^{(i)}) & \dfrac{\partial G}{\partial y}(x^{(i)}, y^{(i)}) \end{pmatrix} \quad (5.32)$$

であり，$\boldsymbol{J}^{-1}(x^{(i)}, y^{(i)})$ はその**逆行列**である。また，i に関する繰返し計算の初期値は $x^{(0)} = X$，$y^{(0)} = Y$ である。これは，$x(t)$ と $y(t)$ は，それぞれ，$x(t-h)$ および $y(t-h)$ から微小時間ステップ h だけ時間発展した状態であり，この短い時間における状態点の変位は小さいこと，すなわち求めるべき x と y は，それぞれ X および Y に近い値であることが予想されるからである。代数方程式 (5.30) が式 (5.31) を繰り返すことで求められる理由を説明する。

$$\left. \begin{array}{l} u = F(x, y) \\ v = G(x, y) \end{array} \right\} \quad (5.33)$$

とおくと，u および v の微小変化は，x および y の微小変化 Δx と Δy を用いて以下のように線形近似できる。

$$\left. \begin{array}{l} \Delta u = \dfrac{\partial F}{\partial x}(x, y)\Delta x + \dfrac{\partial F}{\partial y}(x, y)\Delta y \\ \Delta v = \dfrac{\partial G}{\partial x}(x, y)\Delta x + \dfrac{\partial G}{\partial y}(x, y)\Delta y \end{array} \right\} \quad (5.34)$$

すなわち

$$\begin{pmatrix} \Delta u \\ \Delta v \end{pmatrix} = \boldsymbol{J}(x,y) \begin{pmatrix} \Delta x \\ \Delta y \end{pmatrix} \tag{5.35}$$

である。$x = x^{(i)}$, $y = y^{(i)}$ に対して $F(x^{(i)}, y^{(i)})$ および $G(x^{(i)}, y^{(i)})$ が非零の値をもつとき，適切な値 Δx および Δy だけ x と y の値を更新した $x^{(i+1)}$, $y^{(i+1)}$ に対して，$F(x^{(i+1)}, y^{(i+1)}) = 0$ および $G(x^{(i+1)}, y^{(i+1)}) = 0$ としたい。この目的は

$$\left. \begin{aligned} \Delta u &= -F(x^{(i)}, y^{(i)}) \\ \Delta v &= -G(x^{(i)}, y^{(i)}) \end{aligned} \right\} \tag{5.36}$$

だけ F および G の値を変化させる Δx および Δy を見つけることで達成される。したがって，式 (5.35) より，そのような Δx および Δy は

$$\boldsymbol{J}(x^{(i)}, y^{(i)}) \begin{pmatrix} \Delta x \\ \Delta y \end{pmatrix} = \begin{pmatrix} -F(x^{(i)}, y^{(i)}) \\ -G(x^{(i)}, y^{(i)}) \end{pmatrix} \tag{5.37}$$

を解くことで得られることがわかり，それらは

$$\begin{pmatrix} \Delta x \\ \Delta y \end{pmatrix} = -\boldsymbol{J}^{-1}(x^{(i)}, y^{(i)}) \begin{pmatrix} F(x^{(i)}, y^{(i)}) \\ G(x^{(i)}, y^{(i)}) \end{pmatrix} \tag{5.38}$$

となる。$x^{(i+1)} = x^{(i)} + \Delta x$, $y^{(i+1)} = y^{(i)} + \Delta y$ であることから，式 (5.38) は式 (5.31) と書ける。

しかしながら，こうして得られた $x^{(i+1)}$ と $y^{(i+1)}$ は，式 (5.30) の正確な解にはならない。なぜなら，$x^{(i+1)}$ と $y^{(i+1)}$ を得るために用いた式 (5.34) は，2次以上の微小量を無視した近似だからである。そこで，式 (5.30) の真の解により近い近似解を得るために，$x^{(i)}$ と $y^{(i)}$ から，$x^{(i+1)}$ と $y^{(i+1)}$ を計算したのと同じプロセスによって，$x^{(i+1)}$ と $y^{(i+1)}$ から，$x^{(i+2)}$ と $y^{(i+2)}$ を計算する。このような計算を，$x^{(i)}$ と $y^{(i)}$ の系列が適当な数値的基準のもとで収束するまで繰り返すことで，式 (5.30) の精度のよい近似解を得ることができる。

なお，FHN モデルでは

$$
\begin{aligned}
\boldsymbol{J}(x,y) &= \begin{pmatrix} 1 & 0 \\ 0 & 1 \end{pmatrix} - h \begin{pmatrix} \dfrac{\partial f}{\partial x}(x,y) & \dfrac{\partial f}{\partial y}(x,y) \\ \dfrac{\partial g}{\partial x}(x,y) & \dfrac{\partial g}{\partial y}(x,y) \end{pmatrix} \\
&= \begin{pmatrix} 1 & 0 \\ 0 & 1 \end{pmatrix} - h \begin{pmatrix} c(1-x^2) & -c \\ 1/c & -b/c \end{pmatrix}
\end{aligned}
\tag{5.39}
$$

である．

　図 *5.1* (b) に，陰的オイラー法によって得られた FHN モデルの数値解を示した．図 *5.1* (a) と同様に，ここでも数値解の精度を比較する目的で，異なる二つの時間ステップ h を用いて得られた数値解を示した（$h=0.2$ と $h=0.01$）．時間ステップが小さい（$h=0.01$）のときの数値解は，陽的オイラー法において $h=0.01$ としたときの数値解と定量的にほぼ一致している．この数値解は，精度よく正しい解を近似していると考えられる．一方，時間ステップが大きい（$h=0.2$）ときに陰的オイラー法によって得られた数値解は，小さな時間ステップに対して得られた数値解と定性的に類似している．特に，この数値解には，これと同じ大きな時間ステップを用いた陽的オイラー法で得られた数値解で見られた偽の振動現象は存在しないことがわかる．

　このように，陽的オイラー法と陰的オイラー法において，同じ時間ステップを用いて数値解を計算した場合，一般的に陰的オイラー法のほうがより安定によい近似解を与える．しかし，ここで例示した陰的オイラー法の計算プロセスからわかるように，陰的オイラー法では，1 時間ステップの状態更新ごとにニュートン–ラプソン法などを用いて代数方程式を解く必要がある．このため，ある時間区間の数値解を計算するのに要するシミュレーション時間は，陰的オイラー法のほうが陽的オイラー法より長くなる．したがって，数値解の精度をよくするために，時間ステップの小さな陽的オイラー法を用いるのか，多少時間ステップを粗くして（大きくして）陰的オイラー法を用いるのかは，対象とする微分方程式の性質や，シミュレーションの目的に応じて慎重に検討する必要がある．

5.3 常微分方程式の相空間解析

本節では，常微分方程式の**相空間・平衡点・フロー・軌道**を定義し，相空間における状態点の動きを数値的に解析する方法を学ぶ。そのために，再び式 (5.40) で表される自律系，および式 (5.41) で表される非自律系微分方程式の標準形を考える。自律系の初期値問題の標準形は $\boldsymbol{f}: R^n \to R^n$ を用いて

$$\frac{d\boldsymbol{x}}{dt} = \boldsymbol{f}(\boldsymbol{x}), \quad \boldsymbol{x}(0) = \boldsymbol{x}_0 \tag{5.40}$$

と表される。非自律系の初期値問題の標準形は，$\boldsymbol{f}: R^n \times R \to R^n$ を用いて

$$\frac{d\boldsymbol{x}}{dt} = \boldsymbol{f}(\boldsymbol{x}, t), \quad \boldsymbol{x}(t_0) = \boldsymbol{x}_0 \tag{5.41}$$

と表される。非自律系の初期時刻を $t=0$ とせず，$t=t_0$ としたのは，ベクトル場 $\boldsymbol{f}$ が時間 t に依存するためである。つまり，$t_0 = 0$ の場合と，0 ではない t_0 を初期時刻とするときの初期値問題の解は同じではないからである。さて，式 (5.41) で表される任意の n 次元非自律系は，次式に示すように，$(n+1)$ 次元自律系に書き換えることができる。すなわち，$\phi = t$ を新たな変数として定義すると，$d\phi/dt = 1$ である。このとき，式 (5.41) の初期値問題は

$$\left. \begin{aligned} \frac{d\boldsymbol{x}}{dt} &= \boldsymbol{f}(\boldsymbol{x}, \phi) \\ \frac{d\phi}{dt} &= 1 \\ \boldsymbol{x}(t_0) &= \boldsymbol{x}_0, \quad \phi(t_0) = t_0 \end{aligned} \right\} \tag{5.42}$$

と書ける。$\boldsymbol{y} \in R^{n+1}$ を $\boldsymbol{y} \equiv (x^T, \phi)^T$ と定義し，$\boldsymbol{g}: R^{n+1} \to R^{n+1}$ を

$$\boldsymbol{g}(\boldsymbol{y}) \equiv \begin{pmatrix} \boldsymbol{f}(\boldsymbol{y}) \\ 1 \end{pmatrix} \tag{5.43}$$

と定義すれば，式 (5.41) あるいは式 (5.42) は，つぎに示す $(n+1)$ 次元自律系

$$\frac{d\boldsymbol{y}}{dt} = \boldsymbol{g}(\boldsymbol{y}), \quad \boldsymbol{y}(0) = \boldsymbol{y}_0 = (\boldsymbol{x}_0^T, t_0)^T \tag{5.44}$$

で記述し直せる．したがって，以下ではおもに式 (5.40) で表され，$\boldsymbol{x}$ に関して滑らかな（好きなだけ連続微分可能な）ベクトル場 $\boldsymbol{f}$ をもつ自律系を考える（必要に応じて，式 (5.41) で表される非自律系も考える）．

5.3.1 相 空 間

系の状態点が存在しうる空間全体を，その系の**相空間** (phase space) と呼ぶ．ある空間が系の相空間であるならば，その空間の任意の 1 点は，**系の状態を一意に特定**する．逆にいえば，系の状態を表すと考えられる空間の 1 点を指定したとき，その点が系の状態を一意に指定できないなら，その空間は系の相空間ではない．式 (5.40) で表される自然な自律系の場合，n 次元ベクトル空間 R^n が系の相空間となる．

例 5.3 本章の冒頭にあげた式 (5.6) で記述される 2 次元非自律系は

$$\frac{d}{dt}\begin{pmatrix} x \\ v \\ \phi \end{pmatrix} = \begin{pmatrix} v \\ -kx^3 - bv + \cos\omega\phi \\ 1 \end{pmatrix} \tag{5.45}$$

のように，3 次元自律系として記述することができる．新たに導入した変数 $\phi \equiv t$ は，時間 t そのものであるが，この系のベクトル場 $\boldsymbol{f}(x, v, \phi) \equiv (v, -kx^3 - bv + \cos\omega\phi, 1)^T$ は，状態変数 ϕ の変化に対して周期 $T = 2\pi/\omega$ で周期的に変化する．そのため，任意の ϕ に対して $\boldsymbol{f}(x, v, \phi) = \boldsymbol{f}(x, v, \phi + T)$ が成り立つ．これは系の二つの状態点 (x, v, ϕ) と $(x, v, \phi + T)$ におけるベクトル場が等しいことを表し，二つの状態点は同じ状態と見なせることを意味する．したがって，長さが T の 1 次元円環空間を $T \cdot S^1$ と表すと，この系の相空間は $R^2 \times T \cdot S^1$ となる．この相空間は，2 次元空間が円環状に並べられた 3 次元空間である．

5.3.2 ベクトル場の可視化

式 (5.40) で記述される系のベクトル場 f を相空間（現実的には，相平面あるいは 3 次元相空間）上に可視化することは，系の振る舞い（微分方程式の解の時間変化）を理解するうえで有用である．**ベクトル場の可視化**は，相空間のさまざまな点 $x \in R^n$ に対して対応するベクトル $f(x) \in R^n$ を計算し，各点 x を起点として，ベクトル $f(x)$ を描くことで達成される．これにより，相空間内に多数のベクトル $f(x)$ が，その方向と大きさを x の場所に依存して変化する様子として描かれることになる．

例 5.4 ここでも，式 (5.27) で表される FHN モデルを考える．図 **5.2** に，FHN モデルのベクトル場を可視化した．図では，FHN モデルの x–y 相平面上に格子状に多数の状態点を配置し，各状態点 $(x, y)^T$ を始点としてベクトル $(f(x, y), g(x, y))^T$ を描いている．多数のベクトルは全体として反時計回りに旋回しているように見える．また，相平面の右下および左上付近では，ベクトルのサイズが大きいことがわかる．これは，この領域に位置する状態点は大きな

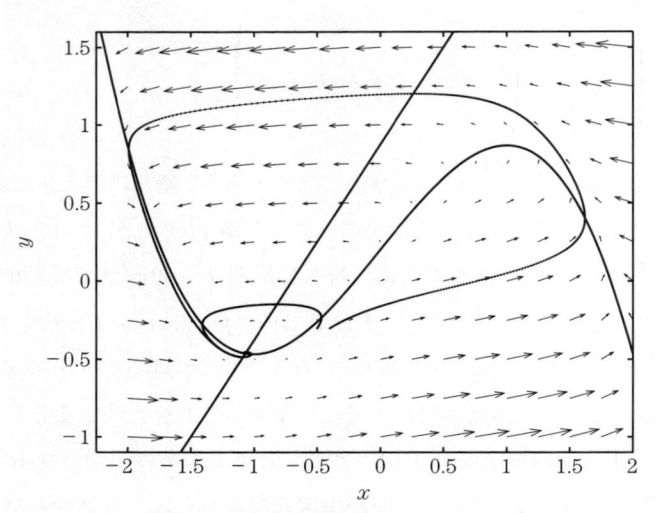

図 **5.2** 細胞膜の電気的興奮現象を記述する FHN モデル（式 (5.27)）のベクトル場とヌルクライン

速度で変位することを意味している。一方，相平面の中央付近に位置するベクトルはサイズが小さい。そのため，この付近に位置する状態点の変位速度も小さい。

5.3.3 平衡点とその安定性

式 (5.40) に対して，代数方程式

$$f(x) = 0 \tag{5.46}$$

の解をこの系の**平衡点** (equilibrium point) と呼ぶ (**3.1** 節参照)。平衡点を $\bar{x}$ と書くと，$\bar{x}$ は $f(\bar{x}) = 0$ を満たす。定義から明らかなように，平衡点 $\bar{x}$ におけるベクトル場は 0 ベクトルである。したがって，微分方程式 (5.40) の初期値を $x(0) = \bar{x}$ とした場合，時間が経過しても，系の状態点は平衡点に留まり続ける。

ベクトル場 $f : R^n \to R^n$ が線形写像あるいは**アフィン写像**（平行移動を伴う線形写像）である場合，すなわち，A を $n \times n$ 行列，b を n 次元定数ベクトルとして，$f(x) = Ax$ あるいは $f(x) = Ax + b$ と書ける場合，行列 A の逆行列 A^{-1} が存在する限り，平衡点 $\bar{x}$ は

$$\bar{x} = A^{-1} b \tag{5.47}$$

のように一意に定まる。特に $b = 0$ の場合の平衡点は原点 $\bar{x} = 0$ である。行列 A が非可逆で A^{-1} が存在しない場合，$Ax = b$ を満たす解 x は存在しない（平衡点が存在しない）か，あるいは平衡点ではないが $Ax = b$ を満たす点の集合として n 次元空間内の平面（超平面）が存在することになる。このように，線形常微分方程式の平衡点は通常 1 個しか存在しない。

一方，ベクトル場 f が非線形である場合，代数方程式 (5.46) は複数の解をもちうる。これら複数の解は，系の複数の平衡点に対応する。これらの解は，例えばニュートン–ラプソン法を用いて数値的に計算することができる。

例 5.5 再び式 (5.27) で表される FHN モデルを考える。この系の平衡点 $(\bar{x}, \bar{y})$ は，非線形代数方程式

$$\left. \begin{array}{l} f(x,y) = c\left(x - \dfrac{1}{3}x^3 - y + I\right) = 0 \\ g(x,y) = \dfrac{1}{c}(x - by + a) = 0 \end{array} \right\} \tag{5.48}$$

すなわち

$$x - \frac{1}{3}x^3 - y + I = 0 \tag{5.49}$$

$$x - by + a = 0 \tag{5.50}$$

の解である．2 次元力学系である FHN の相空間は x–y の 2 次元平面（相平面）で，式 (5.49) および式 (5.50) は，この 2 次元相平面の二つの曲線（直線）として表せる．これらの曲線は**ヌルクライン**（nullcline，**3.6** 節参照）と呼ばれる．式 (5.49) は

$$y = x - \frac{1}{3}x^3 + I \tag{5.51}$$

と書け，これは相平面上の 3 次曲線であることがわかる（図 **5.2** に描かれた 3 次曲線）．このヌルクライン上では，$dx/dt = 0$，すなわち x 方向の速度が 0 であるため，x ヌルクラインと呼ばれる．一方，式 (5.50) は

$$y = \frac{1}{b}x + \frac{a}{b} \tag{5.52}$$

と書け，これは相平面上において，傾きが $1/b$ の直線であることがわかる（図 **5.2** に描かれた直線）．このヌルクライン上では，$dy/dt = 0$，すなわち y 方向の速度が 0 であるため，y ヌルクラインと呼ばれる．この系の平衡点は，x ヌルクラインと y ヌルクラインの交点である．図 **5.2** を観察すると，ここで考えている FHN モデルは単一の平衡点をもつことがわかる．また，図 **5.2** から，平衡点付近のベクトル場を表すベクトルはサイズが小さく，平衡点に近づくとそれらが 0 ベクトルとなることがわかる．

5.3 常微分方程式の相空間解析

また，FHN モデルのパラメータの値によっては，系は複数の平衡点をもつこともある．例えば，パラメータ b の値を大きくすると，y ヌルクラインの傾きが小さくなり（y 切片は 0 に近づき），x ヌルクラインと y ヌルクラインは 3 点で交わる．この場合，FHN モデルは三つの平衡点をもつことになる．

式 (5.40) の平衡点 $\bar{x}$ は，そこから少しだけ離れた状態点 x が，時間の経過とともに $\bar{x}$ に漸近するとき，**漸近安定**である（**安定平衡点**）という．逆に，平衡点から少しだけ離れた状態点 x が，時間が十分経過しても $\bar{x}$ に漸近せず，$\bar{x}$ から離れていく場合，不安定である（**不安定平衡点**）という．以下では，平衡点 $\bar{x}$ の安定性を解析する方法を述べる．

$\|\cdot\|$ をベクトルの大きさ（ノルム）として，$\|\boldsymbol{\xi}\| \ll 1$ である n 次元微小ベクトル $\boldsymbol{\xi}$ を用いて

$$x = \bar{x} + \boldsymbol{\xi} \tag{5.53}$$

と表される状態点 x を考える．このような状態点は平衡点 $\bar{x}$ の近傍に位置する．x の初期状態は $x(0) = \bar{x} + \boldsymbol{\xi}(0)$ であり，$\boldsymbol{\xi}(0)$ は平衡点からの初期変位である．平衡点 $\bar{x}$ の安定性は微小ベクトル $\boldsymbol{\xi}$ が初期変位 $\boldsymbol{\xi}(0)$ からどのように時間発展するかによって決まる．式 (5.53) を式 (5.40) に代入すると

$$\frac{d\bar{x}}{dt} + \frac{d\boldsymbol{\xi}}{dt} = \boldsymbol{f}(\bar{x} + \boldsymbol{\xi}) \tag{5.54}$$

となる．$\bar{x}$ は定数ベクトルなので左辺第 1 項は $d\bar{x}/dt = \mathbf{0}$ であり，右辺のベクトル場を $\bar{x}$ の周りでテイラー展開することにより

$$\frac{d\boldsymbol{\xi}}{dt} = \boldsymbol{f}(\bar{x}) + \boldsymbol{Df}(\bar{x})\boldsymbol{\xi} + \mathcal{O}(\|\boldsymbol{\xi}\|^2) \tag{5.55}$$

となる．ここで，$\boldsymbol{Df}(\bar{x})$ は n 次元ベクトル関数 $\boldsymbol{f}$ の**ヤコビ行列**を平衡点 $\bar{x}$ で評価した $n \times n$ 行列である．右辺第 3 項 $\mathcal{O}(\|\boldsymbol{\xi}\|^2)$ は，$\|\boldsymbol{\xi}\|^2$ のオーダーの微小量を表す．平衡点の定義から，$\boldsymbol{f}(\bar{x}) = \mathbf{0}$ であり，$\boldsymbol{\xi}$ の 2 次以上の微小量を無視すると，以下に示す式 (5.40) の線形化方程式（線形微分方程式）を得る．

$$\frac{d\boldsymbol{\xi}}{dt} = \boldsymbol{Df}(\bar{x})\boldsymbol{\xi} \tag{5.56}$$

$\boldsymbol{\xi}(0)$ を初期状態とする微分方程式 (5.56) の初期値問題の解は

$$\boldsymbol{\xi}(t) = \exp\left(\boldsymbol{Df}(\bar{\boldsymbol{x}})t\right)\boldsymbol{\xi}(0) \tag{5.57}$$

である。ここで，行列の指数関数は

$$\exp\left(\boldsymbol{Df}(\bar{\boldsymbol{x}})t\right) \equiv \sum_{k=0}^{\infty} \frac{t^k}{k!} \left\{\boldsymbol{Df}(\bar{\boldsymbol{x}})\right\}^k \tag{5.58}$$

で定義される。

平衡点 $\bar{\boldsymbol{x}}$ の安定性は，ヤコビ行列 $\boldsymbol{Df}(\bar{\boldsymbol{x}})$ の**固有値**で決まる。$\boldsymbol{Df}(\bar{\boldsymbol{x}})$ の n 個の固有値を λ_i $(i=1,2,\cdots,n)$ としたとき，$\mathrm{Re}[\lambda_i] < 0$ がすべての i に対して成り立つとき，$\boldsymbol{\xi}(t)$ は $t \to \infty$ で 0 に収束する。したがって，このとき平衡点 $\bar{\boldsymbol{x}}$ は**漸近安定**である。もし，少なくとも一つの i に対して $\mathrm{Re}[\lambda_i] > 0$ なら，$\boldsymbol{\xi}(t)$ は $t \to \infty$ で発散し，平衡点 $\bar{\boldsymbol{x}}$ は**不安定**である。

例 5.6 式 (5.27) で表される FHN モデルの平衡点の安定性を考える。式 (5.48) の解である FHN モデルの平衡点を $(\bar{x},\bar{y})^T$ とする。FHN モデルのベクトル場を平衡点周りで線形化したときのヤコビ行列は，式 (5.27) を x と y で偏微分して $\bar{x}$ と $\bar{y}$ を代入することにより

$$\begin{pmatrix} \dfrac{\partial f}{\partial x}(\bar{x},\bar{y}) & \dfrac{\partial f}{\partial y}(\bar{x},\bar{y}) \\ \dfrac{\partial g}{\partial x}(\bar{x},\bar{y}) & \dfrac{\partial g}{\partial y}(\bar{x},\bar{y}) \end{pmatrix} = \begin{pmatrix} c(1-\bar{x}^2) & -c \\ \dfrac{1}{c} & -\dfrac{b}{c} \end{pmatrix} \tag{5.59}$$

となる。このヤコビ行列の固有値を λ とし

$$\Gamma \equiv \frac{b}{c} - c(1-\bar{x}^2) \tag{5.60}$$

$$\Delta \equiv 1 - b(1-\bar{x}^2) \tag{5.61}$$

とおくと，固有方程式は

$$\lambda^2 + \Gamma\lambda + \Delta = 0 \tag{5.62}$$

となる。したがって

$$\lambda = \frac{1}{2}\left(-\Gamma \pm \sqrt{\Gamma^2 - 4\Delta}\right) \tag{5.63}$$

となる．ここで，与えられたパラメータ値 $a = 0.7$, $b = 0.8$, $c = 3.0$, $I = 0.2$ に対して数値的に二つの固有値 λ を求めると，その実部は負であり，このFHNモデルの平衡点は漸近安定であることを示すことができる．

5.3.4 フローと解軌道

ベクトル場 f が滑らかで，解の一意性が成り立つ系では，ある時刻 t の状態点 $x(t)$ が与えられると，すなわち，相空間の1点 $x(t)$ が与えられると，その点を通る解が一意に決まる．初期値 $x(0) = x_0$ に対して，式 (5.40) で記述される自律系の初期値問題の解は，しばしば $\phi_t(x_0)$ と書き表される．

ここで

$$\phi_t : R^n \to R^n \tag{5.64}$$

は，n 次元ベクトル空間から n 次元ベクトル空間への写像であるが，この写像は1次元パラメータ t によってパラメータ付けられていると見ることができる (1パラメータ族)．すなわち，写像 ϕ_t は t の値に依存して変化する．パラメータ t が t_1 であるのときの写像 ϕ_{t_1} は，$t = 0$ のときの状態点 x_0 (初期状態) を $t = t_1$ 時間後の状態点 $x(t_1) = \phi_{t_1}(x_0)$ に写像する．同様に，パラメータ t が t_2 であるのときの写像 ϕ_{t_2} は，$t = 0$ のときの状態点 x_0 (初期状態) を $t = t_2$ 時間後の状態点 $x(t_2) = \phi_{t_2}(x_0)$ に写像する．写像 ϕ_t はつぎの性質を満たす．

- $\phi_0 = I$ (I は n 次元恒等写像)
- $\phi_{t_1+t_2} = \phi_{t_2} \circ \phi_{t_1} = \phi_{t_1} \circ \phi_{t_2}$

一つ目の性質は，初期状態 $x(0) = x_0$ から 0 秒間時間発展した状態点 $\phi_0(x_0)$ は x_0 であることを意味する．二つ目の性質は，初期状態 $x(0) = x_0$ から t_1 秒間時間発展した状態点は $\phi_{t_1}(x_0)$ であり，さらに $\phi_{t_1}(x_0)$ を初期状態として，そこから t_2 秒間時間発展した状態点は $\phi_{t_2}(\phi_{t_1}(x_0))$ であり，それは初期状態 $x(0) = x_0$ から $(t_1 + t_2)$ 秒間時間発展した状態点である $\phi_{t_1+t_2}(x_0)$ と等しい

ことを意味する。これら二つの性質を満たす写像 ϕ_t は、微分方程式 (5.40) のフロー (flow, 流れ) と呼ばれる。

ある x_0 が、さまざまなパラメータ値 t に対する ϕ_t によって写像された点の集合

$$\{\phi_t(x_0) : -\infty < t < \infty\} \tag{5.65}$$

は、状態点 x_0 を通る**軌道**（trajectory）と呼ばれる。このように、解軌道は、特定の状態点 x_0 を通る相空間の曲線であるのに対して、フローは与えられた（さまざまな）x_0 に解軌道を与える写像である。

自律系に対するフローと類似の議論によって、初期値 $x(t_0) = x_0$ に対して、式 (5.41) で記述される非自律系の初期値問題のフロー $\phi_t(x_0, t_0)$ も定義することができる。$\phi_t(x_0, t_0)$ は、時刻 t_0 に x_0 に位置する状態点を通る式 (5.41) の解である。

例 5.7 再び式 (5.27) で表される FHN モデルを考える。図 **5.2** に FHN モデルの二つの解軌道を示した。一つは $(x_0, y_0) = (-0.5, -0.3)$ を通る軌道で、もう一つは $(x_0, y_0) = (-0.4, -0.3)$ を通る軌道である。前者は活動電位に対応する x の一過性の上昇を示すことなく、時間とともに安定平衡点に漸近している。一方、後者の軌道は活動電位に対応する x の一過性の上昇と不応性 y の上昇を経て、その後安定平衡点に漸近している。

5.4 ルンゲ–クッタ法

オイラー法は、微分方程式 (5.40) や式 (5.41) の左辺の微分を有限差分で近似することのみによって数値解を計算する方法であるが、よりよい精度の近似解を得るために、さまざまな数値計算法が開発されている。本節では、その中で比較的単純な**ルンゲ–クッタ法**を紹介する。

微分方程式の数値解の計算は、系の状態 $\phi_t(x)$ から微小時間ステップ h だけ

時間発展した状態 $\boldsymbol{\phi}_{t+h}(\boldsymbol{x})$ を精度よく推定することを目的とする．本節で紹介する方法は，$\boldsymbol{\phi}_{t+h}(\boldsymbol{x})$ を $\boldsymbol{\phi}_t(\boldsymbol{x})$ の周りでテイラー展開して表現することに関係している．時間発展の出発点である $\boldsymbol{x}$ は与えられた定数ベクトルであるので，時間のみの関数としての $\boldsymbol{\phi}_t(\boldsymbol{x})$ のテイラー展開は，次式のように表せる．

$$\boldsymbol{\phi}_{t+h}(\boldsymbol{x}) = \boldsymbol{\phi}_t(\boldsymbol{x}) + h\frac{d\boldsymbol{\phi}_t(\boldsymbol{x})}{dt} + \frac{h^2}{2}\frac{d^2\boldsymbol{\phi}_t(\boldsymbol{x})}{dt^2} + \frac{h^3}{6}\frac{d^3\boldsymbol{\phi}_t(\boldsymbol{x})}{dt^3}$$
$$+ \frac{h^4}{24}\frac{d^4\boldsymbol{\phi}_t(\boldsymbol{x})}{dt^4} + \mathcal{O}(h^5) \tag{5.66}$$

ここで

$$\frac{d\boldsymbol{\phi}_t(\boldsymbol{x})}{dt} = \boldsymbol{f}(\boldsymbol{\phi}_t(\boldsymbol{x}), t) \tag{5.67}$$

$$\frac{d^2\boldsymbol{\phi}_t(\boldsymbol{x})}{dt^2} = \frac{d}{dt}\boldsymbol{f}(\boldsymbol{\phi}_t(\boldsymbol{x}), t) \tag{5.68}$$

$$\frac{d^3\boldsymbol{\phi}_t(\boldsymbol{x})}{dt^3} = \frac{d^2}{dt^2}\boldsymbol{f}(\boldsymbol{\phi}_t(\boldsymbol{x}), t) \tag{5.69}$$

$$\frac{d^4\boldsymbol{\phi}_t(\boldsymbol{x})}{dt^4} = \frac{d^3}{dt^3}\boldsymbol{f}(\boldsymbol{\phi}_t(\boldsymbol{x}), t) \tag{5.70}$$

であることを用いると，式 (5.66) は

$$\boldsymbol{\phi}_{t+h}(\boldsymbol{x}) = \boldsymbol{\phi}_t(\boldsymbol{x}) + h\boldsymbol{f}(\boldsymbol{\phi}_t(\boldsymbol{x}), t) + \frac{h^2}{2}\frac{d}{dt}\boldsymbol{f}(\boldsymbol{\phi}_t(\boldsymbol{x}), t)$$
$$+ \frac{h^3}{6}\frac{d^2}{dt^2}\boldsymbol{f}(\boldsymbol{\phi}_t(\boldsymbol{x}), t) + \frac{h^4}{24}\frac{d^3}{dt^3}\boldsymbol{f}(\boldsymbol{\phi}_t(\boldsymbol{x}), t) \tag{5.71}$$

となる．なお，$\mathcal{O}(h^5)$ は，h^5 オーダーの微小量なので無視した．式 (5.71) の右辺に現れるベクトル場 $\boldsymbol{f}$ の時間に関する1階，2階あるいは3階微分を，これらの微分を計算することなく，間接的に求めることで，オイラー法よりも精度のよい微分方程式の数値計算法が得られる．

5.4.1 2次のルンゲ–クッタ法

2次のルンゲ–クッタ法（the second order Runge-Kutta method）は，式 (5.71) で h の2次の項までを考えた数値積分法である．以下では標記の簡単化のため，$\boldsymbol{\phi}_t(\boldsymbol{x})$ を単に $\boldsymbol{\phi}_t$ と書く．

まず，次式に示す量を考える．

$$\phi_{t+h}^{(1)} = \phi_t + h\boldsymbol{f}(\phi_t, t) \tag{5.72}$$

これは時間ステップ h の**陽的オイラー法**そのものである。つぎに

$$\phi_{t+h/2}^{(1)} = \frac{\phi_t + \phi_{t+h}^{(1)}}{2} = \phi_t + \frac{h}{2}\boldsymbol{f}(\phi_t, t) \tag{5.73}$$

を計算する。これは，現在（時刻 t）の状態点 ϕ_t と，式 (5.72) で得られた陽的オイラー法によって時間ステップ h だけ更新された状態点を結ぶ線分上の中点である。さらに

$$\phi_{t+h}^{(2)} = \phi_t + h\boldsymbol{f}\left(\phi_{t+h/2}^{(1)}, t + \frac{h}{2}\right) \tag{5.74}$$

を計算する。これは，ベクトル場を状態点 $\phi_{t+h/2}^{(1)}$ および時刻 $t+h/2$ で評価し，それを用いて，現在の状態点 ϕ_t から時間ステップ h だけ更新された状態点である。

ここで，標記を簡便化するために

$$\boldsymbol{k}_1 = \boldsymbol{f}(\phi_t, t) \tag{5.75}$$

$$\boldsymbol{k}_2 = \boldsymbol{f}\left(\phi_{t+h/2}^{(1)}, t + \frac{h}{2}\right) \tag{5.76}$$

を定義すると，$\boldsymbol{k}_2$ で表されるベクトル場は，下式のように近似できる。

$$\begin{aligned}
\boldsymbol{k}_2 &= \boldsymbol{f}\left(\phi_{t+h/2}^{(1)}, t + \frac{h}{2}\right) \\
&= \boldsymbol{f}\left(\phi_t + \frac{h}{2}\boldsymbol{f}(\phi_t, t), t + \frac{h}{2}\right) \\
&= \boldsymbol{f}\left(\phi_t + \frac{h}{2}\boldsymbol{k}_1, t + \frac{h}{2}\right) \\
&\approx \boldsymbol{f}(\phi_t, t) + \frac{h}{2}\left(\frac{\partial \boldsymbol{f}}{\partial \boldsymbol{x}}(\phi_t, t)\frac{d\phi_t}{dt} + \frac{\partial}{\partial t}\boldsymbol{f}(\phi_t, t)\right) \\
&= \boldsymbol{f}(\phi_t, t) + \frac{h}{2}\left(\frac{\partial \boldsymbol{f}}{\partial \boldsymbol{x}}(\phi_t, t)\boldsymbol{f}(\phi_t, t) + \frac{\partial}{\partial t}\boldsymbol{f}(\phi_t, t)\right) \\
&= \boldsymbol{f}(\phi_t, t) + \frac{h}{2}\frac{d}{dt}\boldsymbol{f}(\phi_t, t) \tag{5.77}
\end{aligned}$$

2次のルンゲ-クッタ法は，式 (5.71) で表される $\phi_t(\boldsymbol{x})$ のテイラー展開の 2 次までの項である

$$\phi_{t+h}(\boldsymbol{x}) = \phi_t(\boldsymbol{x}) + h\boldsymbol{f}(\phi_t(\boldsymbol{x}),t) + \frac{h^2}{2}\frac{d}{dt}\boldsymbol{f}(\phi_t(\boldsymbol{x}),t) \qquad (5.78)$$

を，ここで計算した $\boldsymbol{k}_1$ と $\boldsymbol{k}_2$ の重み付き線形和で表し，それをベクトル場の近似として用いる。これは，式 (5.79) に示す陽的オイラー法的状態更新式で表す数値積分法となる。

$$\begin{aligned}\phi_{t+h}(\boldsymbol{x}) &= \phi_t(\boldsymbol{x}) + h\left(c_1\cdot\boldsymbol{k}_1 + c_2\cdot\boldsymbol{k}_2\right)\\ &= \phi_t(\boldsymbol{x}) + h\left(c_1\cdot\boldsymbol{f}(\phi_t,t) + c_2\left(\boldsymbol{f}(\phi_t,t) + \frac{h}{2}\frac{d}{dt}\boldsymbol{f}(\phi_t,t)\right)\right)\\ &= \phi_t(\boldsymbol{x}) + h(c_1+c_2)\boldsymbol{f}(\phi_t,t) + \frac{h^2}{2}c_2\cdot\frac{d}{dt}\boldsymbol{f}(\phi_t,t) \qquad (5.79)\end{aligned}$$

ここで，重み係数 c_1 と c_2 は，式 (5.78), (5.79) の h の冪ごと（いまの場合，h と h^2）の係数比較によって決定でき，具体的には $c_1 = 0$, $c_2 = 1$ となる。したがって，式 (5.79) は

$$\phi_{t+h}(\boldsymbol{x}) = \phi_t(\boldsymbol{x}) + h\boldsymbol{k}_2 \qquad (5.80)$$

と書ける。まとめると，2 次のルンゲ-クッタ法における状態更新の式は，つぎのようになる。

$$\begin{aligned}\phi^{(1)}_{t+h/2} &= \phi_t + \frac{h}{2}\boldsymbol{f}(\phi_t,t)\\ \phi_{t+h}(\boldsymbol{x}) &= \phi_t(\boldsymbol{x}) + h\boldsymbol{f}\left(\phi^{(1)}_{t+h/2}, t+\frac{h}{2}\right)\end{aligned} \qquad (5.81)$$

オイラー法との対応がつきやすいように，ϕ_t のかわりに $x(t)$ を使って 2 次のルンゲ-クッタ法を表現し直すと，つぎのようになる。

$$\left.\begin{aligned}\tilde{\boldsymbol{x}}\left(t+\frac{h}{2}\right) &= \boldsymbol{x}(t) + \frac{h}{2}\boldsymbol{f}(\boldsymbol{x}(t),t)\\ \boldsymbol{x}(t+h) &= \boldsymbol{x}(t) + h\boldsymbol{f}\left(\tilde{\boldsymbol{x}}\left(t+\frac{h}{2}\right), t+\frac{h}{2}\right)\end{aligned}\right\} \qquad (5.82)$$

5.4.2　4 次のルンゲ-クッタ法

4 次のルンゲ-クッタ法（the 4-th order Runge-Kutta method）は，式 (5.71)

で h の 4 次の項までを考えた数値積分法である．2 次のルンゲ–クッタ法の場合に定義した式 (5.75), (5.76) と同じように，4 次のルンゲ–クッタ法では，以下のように四つの状態点と時刻のペアに対して，式 (5.40) あるいは式 (5.41) のベクトル場を評価する．

$$k_1 = f(\phi_t, t) \tag{5.83}$$

$$k_2 = f\left(\phi_t + \frac{h}{2}k_1, t + \frac{h}{2}\right) \tag{5.84}$$

$$k_3 = f\left(\phi_t + \frac{h}{2}k_2, t + \frac{h}{2}\right) \tag{5.85}$$

$$k_4 = f(\phi_t + hk_3, t + h) \tag{5.86}$$

図 **5.3** に，式 (5.83)～(5.86) で定義した四つの状態点と時刻のペアに対するベクトル場の計算を概念図として示した．オイラー法は，時刻 t の状態点 $x(t)$ におけるベクトル場に基づいて $x(t+h)$ を予測する．これに対して，ルンゲ–クッタ法では，$x(t)$ におけるベクトル場に加え，その周辺 4 点におけるベクト

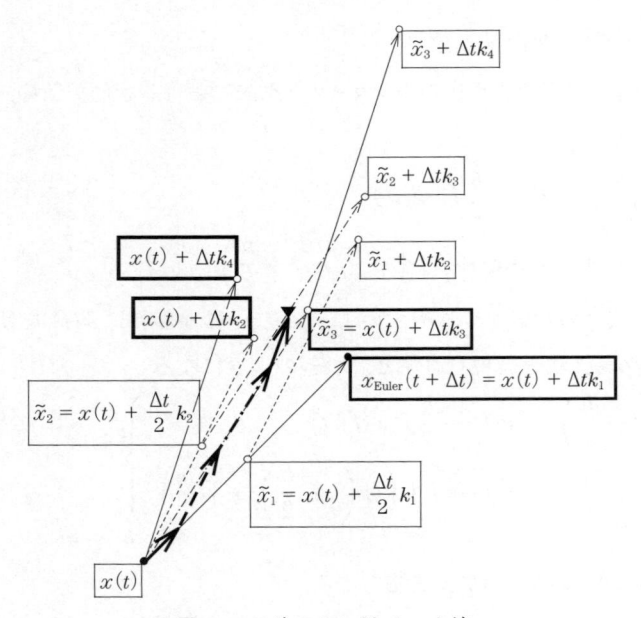

図 **5.3** 4 次のルンゲ–クッタ法

ル場に関する情報を収集し,それに基づいて $x(t+h)$ を予測する.こうすることで,ベクトル場の向きや大きさが急激に変化するような微分方程式に対しても,オイラー法に比べて,精度のよい数値近似解を得ることを可能にする.

そのうえで,これら四つの重み付き線形和によって微分方程式のベクトル場 $f(\phi_t, t)$ を近似し,それを用いて陽的オイラー法的に,次式で $\phi_t(x)$ から $\phi_{t+h}(x)$ を計算する.

$$\phi_{t+h}(x) = \phi_t(x) + h \sum_{i=1}^{4} c_i k_i \tag{5.87}$$

2次のルンゲ–クッタ法の場合と同様に,重み係数 c_i ($i = 1, 2, 3, 4$) は,式 (5.87) に含まれる k_i ($i = 1, 2, 3, 4$) を式 (5.83)〜(5.86) のテイラー展開近似式で置き換えたものと,式を h の 1〜4 次の項を,冪ごとに係数比較することで決定する.これを具体的に行うと

$$c_1 = \frac{1}{6}, \quad c_2 = \frac{1}{3}, \quad c_3 = \frac{1}{3}, \quad c_4 = \frac{1}{6} \tag{5.88}$$

を得ることができる.

オイラー法との対応がつきやすいように,ϕ_t のかわりに $x(t)$ を使って 4 次のルンゲ–クッタ法を表現し直すと,最終的につぎのような状態更新式が得られる.

$$x(t+h) = x(t) + \frac{h}{6}(k_1 + 2k_2 + 2k_3 + k_4) \tag{5.89}$$

なお,本書で紹介した以外にも,常微分方程式の数値積分にはさまざまな方法がある.例えば,Parker と Chua による教科書[50]を参照してほしい.さまざまな数値積分法の中から,どの手法を選んで用いるかは,各自が行うシミュレーションに必要とされる計算精度や計算時間コストなどを総合的に検討して決めることが求められる.

5.5 偏微分方程式の数値シミュレーション

これまでの章で,空間的な広がりをもつ生体システムの状態の時間発展は,偏

微分方程式によって記述されることを学んだ．例えば，神経軸索の**ケーブル方程式**は

$$\frac{\partial^2 V}{\partial x^2} = V + \frac{\partial V}{\partial t} \tag{5.90}$$

と記述された．これは，活動電位を生成しない受動的な神経軸索（ケーブル）上の位置 x における膜電位 V が，時間 t とともにどのように変化するか，すなわち膜電位の空間的伝播の様子を表している．膜電位の時間・空間依存性を省略せずに陽に書くと，この偏微分方程式を解くことは，$V(x,t)$ を求めることに対応する．さらに，ヤリイカ巨大軸索における活動電位の伝搬は，膜電位 $V(x,t)$ に関する以下の偏微分方程式

$$\frac{1}{r_a}\frac{\partial^2 V(x,t)}{\partial x^2} = C\frac{\partial V(x,t)}{\partial t} + G_\mathrm{K} n(x,t)^4(V(x,t) - E_\mathrm{K})$$
$$+ G_\mathrm{Na} m(x,t)^3 h(x,t)(V(x,t) - E_\mathrm{Na})$$
$$+ G_l(V(x,t) - E_l) \tag{5.91}$$

を，イオンチャネル電流に関する微分方程式と連立させることで記述できることも学んだ（**Hodgkin-Huxley 方程式**）．これら二つの例の基盤となる線形偏微分方程式は，変数 $u(x,t)$ に対する**拡散方程式**

$$\frac{\partial u}{\partial t} = D\frac{\partial^2 u}{\partial x^2} \tag{5.92}$$

である．ここで，D は拡散係数で，物理量 u の空間的拡散の速さを表す．

さらに，別タイプの偏微分方程式として，耳の基底膜の振動伝搬は

$$\frac{1}{c^2}\frac{\partial^2 p}{\partial t^2} + \left(\frac{R}{\rho_0 c^2} + \frac{\rho_0}{SZ}\right)\frac{\partial p}{\partial t} + \frac{R}{ZS}p = \frac{\partial^2 p}{\partial x^2} \tag{5.93}$$

で表される波動方程式で記述できることを学んだ．これは，基底膜上の位置 x における圧力（前庭階と鼓室階の圧力差）p が，時間 t とともにどのように変化するかを表している．この場合も，この偏微分方程式を解くことは，$p(x,t)$ を求めることである．この例の基盤となる線形偏微分方程式は，変数 $u(x,t)$ に対する**波動方程式**

$$\frac{\partial^2 u}{\partial t^2} = c^2 \frac{\partial^2 u}{\partial x^2} \tag{5.94}$$

である．ここで，c は波の伝搬速度を表す．

式 (5.90) や式 (5.93) のような線形偏微分方程式の解は，解析的に求めることができるが，常微分方程式の場合と同様に，非線形偏微分方程式の解を解析的に求めることは一般的に困難である．したがって，この場合も，偏微分方程式の解は数値シミュレーションによって近似的に求めることになる．本節では，**偏微分方程式の数値シミュレーション**の基礎を学ぶ．

5.5.1 活動電位の伝搬を記述する反応拡散方程式

本項では，偏微分方程式の簡単な例として，活動電位が神経軸索上を伝搬する様子を記述するつぎのような偏微分方程式を用いる．

$$\left. \begin{aligned} \frac{\partial v(x,t)}{\partial t} &= D_{vv}\frac{\partial^2 v(x,t)}{\partial x^2} - i_{\mathrm{ion}}[v(x,t), w(x,t)] + I_{\mathrm{ext}}(x,t) \\ \frac{\partial w(x,t)}{\partial t} &= \epsilon(v(x,t) - cw(x,t)) \end{aligned} \right\} \tag{5.95}$$

ここで，x は 1 次元空間座標（位置）を表し，$v(x,t)$ および $w(x,t)$ は，位置 x，時刻 t における変数 v（膜電位）と変数 w（不応性）を表す．また，D_{vv} はここでは定数であり，拡散係数と呼ばれる．第 1 式の右辺第 2 項 $i_{\mathrm{ion}}(v,w)$ は

$$\begin{aligned} i_{\mathrm{ion}}(v,w) &= v(v-a)(v-b) + w \\ &= v^3 - (a+b)v^2 + abv + w \end{aligned} \tag{5.96}$$

である．本節の冒頭に示した神経軸索の**ケーブル方程式**を

$$\frac{\partial V(x,t)}{\partial t} = \frac{\partial^2 V(x,t)}{\partial x^2} - V(x,t) \tag{5.97}$$

と書き換えると，式 (5.95) との対応が明確である．すなわち，神経軸索のケーブル方程式 (5.97) と式 (5.95) の第 1 式のおもな違いは，拡散項と呼ばれる空間 x に関する 2 階微分のつぎの項が，それぞれ，単純な線形項 $-V$ であるか，$-i_{\mathrm{ion}}$ で表される v に関する非線形項であるかにある．これらの項は反応項と

呼ばれ，位置 x におけるケーブル構成要素自体の動的性質を表し，前者の場合は，細胞膜の受動的特性（単純な RC 回路の電流-電圧特性）を，後者の場合は，活動電位生成に関わる細胞膜の能動的特性（負性抵抗をもつ非線形抵抗素子を含む回路要素の電流-電圧特性）を表す．拡散項と反応項の存在から，この種の偏微分方程式は，**反応拡散方程式**と呼ばれる．

なお，式 (5.95) は，**5.4** 節で用いた興奮性あるいは振動性細胞膜の単純化モデルである，FHN モデルに膜（軸索）の空間的広がりを考慮したもので，**5.4** 節の変数 (x,y) が，ここでの (v,w) に相当する．

反応拡散方程式 (5.95)（ここでは，FHN ケーブルモデルと呼ぶ）は，少し一般的な形式として

$$\frac{\partial u}{\partial t} = D\frac{\partial^2 u}{\partial x^2} + f(u,t) \tag{5.98}$$

と書ける．FHN ケーブルモデルの場合には

$$u(x,t) \equiv \begin{pmatrix} v(x,t) \\ w(x,t) \end{pmatrix} \tag{5.99}$$

$$f(u,t) \equiv \begin{pmatrix} -i_{\text{ion}}(u) + I_{\text{ext}} \\ \varepsilon(u_1(x,t) - Cu_2(x,t)) \end{pmatrix} \tag{5.100}$$

および

$$D \equiv \begin{pmatrix} D_{vv} & 0 \\ 0 & 0 \end{pmatrix} \tag{5.101}$$

とすることで，式 (5.95) は式 (5.98) の形式に書ける．このとき拡散係数行列 D が 1 行 1 列成分を除きすべて 0 となるのは，1 次元ケーブル上で空間的な拡散動態を示すのが膜電位 v だけであることによる．もし不応性 w も空間的に拡散する（位置 x の膜の不応性が，隣接する位置 x' の膜の不応性に拡散的に影響する）場合は，拡散係数行列の 2 行 2 列成分も非零となる．

5.5.2 偏微分方程式の初期値問題と境界値問題

常微分方程式を解くことは，**5.2**節で学んだように，時刻 $t = 0$（他の時刻 $t = t_0$ でもよいが，簡単のため一般性を失わず $t = 0$ とすることが多い）におけるシステムの**初期状態**（初期条件）を与え，それが時間とともにどのように変化するかを求めることであった。同様に偏微分方程式を解く場合も，時刻 $t = 0$ におけるシステムの初期状態をモデルが対象とする空間（定義域）全体にわたって指定する必要がある。すでに述べたように，与えられた初期条件に対するシステムの状態の時間発展を求める問題を**初期値問題**という。

一般に，偏微分方程式の求解の場合，この初期値問題と同時に，境界値問題も課される。偏微分方程式の境界値問題とは，定義域の境界においてシステムの状態がとるべき値や，空間微分値などに関する拘束条件（境界条件）を課し，その境界条件を満たす初期値問題の解を求める問題である。与えられた初期条件に対する初期値問題の解は，境界条件に依存する。なお，本書では扱わないが，偏微分方程式に限らず，常微分方程式に関する境界値問題も存在する。例えば，空間微分のみに関する常微分方程式や，初期値と最終値があらかじめ拘束条件として与えられた時間に関する常微分方程式の求解も，境界値問題となる。

境界値問題に現れる典型的な境界条件はつぎの五つに分類される。

(1)　ノイマン条件（ノイマン境界条件）
(2)　ディリクレ条件（ディリクレ境界条件）
(3)　ロビン条件（ロビン境界条件）
(4)　混合条件（混合境界条件）
(5)　コーシー条件（コーシー境界条件）

ノイマン条件は，偏微分方程式の解が，境界における状態の法線微分値（境界の法線方向に関する微分の値）が与えられた値をとらなければならないとする拘束条件である。ディリクレ条件は，偏微分方程式の解が，境界上で与えられた値をとらなければならなとする拘束条件である。ロビン境界条件は，ノイマン条件とディリクレ条件の組合せであり，境界条件は，境界上における状態の値とその空間微分値の線形結合がとる値を指定することによって表される。一

方，混合境界条件は，境界を構成する異なる部分集合上に対して，ノイマン条件やディリクレ条件といった異なる境界条件を与えることである。最後に，境界上の状態に対して，ノイマン条件とディリクレ条件の両方を同時に課す条件をコーシー条件と呼ぶ。ここで，境界上の状態が「与えられた」値や微分値をとるという拘束条件を考えたが，これらの「与えられた」値は，時間的および空間的に一定値の場合もあれば，時間的および空間的に変化する場合もあることに注意する。

例えば，長さ L の1次元 FHN ケーブルの両端が結合された円環状 FHN ケーブルを考えたとき，対応する境界条件は，周期境界条件と呼ばれる。この場合の周期境界条件は，ケーブルの一端（例えば $x = 0$）ともう一方の端の状態（$x = L$）が結合されていて，それらが同じ状態をとることを要請する。この状況の境界条件は，$u(0,t) = u(L,t)$ と表される。境界 $x = 0$ における境界条件に注目すると時刻 t の $u(0,t)$ の値が $u(L,t)$ と一致するという意味で，これはディリクレ境界条件に対応する。同様に，もう一方の境界 $x = L$ の境界条件（式的には同じ $u(L,t) = u(0,t)$）もディリクレ条件となる。

上述と同様に，長さ L の（円環ではなく両端をもつ）1次元空間における，反応拡散方程式の初期値問題および境界値問題の例を具体的にあげる。

$$\frac{\partial u}{\partial t} = D\frac{\partial^2 u}{\partial x^2} + f(u,t) \tag{5.102}$$

ここで，時刻 $t = 0$ における初期条件は

$$\left.\begin{aligned} u(x,0) &= u_a \quad & x \in [x_1, x_2] \text{ のとき} \\ u(x,0) &= 0 \quad & \text{上記以外} \end{aligned}\right\} \tag{5.103}$$

である。また，$x = 0$ および $x = L$ における境界条件（ノイマン境界条件）は

$$\left.\begin{aligned} \frac{\partial u}{\partial x}(0,t) &= 0 \\ \frac{\partial u}{\partial x}(L,t) &= 0 \end{aligned}\right\} \tag{5.104}$$

となり，この境界条件は，ケーブルの両端（境界）において（電位の）拡散作用がつねに釣り合っており，正味の拡散粒子（電流）が存在しないことから，しばしば自由端とも呼ばれる．

5.5.3　有限差分法による偏微分方程式の数値シミュレーション

〔1〕 **陽解法（オイラー前進差分法）**　　ここでは，式 (5.102) で記述された反応拡散方程式（FHN ケーブルモデル）の時間発展を，式 (5.103) で示された初期条件，および式 (5.104) で示されたノイマン境界条件のもとで，オイラー前進差分法によって数値シミュレーションすることを考える．そのために，まず，Δx を位置 x の微小変位として，式 (5.95) の拡散項に現れる位置 x に関する 2 階微分を，2 次中央差分で近似すると以下のようになる．

$$\begin{aligned}\frac{\partial^2 v(x,t)}{\partial x^2} &\sim \frac{\partial v(x+\Delta x,t)/\partial x - \partial v(x,t)/\partial x}{\Delta x} \\ &\sim \frac{(v(x+\Delta x,t)-v(x,t))/\Delta x - (v(x,t)-v(x-\Delta x,t))/\Delta x}{\Delta x} \\ &= \frac{v(x+\Delta x,t)-2v(x,t)+v(x-\Delta x,t)}{\Delta x^2} \\ &= \frac{1}{\Delta x^2}(v(x+\Delta x,t)-v(x,t)) + \frac{1}{\Delta x^2}(v(x-\Delta x,t)-v(x,t))\end{aligned}$$

この結果を式 (5.95) に代入し，さらに $\partial v(x,t)/\partial t$ および $\partial w(x,t)/\partial t$ の時間微分をオイラー前進差分で近似することで，以下に示す差分方程式が得られる．

$$\begin{aligned}\frac{v(x,t+\Delta t)-v(x,t)}{\Delta t} &= \frac{D_{vv}}{\Delta x^2}(v(x+\Delta x,t)-v(x,t)) \\ &\quad +\frac{D_{vv}}{\Delta x^2}(v(x-\Delta x,t)-v(x,t)) \\ &\quad -i_{\mathrm{ion}}(v(x,t),w(x,t)) \\ \frac{w(x,t+\Delta t)-w(x,t)}{\Delta t} &= \epsilon(v(x,t)-cw(x,t))\end{aligned}$$

したがって，以下の時間ステップ Δt ごとの状態更新式が得られる．

$$v(x, t+\Delta t) = \left(1 - 2D_{vv}\frac{\Delta t}{\Delta x^2}\right)v(x,t)$$
$$+ D_{vv}\frac{\Delta t}{\Delta x^2}\left(v(x+\Delta x, t) + v(x-\Delta x, t)\right)$$
$$- i_{\text{ion}}(v(x,t), w(x,t))\Delta t \qquad (5.105)$$
$$w(x, t+\Delta t) = w(x,t) + \epsilon\left(v(x,t) - cw(x,t)\right)\Delta t \qquad (5.106)$$

この状態更新式（漸化式）の拡散項に起因する無意味な振動現象（数値計算誤差に起因する実際は存在しない振動現象）が発生しないための条件は，第1式右辺第1項の係数が0以上，すなわち $(1 - 2D_{vv}\Delta t/\Delta x^2) \geqq 0$，つまり $D_{vv}(\Delta t/\Delta x^2) \leqq 1/2$ が満たされることであることがわかる。したがって，この条件を満たすような時間ステップ Δt と空間差分ステップ Δx を用いなければならない。この条件は，シミュレーションの空間的精度を向上しようとして空間差分だけを小さくしても，時間ステップおよび拡散係数の値とのバランスを考慮しなければ，逆にシミュレーションの精度が悪化することを意味している。実際には，反応項の影響も考慮しながら，安定な数値計算が実施できる差分ステップ値を検討する必要がある。

差分法を用いる場合には，境界条件を差分表現することで，ケーブルの両端の状態が境界条件を満たすように工夫する必要がある。いまの問題では，両端にノイマン境界条件を課しているので，$x = 0$ および $x = L$ における膜電位の微分を計算する必要がある。$\partial v/\partial x(0, t)$ の計算には $v(-\Delta x, t)$ の値が，$\partial v/\partial x(L, t)$ の計算には $v(L+\Delta x, t)$ の値が必要である。しかし，これら $x = -\Delta x$ と $x = L + \Delta x$ はモデルの定義域を逸脱している。有限差分法のシミュレーションでは，これら二つの値 $v(-\Delta x, t)$ および $v(L+\Delta x, t)$ を保持するダミー変数を用意する必要がある。例えば，式 (5.104) で与えられるノイマン条件を実現するためには，各時刻 t においてこれら二つのダミー変数の値を

$$v(-\Delta x, t) = v(0, t), \quad v(L+\Delta x, t) = v(L, t)$$

に設定すればよい.これによって,差分版ノイマン境界条件

$$\frac{v(-\Delta x, t) - v(0, t)}{\Delta x} = 0, \quad \frac{v(L + \Delta x, t) - v(L, t)}{\Delta x} = 0$$

をつねに満たす数値近似解を得ることができる.

図 **5.4** に,FHN ケーブルの動態をオイラー前進差分法で数値シミュレーションした結果を示す.このシミュレーションの初期条件は,式 (5.103) において $u_a = 0.9$, $x_1 = 0.025$, $x_2 = 0.05$ とした.すなわち,時刻 $t = 0$ でケーブル上の区間 $[0.025, 0.05]$ の膜電位 v を脱分極状態 ($v = 0.9$) にし,残りの部分の膜電位は $v = 0$ とする初期状態を与えている.また,ケーブル両端の境界条件は,式 (5.104) で与えられるノイマン条件とした.また,このシミュレーションでは,パラメータ値を $\epsilon = 0.008$,$a = 0.139$,$b = 1.0$,$c = 2.54$,$D_{vv} = 0.00002$ とし,ケーブルの長さは $L = 0.5$ とした.これらのパラメータ(3次の非線形性を決めるパラメータ a および b など)の設定は,Rinzel の文献[51]によった.オイラー前進差分は,$\Delta x = 0.005$,$\Delta t = 0.1$ として行った.したがって,長さ L のケーブルを $N = L/\Delta x = 100$ 個の微小ケーブル片(コンパートメント)に分割し,それぞれのコンパートメントの状態の時間変化を計算したことになる.

〔**2**〕**陰 解 法** 常微分方程式の場合と同様に,変数の時間 t に関する微分を**オイラーの後退差分**で近似することで,数値的安定性の高いシミュレーションを行うことができる.具体例として,前進差分法で扱った式 (5.95) をもう一度考える.位置 x に関する空間 2 階微分は,先ほどと同じく 2 次中央差分を用いるが,偏微分方程式の陰解法では,$\partial v(x, t)/\partial t$ および $\partial w(x, t)/\partial t$ の時間微分をオイラー後退差分で近似すると,以下の差分方程式が得られる.

$$\begin{aligned}\frac{v(x,t) - v(x, t - \Delta t)}{\Delta t} &= \frac{D_{vv}}{\Delta x^2}(v(x + \Delta x, t) - v(x, t)) \\ &\quad + \frac{D_{vv}}{\Delta x^2}(v(x - \Delta x, t) - v(x, t)) \\ &\quad - i_{\text{ion}}(v(x, t), w(x, t))\end{aligned}$$

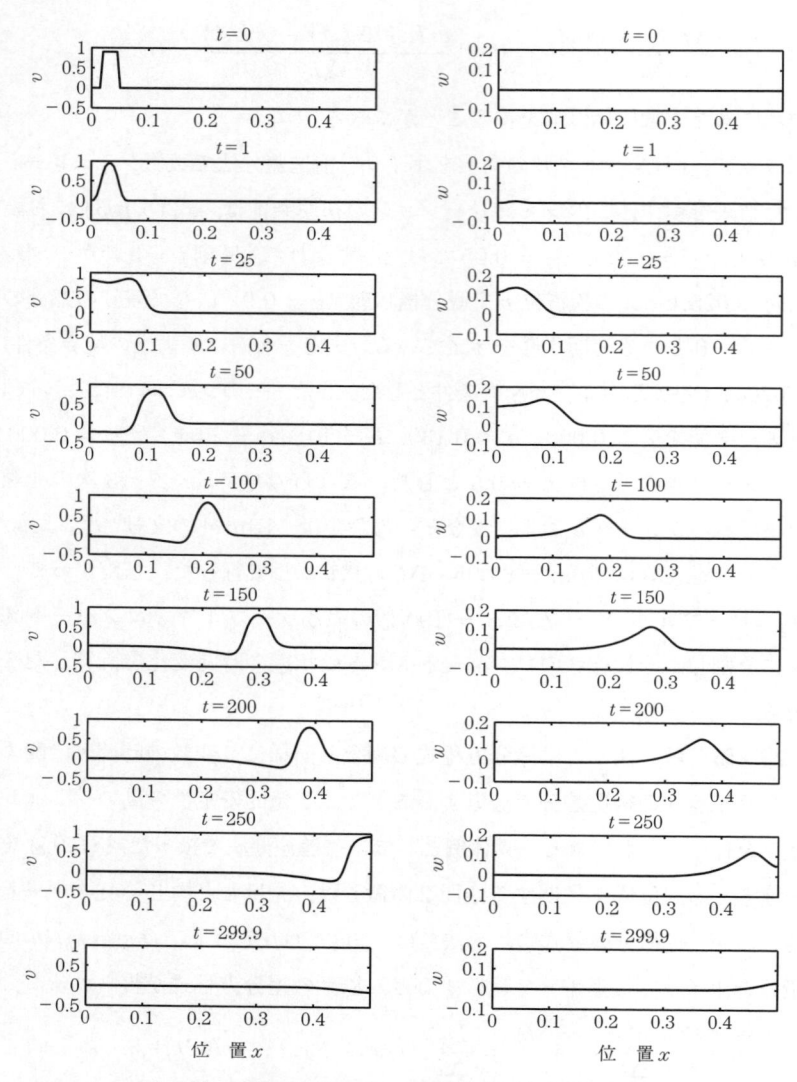

ケーブル両端の境界条件はノイマン境界条件（自由端）としている。

図 5.4 FHN ケーブルモデルにおける活動電位伝搬の数値シミュレーション（有限差分法・陽的オイラー法）

$$\frac{w(x,t) - w(x, t-\Delta t)}{\Delta t} = \epsilon \left(v(x,t) - cw(x,t)\right)$$

したがって，以下の時間ステップ Δt ごとの状態更新式は，以下の非線形代数方程式の解となる。

$$v(x,t) = v(x, t-\Delta t) + D_{vv}\frac{\Delta t}{\Delta x^2}\left(v(x+\Delta x, t) - 2v(x,t) + v(x-\Delta x, t)\right)$$
$$- i_{\text{ion}}(v(x,t), w(x,t))\Delta t \tag{5.107}$$

$$w(x,t) = w(x, t-\Delta t) + \epsilon \left(v(x,t) - cw(x,t)\right)\Delta t \tag{5.108}$$

この代数方程式を解くことの意味を理解するために，FHN モデルの非線形な反応項 $i_{\text{ion}}(v, w)$ を

$$i_{\text{ion}}(v, w) \equiv pv + qw \tag{5.109}$$

のように線形化して，問題を単純化する。ここで，p と q は定数である。さらに $r \equiv D_{vv}\Delta t/\Delta x^2$ とおく。また，与えられた時刻 $t-\Delta t$ における位置 x_j（j 番目のコンパートメント），$x_{j+1} \equiv x_j + \Delta x$ および $x_{j-1} \equiv x_j - \Delta x$ でのケーブルの状態をベクトル $(V_{j-1}, V_j, V_{j+1}) \equiv (v(x_{j-1}, t-\Delta t), v(x_j, t-\Delta t), v(x_{j+1}, t-\Delta t))$，および $(W_{j-1}, W_j, W_{j+1}) \equiv (w(x_{j-1}, t-\Delta t), w(x_j, t-\Delta t), w(x_{j+1}, t-\Delta t))$ とおく。求めるべき未知変数は，時刻 t における位置 x_j，x_{j+1} および x_{j-1} でのケーブルの状態で，これを $(X_{j-1}, X_j, X_{j+1}) \equiv (v(x_{j-1}, t), v(x_j, t), v(x_{j+1}, t))$，および $(Y_{j-1}, Y_j, Y_{j-1}) \equiv (w(x_{j-1}, t), w(x_j, t), w(x_{j+1}, t))$ とおく。すると，式 (5.107), (5.108) は，それぞれ次式のように表せる。

$$X_j = V_j + r\left(X_{j+1} - 2X_j + X_{j-1}\right) - pX_j\Delta t - qY_j\Delta t \tag{5.110}$$

$$Y_j = W_j + \epsilon\left(X_j - cY_j\right)\Delta t \tag{5.111}$$

ここで，$j = 1, \cdots, N$ であり，N 個のコンパートメントに空間分割された 1 次元ケーブル上の位置を表す。

ここでは簡単のため，境界条件としてディリクレ条件 $u(0, t) = 0$ および $u(L, t) = 0$ を考える。したがって，$X_1 = V_1 = 0$，$Y_1 = W_1 = 0$ および

$X_N = V_N = 0$, $Y_N = W_N = 0$ である．さらに，$N = 4$ としてみると，$X_4 = V_4 = 0$, $Y_4 = W_4 = 0$ であるので，解くべき線形代数方程式の未知変数は X_2, X_3, Y_2, Y_3 の四つとなり，解くべき線形代数方程式は

$$\begin{aligned}
X_2 &= V_2 + r\left(X_3 - 2X_2 + X_1\right) - pX_2\Delta t - qY_2\Delta t \\
&= r\left(X_3 - 2X_2\right) - pX_2\Delta t - qY_2\Delta t \\
Y_2 &= W_2 + \epsilon\left(X_2 - cY_2\right)\Delta t \\
X_3 &= V_3 + r\left(X_4 - 2X_3 + X_2\right) - pX_3\Delta t - qY_3\Delta t \\
&= V_3 + r\left(-2X_3 + X_2\right) - pX_3\Delta t - qY_3\Delta t \\
Y_3 &= W_3 + \epsilon\left(X_3 - cY_3\right)\Delta t
\end{aligned}$$

となる．これは

$$\begin{aligned}
(1 + 2r + p\Delta t)X_2 - rX_3 + q\Delta t Y_2 &= V_2 \\
-\epsilon\Delta t X_2 + (1 + \epsilon c\Delta t)Y_2 &= W_2 \\
(1 + 2r + p\Delta t)X_3 - rX_2 + q\Delta t Y_3 &= V_3 \\
-\epsilon\Delta t X_3 + (1 + \epsilon c\Delta t)Y_3 &= W_3
\end{aligned}$$

と書き直せる．したがって，求める線形代数方程式の解はつぎのような行列形式で表せる．

$$\begin{pmatrix} X_2 \\ X_3 \\ Y_2 \\ Y_3 \end{pmatrix} = \begin{pmatrix} R & -r & q\Delta t & 0 \\ -r & R & 0 & q\Delta t \\ -\epsilon\Delta t & 0 & K & 0 \\ 0 & -\epsilon\Delta t & 0 & K \end{pmatrix}^{-1} \begin{pmatrix} V_2 \\ V_3 \\ W_2 \\ W_3 \end{pmatrix} \quad (5.112)$$

ここで，$R = 1 + 2r + p\Delta t$, $K = 1 + \epsilon c\Delta t$ とした．このように，時刻 $t - \Delta t$ における全コンパートメントの状態が与えられると，つぎの時刻 t の全コンパートメントの状態は線形代数方程式（式 (5.110)，(5.111) の連立方程式）の解として得られる．

元の非線形代数方程式（式 (5.107), (5.108)）に戻ると，この方程式の解は，例えばニュートン–ラプソン法などの繰返し計算によって求めることになる。常微分方程式のときと同様に，陰解法はつねに数値的に安定であるが，ここに示したように，各時刻でコンパーメントの数に比例した未知変数をもつ連立（非線形）代数方程式を解く必要があり，陽解法に比べて煩雑になる。

〔**3**〕 **クランク–ニコルソン法**　上述の陰解法では，変数の時間微分をオイラー後退差分法によって近似した。この時間微分近似を，後退差分ではなく

$$\frac{\partial u(x,t)}{\partial t} \approx \frac{1}{2}\left(\frac{u(x,t+\Delta t/2) - u(x,t)}{\Delta t/2} + \frac{u(x,t) - u(x,t-\Delta t/2)}{\Delta t/2}\right)$$
$$= \left(\frac{u(x,t+\Delta t/2) - u(x,t-\Delta t/2)}{\Delta t}\right)$$

で定義される時間ステップ $\Delta t/2$ の中心差分法を採用すると，クランク–ニコルソン法と呼ばれる陰解法が得られる。

長さが L の 1 次元空間 x 上における物理量 $u(x,t)$ に関する拡散方程式

$$\frac{\partial u}{\partial t} = \frac{\partial^2 u}{\partial x^2} \tag{5.113}$$

をクランク–ニコルソン法で求めるときに解くべき代数方程式は

$$\begin{pmatrix} 2+2r & -r & 0 & \cdots & 0 \\ -r & 2+2r & -r & & \ddots \\ 0 & -r & 2+2r & & \ddots \\ \vdots & \ddots & \ddots & \ddots & -r \\ 0 & & \ddots & -r & 2+2r \end{pmatrix} \begin{pmatrix} u_{1,j+1} \\ u_{2,j+1} \\ \vdots \\ u_{N-2,j+1} \\ u_{N-1,j+1} \end{pmatrix}$$
$$= \begin{pmatrix} ru_{0,j+1} + (2-2r)u_{1,j} + r(u_{2,j} + u_{0,j}) \\ (2-2r)u_{2,j} + r(u_{3,j} + u_{1,j}) \\ \vdots \\ (2-2r)u_{N-2,j} + r(u_{N-1,j} + u_{N-3,j}) \\ ru_{N,j+1} + (2-2r)u_{N-1,j} + r(u_{N,j} + u_{N-2,j}) \end{pmatrix} \tag{5.114}$$

となる．ただし，N は空間の分割数（コンパーメント数）で，$u_{i,j}$ および $u_{i,j+1}$ は，それぞれ時刻 $t = (j-1/2)\Delta t$ および $t = (j+1/2)\Delta t$ における位置 $x = i\Delta$ におけるシステムの状態 u を表す．また，$r = \Delta t/\Delta x^2$ である．この際，式 (5.113) の右辺も

$$\frac{\partial^2 u}{\partial x^2} \sim \frac{1}{2}\left(\frac{u_{i+1,j+1} - 2u_{i,j+1} + u_{i-1,j+1}}{\Delta x^2} + \frac{u_{i+1,j} - 2u_{i,j} + u_{i-1,j}}{\Delta x^2}\right)$$

で近似する．

問　　題

(1) 式 (5.19) の近似解に関して，陽的オイラー法による近似解

$$x(Nh) = (1-ah)^N x_0$$

および陰的オイラー法による近似解

$$x(Nh) = \frac{1}{(1+ah)^N}x_0$$

は，$t = Nh$ のもとで $h \to 0$ の極限をとれば，どちらも

$$x(t) = x_0 \exp(-at)$$

に収束することを示せ．

(2) 式 (5.114) を導け．

引用・参考文献

1) 中森義輝：システム工学, コロナ社 (2002)
2) 吉川　昭, 吉田　久, 山脇伸行, 佐藤俊輔：例を通して学ぶシステム, 信号処理そしてプログラミング, コロナ社 (2003)
3) 西村正太郎 編, 北村新三, 武川　公, 松永公廣：制御工学, 森北出版 (1987)
4) 近藤次郎, 高橋磐郎, 小林竜一, 小柳佳勇, 渡辺　正：微分方程式・フーリエ解析, 培風館 (1974)
5) 古田勝久, 佐野　昭：基礎システム論, コロナ社 (1978)
6) D. バージェス, M. ボリー 著, 垣田高夫, 大町比佐栄 訳：微分方程式で数学モデルを作ろう, 日本評論社 (1990)
7) 伊藤正美 監修, 臼井支朗, 伊藤宏司, 三田勝己 著：生体信号処理の基礎, オーム社 (1985)
8) 橋本成広：生体計測工学入門, コロナ社 (2000)
9) 木塚朝博, 増田　正, 木竜　徹, 佐渡山亜兵：表面筋電図, 東京電機大学出版局 (2006)
10) 小澤愼治：ディジタル信号処理, 実教出版 (1979)
11) アナログ・デバイセズ 著, 電子回路技術研究会 訳：OPアンプによるフィルタ回路の設計, CQ出版社 (2005)
12) 佐藤俊輔, 吉川　昭, 木竜　徹：生体信号処理の基礎, コロナ社 (2004)
13) 横田康成：信号処理の基礎, 森北出版 (2013)
14) 三谷政昭：やさしい信号処理, 講談社 (2013)
15) 前田　肇, 佐野　昭, 貴家仁志, 原　晋介：ウェーブレット変換とその応用, 朝倉書店 (2001)
16) 新井康平：独習ウェーブレット解析, 近代科学社 (2006)
17) 中尾光之, 山本光璋：生体リズムとゆらぎ, コロナ社 (2004)
18) V. V. アメリキン 著, 坂本　實 訳：常微分方程式モデル入門 (POD版), 森北出版 (2006)
19) 笠原皓司：微分方程式の基礎, 朝倉書店 (1982)
20) 示村悦二郎：線形システム解析, コロナ社 (1987)

21) 足立修一：MATLAB による制御のためのシステム同定，東京電機大学出版局 (1996)
22) 佐藤秀樹，藤田欣也：足関節粘弾性の直立姿勢維持における機能分担，バイオメカニズム，**14**†, pp. 49–58 (1998)
23) 楊剣鳴：システム解析のためのフーリエ・ラプラス変換の基礎，コロナ社 (2008)
24) 石田明允，廣川俊二，宮崎信二，阿江通良，林　豊彦：身体運動のバイオメカニクス，コロナ社 (2002)
25) 高橋進一，浜田　望：線形システム解析の基礎，実教出版 (1979)
26) A. L. Hodgkin, A. F. Huxley：A quantitative description of membrane current and its application to conduction and excitation in nerve, J. Physiol., **117**, 4, pp. 500–544 (1952)
27) K. F. Bonhoeffer：Activation of passive ion as a model for the excitation of nerve, J. General Physiology, **32**, 1, pp. 69–91 (1948)
28) L. Stark：Stability, oscillations, and noise in the human pupil servomechanism, Proc. IRE, **47**, pp. 1925–1939 (1959)
29) X. Fan, G. Yao：Modeling transient pupillary light reflex induced by a short light flash, IEEE Trans. Biomed. Eng., **58**, 1, pp. 36–42 (2011)
30) S. W. Kuffler：Discharge patterns and functional organization of mammalian retina, J. Neurophysiology, **16**, 1, pp. 37–68 (1953)
31) R. W. Rodieck：Quantitative analysis of cat retinal ganglion cell response to visual stimuli, Vision Res., **5**, 11, pp. 538–601 (1965)
32) S. Hochstein, R. M. Shapley：Linear and nonlinear spatial subunits in Y cat retinal ganglion cells, J. Physiol., **262**, 2, pp. 265–284 (1976)
33) J. D. Victor：The dynamics of the cat retinal X cell centre, J. Physiol., **386**, 1, pp. 219–246 (1987)
34) G. V. Békésy：Human skin perception of traveling waves similar to those on the cochlea, J. Acoustical Society of America, **27**, 5, pp. 830–841 (1955)
35) L. R. Young, J. L. Meiry：A Revised dynamic otolith model, Aerospace Medicine, **39**, 6, pp. 606–608 (1968)
36) K. Ezure, S. Sasaki：Frequency-response analysis of vestibular-induced neck reflex in Cat. I. Characteristics of neural transmission from horizontal semicircular canal to neck motoneurons, J. Neurophysiology, **41**, 2, pp. 445–458 (1978)

† 論文誌の巻番号は太字，号番号は細字で表記する．

37) C. M. Oman, E. N. Marcus, and I. S. Curthoys: The influence of semicircular canal morphology on endolymph flow dynamics, Acta Otolaryngol (Stockh), **103**, 1–2, pp. 1–13 (1987)
38) A. V. Hill : The heat of shortening and the dynamic constants of muscle, Proc. Royal Society of London, Sereis B, Biological Science, **126**, 843, pp. 136–195 (1938)
39) J. Duchêne, J-Y. Hogrel: A model of EMG generation, IEEE Trans. Biomedical Engineering, **47**, 2, pp. 192–201 (2000)
40) P. J. Harrison, A. Taylor: Individual excitatory post-synaptic potentials due to muscle spindle Ia afferents in cat triceps surae motoneurones, J. Physiol., **312**, 1, pp. 455–470 (1981)
41) T. Flash, N. Hogan: The coordination of arm movements: an experimentally confirmed mathematical model, J. Neuroscience, **5**, 7, pp. 1688–1703 (1985)
42) Y. Uno, M. Kawato, and R. Suzuki : Formation and control of optimal trajectory in human multijoint arm movement, Biological Cybernetics, **61**, 2, pp. 89–101 (1989)
43) J. P. Saul, R. D. Berger, P. Albrecht, S. P. Stein, M. H. Chen, and R. J. Cohen : Transfer function analysis of the circulation: unique insights into cardiovascular regulation, American J. Physiology, **261**, 4, pp. H1231–1245 (1991)
44) B. van der Pol, J. van der Mark : The heartbeat considered as a relaxation oscillation, and an electrical model of the heart, Philosophical Magazine, **6**, 38, pp. 763–775 (1928)
45) I. M. Tolić E. Mosekilde, and J. Sturis : Modeling the insulin-glucose feedback system: the significance of pulsatile insulin secretion, J. Theoretical Biology, **207**, 3, pp. 361–375 (2000)
46) E. E. Sel'kov : Self-oscillations in glycolysis, J. Biochemistry, **4**, 1, pp. 79–86 (1968)
47) J. Schnakenberg : Simple chemical reaction systems with limit cycle behaviour, J. Theoretical Biology, **81**, 3, pp. 389–400 (1979)
48) J. S. Griffith : Mathematics of cellular control processes, J. Theoretical Biology, **20**, 2, pp. 202–208 (1968)
49) R. FitzHugh : Impulses and physiological states in theoretical models od nerve membrane, Biophysical Journal, **1**, pp. 445–466 (1961)

50) T. S. Parker, L. O. Chua : Practical Numerical Algorithms for Chaotic Systems, Springer New York (1989)

51) J. Rinzel : Repetitive activity and hopf bifurcation under point-stimulation for a simple FitzHugh-Nagumo nerve conduction model, J. Mathematical Biology, **5**, pp. 363–382 (1978)

問 題 解 答

以下に示すのは解答のみである。詳しい解説は，以下のWebページからダウンロード可能である。

https://www.coronasha.co.jp/np/isbn/9784339033717/

（本書の書籍ページ。コロナ社のトップページから書名検索でもアクセスできる）

【1章】
（1） 以下は解答例であり，これ以外の生体システムも多数ある。

　　　　生体システム：筋収縮のモデル
　　　　構成要素：筋，神経など
　　　　入　力：中枢神経系からの運動指令
　　　　出　力：筋張力
　　　　機　能：筋収縮によって関節運動を起こしたり，関節角度を一定に保つ。

　　　なお，筋収縮のモデル（Hillのモデル）については4章に詳しい説明がある。

（2）　(a) 線形，　(b) 非線形，　(c) 非線形，　(d) 非線形
（3）　(a) 線形，　(b) 線形，　(c) 非線形，　(d) 非線形，　(e) 非線形
（4）
$$\frac{x(t+2\Delta t) - 2x(t+\Delta t) + x(t)}{\Delta t^2}$$

【2章】
（1）　0.053 Hz
（2）　観測されるディジタル信号の振幅は

　　　　　$f(0)$ からサンプリングする場合：0
　　　　　$f(0.1)$ からサンプリングする場合：0.588
　　　　　$f(0.2)$ からサンプリングする場合：0.951

（3）　出力のパワーが入力の$1/2$になるとき，利得は$10\log 1/2 = -3.01$ dB となる。

【3章】
（1）　$dy_1/dt=0$とすると，$y_2 = 0$となる。これを2番目の式に代入すると，K, D,

M のいずれも正の値なので，$y_1=0$ となる。

（2） ヤコビ行列
$$\boldsymbol{J}(y_1, y_2) = \begin{bmatrix} 0 & 1 \\ -\dfrac{K}{M} & -\dfrac{D}{M} \end{bmatrix}$$

固有値
$$\lambda_{1,2} = \frac{-D \pm \sqrt{D^2 - 4MK}}{2M}$$

以下のように，場合分けして考える。

(a) $D^2 - 4MK > 0$ のとき：λ_1，λ_2 ともに実数解となる。
(b) $D^2 - 4MK = 0$ のとき：$\lambda_1 = \lambda_2 < 0$（実数解，重解）となる。
(c) $D^2 - 4MK < 0$ のとき：$Re(\lambda_1) = Re(\lambda_2) < 0$（複素数解）となる。

(a)〜(c) いずれの場合も，平衡点は漸近安定である。

（3）
$$\left. \begin{aligned} \frac{dV_c(t)}{dt} &= \frac{1}{C} I(t) \\ \frac{dI(t)}{dt} &= -\frac{R}{L} I(t) - \frac{1}{L} V_c(t) \end{aligned} \right\}$$

（4）
$$\sin(\theta_0 + \Delta\theta) = \sin(\theta_0) + \frac{d\sin(\theta_0)}{d\theta}\Delta\theta + \frac{1}{2}\frac{d^2\sin(\theta_0)}{d\theta^2}\Delta\theta^2$$
$$+ \frac{1}{3!}\frac{d^3\sin(\theta_0)}{d\theta^3}\Delta\theta^3 + \cdots$$
$$+ \frac{1}{n!}\frac{d^n\sin(\theta_0)}{d\theta^n}\Delta\theta^n + \cdots$$

ここで，$\theta_0 = 0$ なので $\sin\theta_0 = 0$，$d\sin(\theta)/d\theta = \cos\theta$ であること，および $\Delta\theta$ の高次の項は無視できるものとすると

$$\sin(\Delta\theta) \cong \Delta\theta$$

となる。

（5） $f_1(t)$ のラプラス変換 $F_1(s)$ は

$$F_1(s) = e^{-s}\frac{1}{s} - e^{-2s}\frac{1}{s} = e^{-s}\frac{1 - e^{-s}}{s}$$

図 **3.11** の $f_2(t)$ のラプラス変換は

$$F_2(s) = \frac{e^{-s}}{s(1 + e^{-s})}$$

【4章】

(1) $f(x) = 1/(1+\exp(x))$ より $df/dx = \exp(x)/(1+\exp(x))^2$ である。したがって，変形すると

$$\frac{1+\exp(x)-1}{(1+\exp(x))^2} = \frac{1}{1+\exp(x)} - \frac{1}{(1+\exp(x))^2} = (1-f(x))f(x) \tag{1}$$

となる。

(2)
$$\frac{340 \text{ m/s}}{18 \text{ cm}} \cong 1\,890 \text{ Hz} \tag{2}$$

(3)
$$x(t) = \frac{1}{k} - \frac{1}{k}\exp(\lambda t) + \frac{\lambda}{k} t \exp(\lambda t) \tag{3}$$

(4)
$$x(t) = \frac{1}{k} + \exp(\alpha t)\left(-\frac{1}{k}\cos\beta t + \frac{\alpha}{\beta}\frac{1}{k}\sin\beta t\right) \tag{4}$$

(5)
$$\frac{d}{dt}\begin{bmatrix} x_1 \\ x_2 \\ x_3 \end{bmatrix} = \begin{bmatrix} -\dfrac{k_p+k_s}{d} & \dfrac{k_s}{d} & 0 \\ 0 & 0 & 1 \\ -\dfrac{k_s}{m} & \dfrac{k_s}{m} & 0 \end{bmatrix} + \begin{bmatrix} \dfrac{1}{d} \\ 0 \\ 0 \end{bmatrix} f(t) \tag{5}$$

$$y = \begin{bmatrix} 0 & 1 & 0 \end{bmatrix} \begin{bmatrix} x_1 \\ x_2 \\ x_3 \end{bmatrix} \tag{6}$$

(6) **解図 4.1** に示すようになる。

(7)
$$x(t) = x_0 + (x_0 - x_f)(15\tau^4 - 6\tau^5 - 10\tau^3) \tag{7}$$

(8) 式 (4.233) を 0 にする条件は，$x=0$ であるので y 軸である。式 (4.234) を 0 にする条件は

$$y = \frac{x^3}{3} - x \tag{8}$$

の曲線である (**解図 4.2**)。

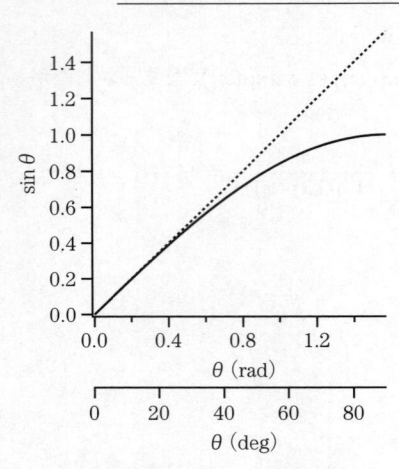

解図 4.1 θ と $\sin\theta$ の関係

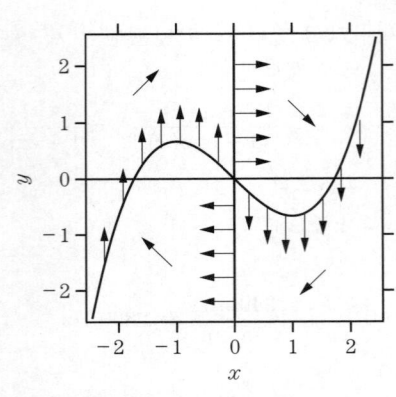

解図 4.2 van del Pol のモデルの位相面解析

(9)
$$G(s) = \frac{1/(rC)}{s + (r+R)/(RrC)} \tag{9}$$

(10)
$$v_p(t) = \frac{R}{r+R} - \frac{R}{r+R}\exp\left(-\frac{1}{C}\frac{r+R}{Rr}t\right) \tag{10}$$

$$i(t) = \frac{1}{r+R} + \frac{R}{r(r+R)}\exp\left(-\frac{1}{C}\frac{r+R}{Rr}t\right) \tag{11}$$

(11) 42.8 mV

【5章】

(1) 指数関数の極限としてのネピア数 e の定義を用いて証明する。

(2) 式 (5.112) の導出を参考にせよ。

索　引

【あ】

アイソクライン	82
アイソクライン法	79
アクチュエータ	132
アダマール変換	39
アナログ信号	20
アナロジー	12
安定平衡点	209
鞍点	61

【い】

閾値	92
位相	9
位相差	30
位相特性	71
1次遅れ系	14
移動平均	27
陰解放	225
陰的オイラー法	194
インパルス応答	64

【う】

ウェーブレット変換	45
ウォルシュ関数	39
運動単位	151

【え】

エイリアシング	20
液性調節系	51

【お】

オイラー前進差分法	223
オイラーの公式	10, 35
オイラーの後退差分	225
オイラー法	194
折返し雑音	20

【か】

解糖系	182
──の振動	182
拡散方程式	218
学習（ニューラルネットワークの）	93
角周波数	34
活動電位	92, 94, 198
過分極	92

【き】

基底	34
軌道	55, 212
逆フーリエ変換	39
逆ラプラス変換	69
筋	132
筋活動電位	143
筋骨格系	132
筋電図	23
筋紡錘	152

【け】

ゲイン	29
ケーブル方程式	105, 218, 219

【こ】

交感神経	51, 110, 166
構成要素	1
剛体リンクモデル	158
骨格筋	132
固有値	61, 88, 210
固有ベクトル	88
ゴルジ腱器官	156
コンパートメント	84
コンパートメントモデル	84

【さ】

サーカディアンリズム	50
サイズの原理	151
サブシステム	3
三角関数	8
散瞳（瞳孔の）	110
三半規管	129
サンプリング間隔	20
サンプリング周波数	20
サンプリング定理	20

【し】

視覚	108
時間刻み	194
軸索	91, 94, 103
シグモイド関数	93
自己相関関数	66
指数関数	10
システム	1, 83
システム同定	65
時定数	15
遮断周波数	31
周期	9, 34
周期関数	33
周期性	66
周波数	8, 34
周波数応答	72

周波数スペクトル 38	生体リズム 50	瞳 孔 109
周波数伝達関数 72	静的システム 11	等尺性収縮 134
周波数特性 72	整流平滑化筋電図 32	等張性収縮 138
周波数分解能（FFT の） 44	積 分 6	動的システム 11
縮瞳（瞳孔の） 109	積分筋電図 32	動的線形システム 192
出 力 2	漸化式 224	動的非線形システム 192
出力信号 19	漸近安定 209	倒立振り子 127
受容野 115	線形近似 59	独立変数 191
順位相関係数 49	線形システム 7	トルク変化最小モデル 165
循環系 166	線形性 7	**【な】**
状 態 75, 191	線形力学系 192	内分泌系 166
状態空間 77	前 庭 128	**【に】**
状態空間法 76	**【そ】**	2次遅れ系 15
状態点 191	相 関 35	入出力 2
状態微分方程式 139	相関関数 66	入出力特性 3, 68
状態ベクトル 77, 191	相関係数 48	ニュートン–ラプソン法 201
状態変数 76, 139	双極子モデル 145	ニューラルネットワーク 91
初期状態 221	相空間 205	入 力 2
初期値問題 221	相互相関関数 66	入力信号 19
自律系 191	相平面 55	**【ぬ】**
自律神経系 51, 166	**【た】**	ヌルクライン 81, 102, 208
神 経 91	代 謝 176	ヌルクライン法 78, 82
神経細胞 91	多層パーセプトロン 93	**【ね】**
信 号 19	脱分極 92	ネガティブフィードバック 74
信号処理 19	短時間 FFT 44	ネガティブフィードバック系 155
心電図 22, 169	**【ち】**	**【の】**
心拍変動 51	聴 覚 119	ノイズ 26
【す】	直立姿勢 127	能動電極 145
数学モデル 83	直交基底 37	脳 波 24
数値計算の安定性 198	直交変換 39, 67	ノンパラメトリック 73
数値シミュレーション 193	**【て】**	**【は】**
数値シミュレーション（偏微分方程式の） 219	テイラー展開 59	白色雑音 72
数値積分 193	ディジタル信号 20	バタフライ演算 43
数理モデル 5	電気興奮 198	バックプロパゲーション 93
ステップ応答 15, 65	電信方程式 126	波動方程式 218
スペクトログラム 45	伝達関数 68	
【せ】	**【と】**	
生化学反応 177	同期加算 26	
正帰還 74		
正弦関数 8		

バネ–マス–ダンパモデル 135	【ほ】	【り】
パワースペクトル 38	ボード線図 71	離散時間システム 17
反応拡散方程式 220	ポジティブフィードバック 74	利　得 29
【ひ】		利得特性 71
ピアソン相関係数 48	【ま】	リミットサイクル 80, 171
非周期関数 37	膜電位 91, 94	量子化 22
非自律系 192	マッカロー–ピッツのモデル 92	量子化誤差 22
非線形 91		【る】
非線形システム 7, 59	【み】	ルンゲ–クッタ法 212
非線形振動 79	ミカエリス–メンテンの式 177	【れ】
非線形振動子 170		連続時間システム 17
非線形性 8	【む】	
非線形力学系 192	無髄神経 107	【A】
微　分 6	【も】	A–D 変換 20
微分特性 129	網　膜 114	A–D 変換器 20
微分方程式 6, 11, 191	モデル 4	【B】
微分方程式モデル 194	【や】	Bonhoeffer-van der Pol 方程式 198
【ふ】	躍度最小モデル 163	Bonhoeffer-van del Pol モデル 101
不安定平衡点 209	薬物の動態 84	
フィードバック 74	ヤコビ行列 60, 201, 209	【D】
フィードバックシステム 3		DNA 186
フーリエ級数 34	【ゆ】	【E】
フーリエ級数展開 34	有髄神経 107, 108	ECG 169
フーリエ係数 34	誘発脳波 25	EMG 143
フーリエ変換 38	ゆらぎ 50	【F】
負帰還 74	【よ】	$1/f$ ゆらぎ 53
副交感神経 51, 110, 166	陽解法 223	FFT 40
複素フーリエ級数 36	陽的オイラー法 194	FitzHugh-Nagumo 方程式 198
部分分数分解 70	余弦関数 8	
フロー 212	【ら】	【G】
ブロック線図 74	ラグランジュの運動方程式 159	Goldman-Hodgkin-Katz （GHK）の式 96
【へ】	ラプラス変換 68	
平衡感覚 127		
平衡点 54, 207		
平衡電位 95		
閉ループ 74		
閉ループ伝達関数 74		
ベクトル場 191		
──の可視化 206		
変　分 164		

【H】

Hill 型の筋モデル　　　133
Hodgkin-Huxley 方程式　218
Hodgkin-Huxley モデル　97

【M】

M 系列　　　73
mRNA　　　186

【N】

Nernst の式　　　95

【R】

RMS　　　33
RR 間隔　　　51

【T】

Tolić のモデル　　　180

【V】

van der Pol モデル　　　171

【W】

windkessel モデル　　　173

―― 著者略歴 ――

福岡　豊（ふくおか　ゆたか）
1987年　慶應義塾大学理工学部電気工学科卒業
1989年　慶應義塾大学大学院理工学研究科修士課程修了（電気工学専攻）
1992年　慶應義塾大学大学院理工学研究科博士課程修了（電気工学専攻）博士（工学）
1992年　東京医科歯科大学助手
1997年　東京医科歯科大学助教授
2012年　工学院大学准教授
2014年　工学院大学教授
　　　　現在に至る

内山　孝憲（うちやま　たかのり）
1987年　慶應義塾大学理工学部計測工学科卒業
1989年　慶應義塾大学大学院理工学研究科修士課程修了（計測工学専攻）
1992年　慶應義塾大学大学院理工学研究科博士課程修了（生体医工学専攻），博士（工学）
1992年　神戸大学助手
1997年　應義塾大学助手
1998年　慶應義塾大学専任講師
2003年　慶應義塾大学助教授
2011年　慶應義塾大学教授
　　　　現在に至る

野村　泰伸（のむら　たいしん）
1991年　大阪大学理学部物理学科卒業
1993年　大阪大学大学院基礎工学研究科修士課程修了（物理系専攻）
1993年　日本学術振興会特別研究員
1995年　大阪大学大学院基礎工学研究科博士課程修了（物理系専攻）博士（工学）
1996年　大阪大学助手
1998年　大阪大学講師
2002年　大阪大学助教授
2004年　大阪大学教授
　　　　現在に至る

生体システム工学の基礎
Fundamentals of Biosystems Modeling and Simulation
　　　　　　　　　　　　Ⓒ 公益社団法人 計測自動制御学会 2015

2015 年 4 月 27 日　初版第 1 刷発行
2020 年 11 月 15 日　初版第 2 刷発行

検印省略	編　者	公益社団法人 計測自動制御学会
	著　者	福　岡　　　豊 内　山　孝　憲 野　村　泰　伸
	発 行 者	株式会社　コ ロ ナ 社 代表者　牛来真也
	印 刷 所	三美印刷株式会社
	製 本 所	有限会社　愛千製本所

112−0011　東京都文京区千石 4−46−10
発 行 所　株式会社　コ ロ ナ 社
CORONA PUBLISHING CO., LTD.
Tokyo Japan
振替 00140−8−14844・電話 (03) 3941−3131(代)
ホームページ　https://www.coronasha.co.jp

ISBN 978−4−339−03371−7　C3347　Printed in Japan　　　　　（新宅）

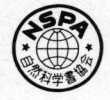

本書のコピー，スキャン，デジタル化等の無断複製・転載は著作権法上での例外を除き禁じられています。
購入者以外の第三者による本書の電子データ化及び電子書籍化は，いかなる場合も認めていません。
落丁・乱丁はお取替えいたします。

臨床工学シリーズ

(各巻A5判,欠番は品切または未発行です)

- ■監　　　修　日本生体医工学会
- ■編集委員代表　金井　寛
- ■編集委員　伊藤寛志・太田和夫・小野哲章・斎藤正男・都築正和

配本順				頁	本体
1.(10回)	医学概論(改訂版)	江部　充他著		220	2800円
5.(1回)	応用数学	西村千秋著		238	2700円
6.(14回)	医用工学概論	嶋津秀昭他著		240	3000円
7.(6回)	情報工学	鈴木良次他著		268	3200円
8.(2回)	医用電気工学	金井　寛他著		254	2800円
9.(11回)	改訂 医用電子工学	松尾正之他著		288	3300円
11.(13回)	医用機械工学	馬渕清資著		152	2200円
12.(12回)	医用材料工学	堀内孝／村林俊 共著		192	2500円
13.(15回)	生体計測学	金井　寛他著		268	3500円
20.(9回)	電気・電子工学実習	南谷晴之著		180	2400円

ヘルスプロフェッショナルのためのテクニカルサポートシリーズ

(各巻B5判,欠番は未発行です)

- ■編集委員長　星宮　望
- ■編集委員　髙橋　誠・德永恵子

配本順			頁	本体
3.(3回)	在宅療養のQOLとサポートシステム	德永恵子編著	164	2600円
4.(1回)	医用機器Ⅰ	田村俊世／山越憲一／村上肇 共著	176	2700円
5.(2回)	医用機器Ⅱ	山形仁編著	176	2700円

定価は本体価格+税です。
定価は変更されることがありますのでご了承下さい。

図書目録進呈◆

ME教科書シリーズ

(各巻B5判，欠番は品切または未発行です)

- ■日本生体医工学会編
- ■編纂委員長　佐藤俊輔
- ■編纂委員　稲田　紘・金井　寛・神谷　瞭・北畠　顕・楠岡英雄
  戸川達男・鳥脇純一郎・野瀬善明・半田康延

	配本順			頁	本体
A-1	(2回)	生体用センサと計測装置	山越・戸川共著	256	4000円
B-2	(4回)	呼吸と代謝	小野功一著	134	2300円
B-3	(10回)	冠循環のバイオメカニクス	梶谷文彦編著	222	3600円
B-4	(11回)	身体運動のバイオメカニクス	石田・廣川・宮崎・阿江・林 共著	218	3400円
B-5	(12回)	心不全のバイオメカニクス	北畠・堀編著	184	2900円
B-6	(13回)	生体細胞・組織のリモデリングのバイオメカニクス	林・安達・宮崎共著	210	3500円
B-7	(14回)	血液のレオロジーと血流	菅原・前田共著	150	2500円
B-8	(20回)	循環系のバイオメカニクス	神谷　瞭編著	204	3500円
C-3	(18回)	生体リズムとゆらぎ ―モデルが明らかにするもの―	中尾・山本共著	180	3000円
D-1	(6回)	核医学イメージング	楠岡・西村監修 藤林・田口・天野共著	182	2800円
D-2	(8回)	X線イメージング	飯沼・舘野編著	244	3800円
D-3	(9回)	超音波	千原國宏著	174	2700円
D-4	(19回)	画像情報処理(Ⅰ) ―解析・認識編―	鳥脇純一郎編著 長谷川・清水・平野共著	150	2600円
D-5	(22回)	画像情報処理(Ⅱ) ―表示・グラフィックス編―	鳥脇純一郎編著 平野・森共著	160	3000円
E-1	(1回)	バイオマテリアル	中林・石原・岩崎共著	192	2900円
E-3	(15回)	人工臓器(Ⅱ) ―代謝系人工臓器―	酒井清孝編著	200	3200円
F-2	(21回)	臨床工学(CE)とME機器・システムの安全	渡辺　敏編著	240	3900円

定価は本体価格+税です。
定価は変更されることがありますのでご了承下さい。

図書目録進呈◆

システム制御工学シリーズ

(各巻A5判，欠番は品切です)

■編集委員長　池田雅夫
■編集委員　足立修一・梶原宏之・杉江俊治・藤田政之

配本順				頁	本体
2.	(1回)	信号とダイナミカルシステム	足立 修一 著	216	2800円
3.	(3回)	フィードバック制御入門	杉江 俊治／藤田 政之 共著	236	3000円
4.	(6回)	線形システム制御入門	梶原 宏之 著	200	2500円
6.	(17回)	システム制御工学演習	杉江 俊治／梶原 宏之 共著	272	3400円
7.	(7回)	システム制御のための数学(1) ──線形代数編──	太田 快人 著	266	3200円
8.		システム制御のための数学(2) ──関数解析編──	太田 快人 著		近刊
9.	(12回)	多変数システム制御	池田 雅夫／藤崎 泰正 共著	188	2400円
10.	(22回)	適応制御	宮里 義彦 著	248	3400円
11.	(21回)	実践ロバスト制御	平田 光男 著	228	3100円
12.	(8回)	システム制御のための安定論	井村 順一 著	250	3200円
13.	(5回)	スペースクラフトの制御	木田 隆 著	192	2400円
14.	(9回)	プロセス制御システム	大嶋 正裕 著	206	2600円
15.	(10回)	状態推定の理論	内田 健康／山中 一雄 共著	176	2200円
16.	(11回)	むだ時間・分布定数系の制御	阿部 直人／児島 晃 共著	204	2600円
17.	(13回)	システム動力学と振動制御	野波 健蔵 著	208	2800円
18.	(14回)	非線形最適制御入門	大塚 敏之 著	232	3000円
19.	(15回)	線形システム解析	汐月 哲夫 著	240	3000円
20.	(16回)	ハイブリッドシステムの制御	井村 順一／東 俊一／増淵 泉 共著	238	3000円
21.	(18回)	システム制御のための最適化理論	延瀬 英昇／山部 沢 共著	272	3400円
22.	(19回)	マルチエージェントシステムの制御	東 俊一／永原 正章 編著	232	3000円
23.	(20回)	行列不等式アプローチによる制御系設計	小原 敦美 著	264	3500円

定価は本体価格+税です。
定価は変更されることがありますのでご了承下さい。

図書目録進呈◆

計測・制御テクノロジーシリーズ

(各巻A5判,欠番は品切または未発行です)

■計測自動制御学会 編

	配本順		著者	頁	本体
1.	(18回)	計測技術の基礎(改訂版)—新SI対応—	山崎 弘郎・田中 充 共著	250	3600円
2.	(8回)	センシングのための情報と数理	出口 光一郎・本多 敏 共著	172	2400円
3.	(11回)	センサの基本と実用回路	中沢 信明・松井 利・山田 功 共著	192	2800円
4.	(17回)	計測のための統計	寺本 顕武・椿 広計 共著	288	3900円
5.	(5回)	産業応用計測技術	黒森 健一 他著	216	2900円
6.	(16回)	量子力学的手法によるシステムと制御	伊丹・松井・乾・全 共著	256	3400円
7.	(13回)	フィードバック制御	荒木 光彦・細江 繁幸 共著	200	2800円
9.	(15回)	システム同定	和田・中・奥・田・大・松 共著	264	3600円
11.	(4回)	プロセス制御	高津 春雄 編著	232	3200円
13.	(6回)	ビークル	金井 喜美雄 他著	230	3200円
15.	(7回)	信号処理入門	小畑 秀文・浜田 秀望・田村 安孝 共著	250	3400円
16.	(12回)	知識基盤社会のための人工知能入門	國藤 進・中山 豊久・羽田 徹彩 共著	238	3000円
17.	(2回)	システム工学	中森 義輝 著	238	3200円
19.	(3回)	システム制御のための数学	田村 捷利・武藤 康彦・笹川 徹史 共著	220	3000円
20.	(10回)	情報数学—組合せと整数およびアルゴリズム解析の数学—	浅野 孝夫 著	252	3300円
21.	(14回)	生体システム工学の基礎	福岡 豊・内山 孝憲・野村 泰伸 共著	252	3200円

定価は本体価格+税です。
定価は変更されることがありますのでご了承下さい。

図書目録進呈◆